図解

動脈硬化を予防する最新治療と正しい知識

監修

東京医科大学病院健診予防医学センター長
東京医科大学教授

高沢謙二

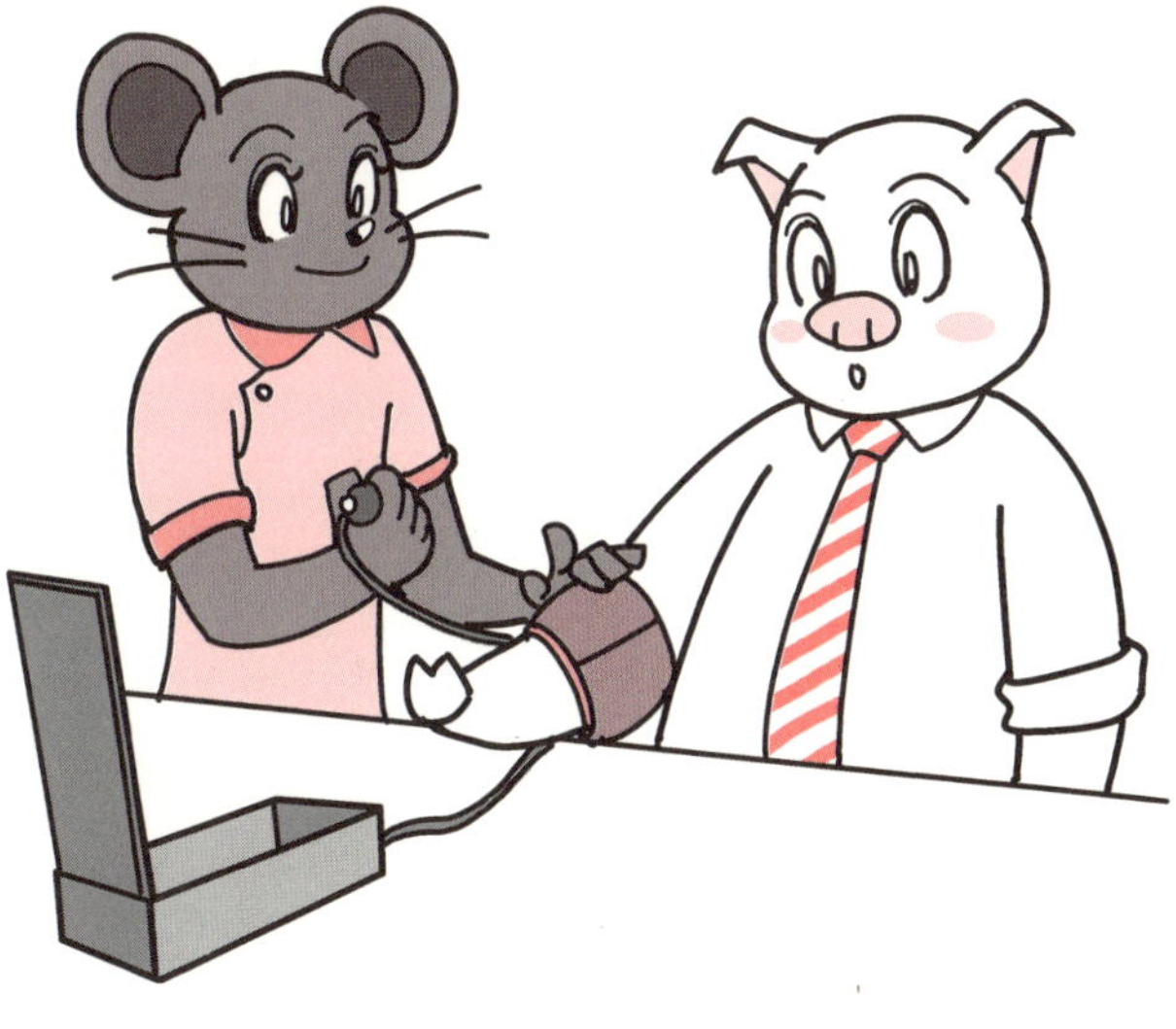

日東書院

はじめに

みなさんは、動脈硬化症という病気をご存じですか？

頭のてっぺんから足の先まで、隅から隅まで張り巡らされた血管（動脈・静脈）が、硬く、厚く、狭くなってしまうのが動脈硬化症です。

では、動脈硬化症になると体にどんな影響を及ぼすのでしょうか？

予兆もなく、ある日突然に発症し、重篤な症状をもたらす心筋梗塞や脳梗塞、脳出血、くも膜下出血といった〝血管事故〟の引き金となってしまいます。最悪の場合には、心肺の停止・突然死をまねく恐ろしい病気です。

そもそも心筋梗塞も脳梗塞も、心臓や脳そのものの病気ではなく〝血管の病気〟なのです。実際、狭心症や心筋梗塞を心臓が悪くて起こる病気だと勘違いしていた患者さんも少なくありません。動脈硬化症は加齢による〝血管の老化〟に加え、高血圧や脂質異常症、高血糖などの生活習慣病や、喫煙、運動不足、ストレスなどがその進行を加速させています。

私は、血管の老化について長年研究を続けており、世界に先駆けて考案した「血管年齢（加速度脈波加齢指数）」は、血管の老化を示すわかりやすい指標として、医療の現場で活用されています。血管は〝沈黙の臓器〟といわれているように、自ら動脈硬化の進行度合いを語ろうとはしません。そこで無口な血管に代わり、血管の状態を教えてくれるのが血管年齢というわけです。

本書では、動脈硬化症や血管年齢についてわかりやすく解説しています。血管ケアの第一歩として、自分の血管の危険度を知ることから始めましょう。

高沢謙二

こんな人が危ない

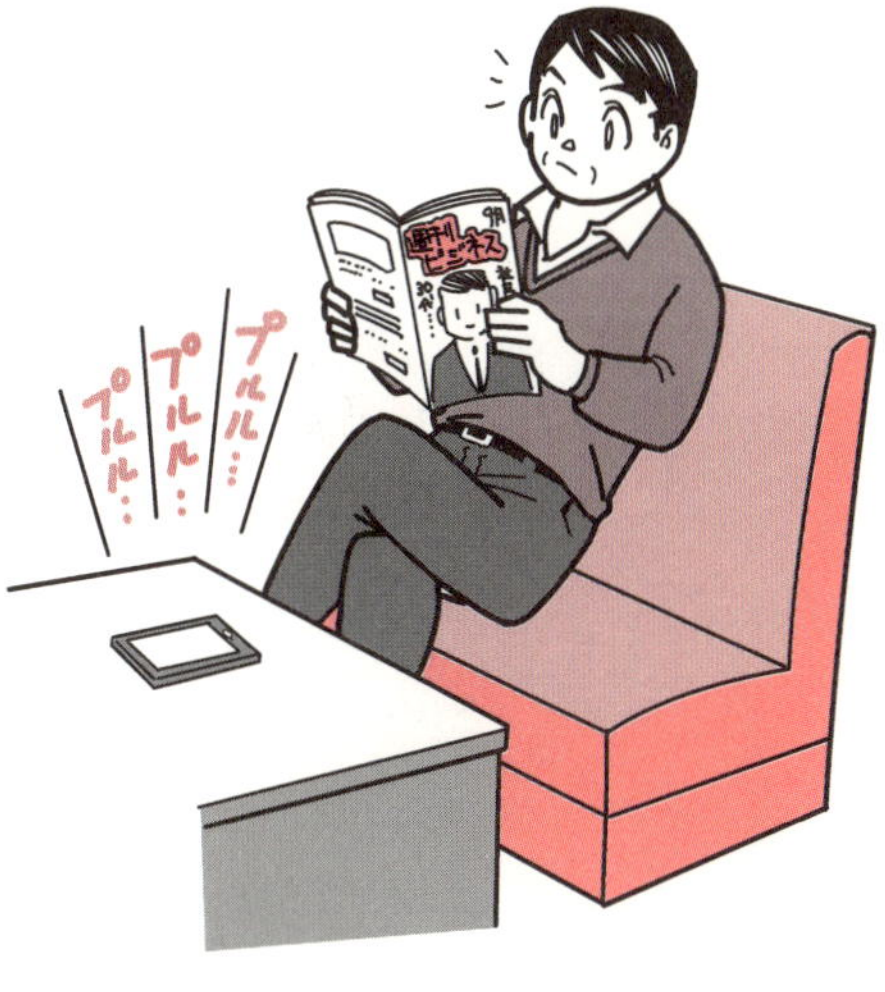

第2章 血管と動脈硬化のメカニズム 53

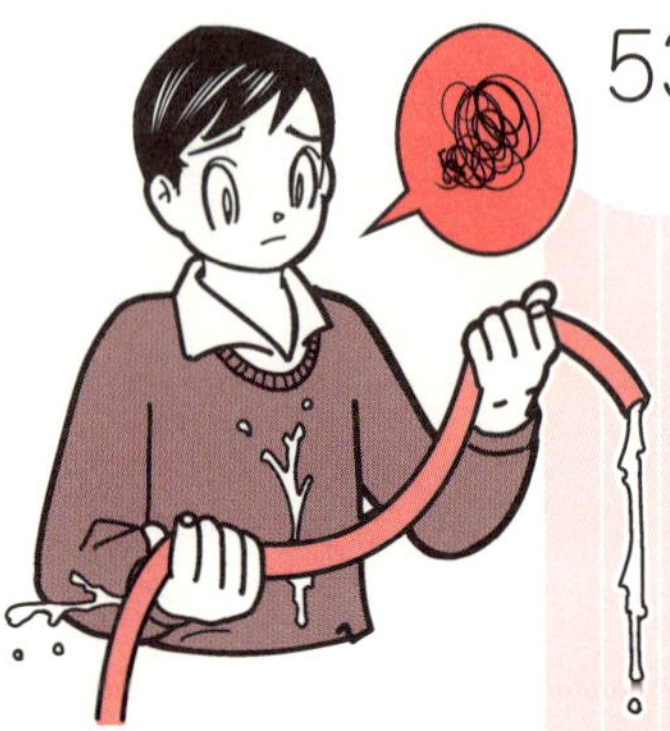

第3章

動脈硬化が引き起こす怖い病気

95

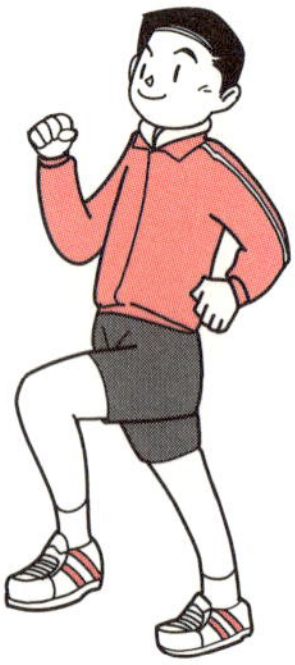

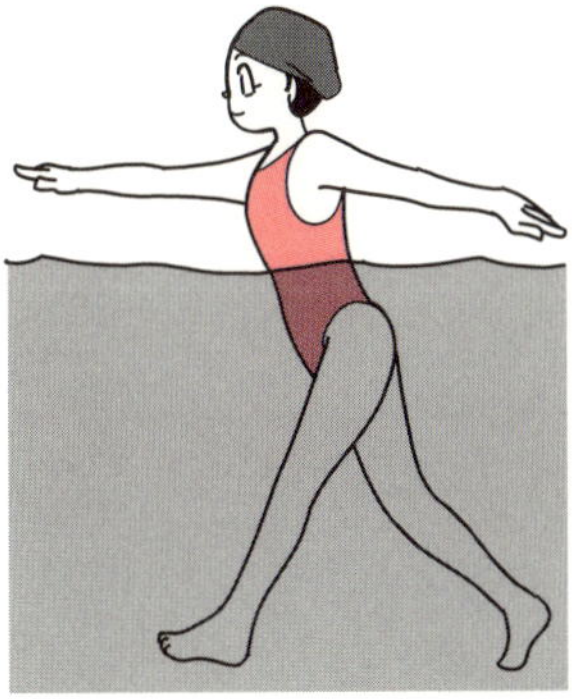

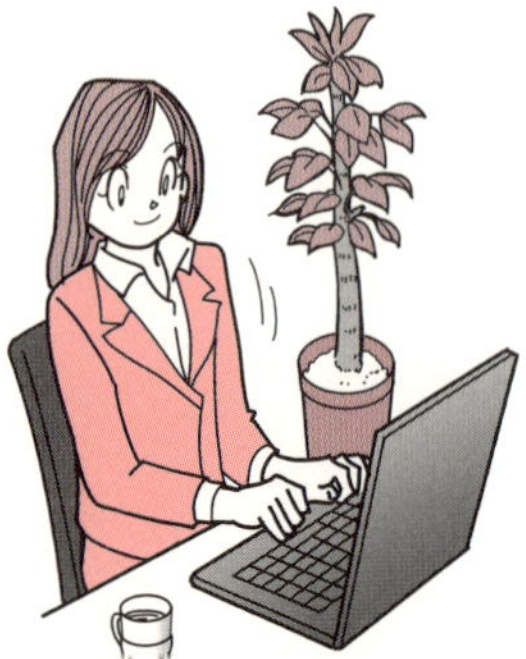

序章

動脈硬化とは、血管の病気

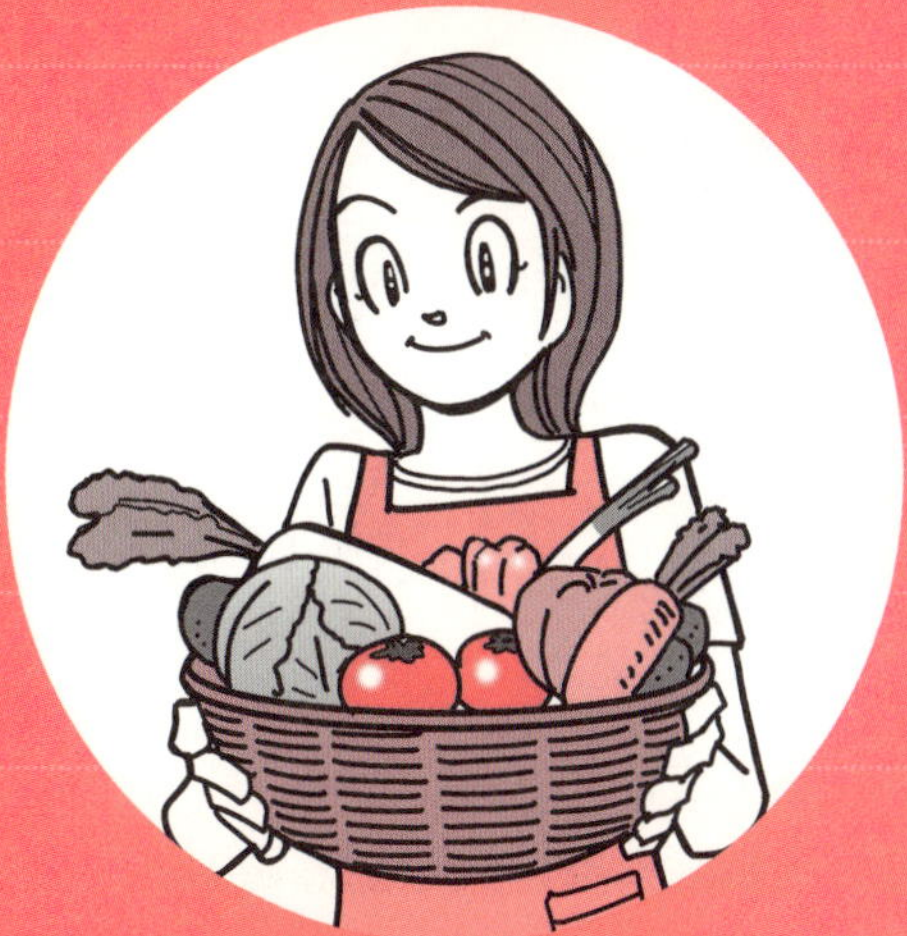

知っておこう！
動脈硬化が原因で起こる「血管の病気」

目の動脈
眼底出血
▶116ページ

脳の動脈
脳梗塞、脳出血、
くも膜下出血
▶100ページ

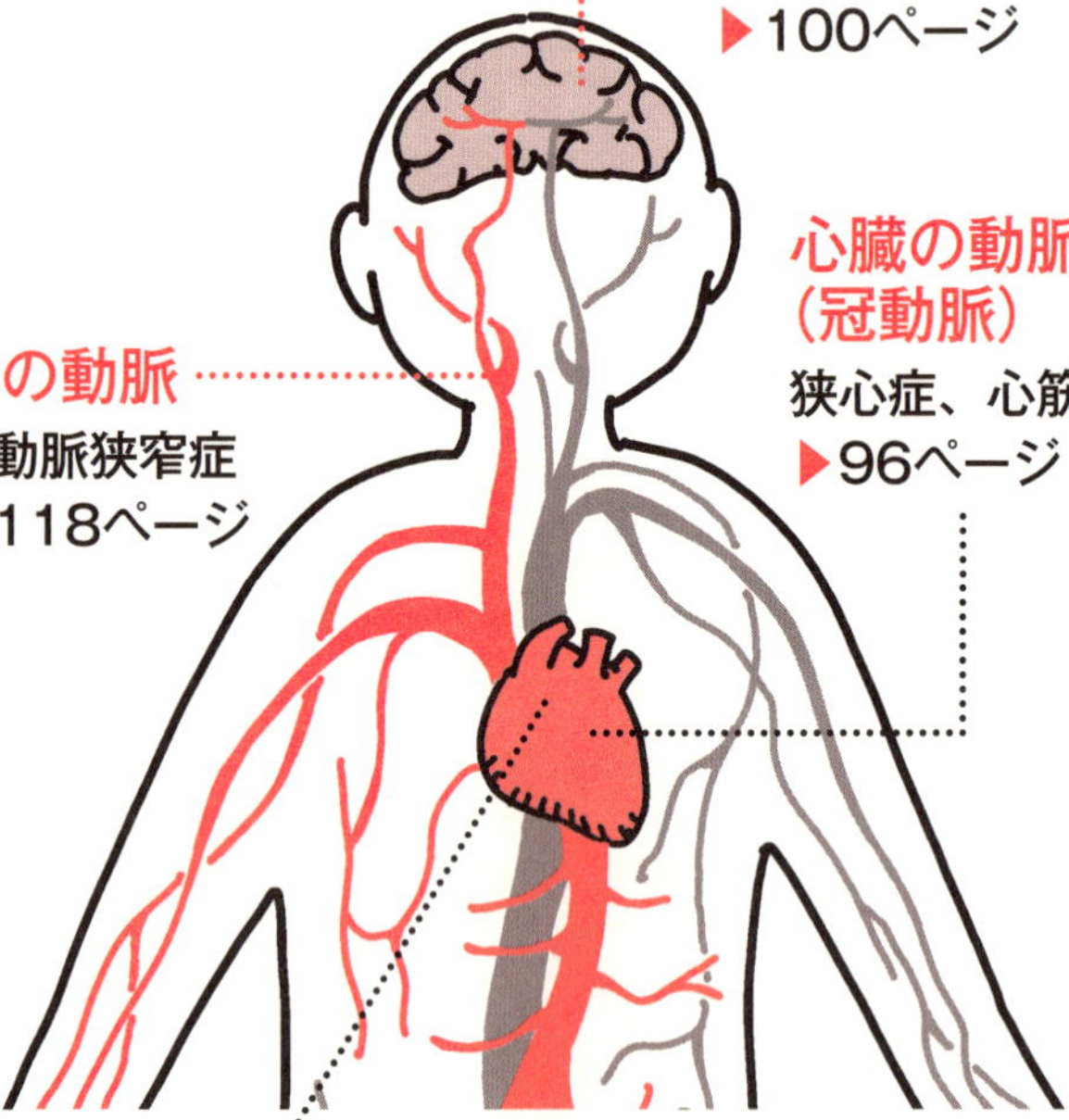

心臓の動脈（冠動脈）
狭心症、心筋梗塞
▶96ページ

首の動脈
頸動脈狭窄症
▶118ページ

胸部・腹部の動脈
大動脈瘤、大動脈解離、大動脈瘤破裂
▶108ページ

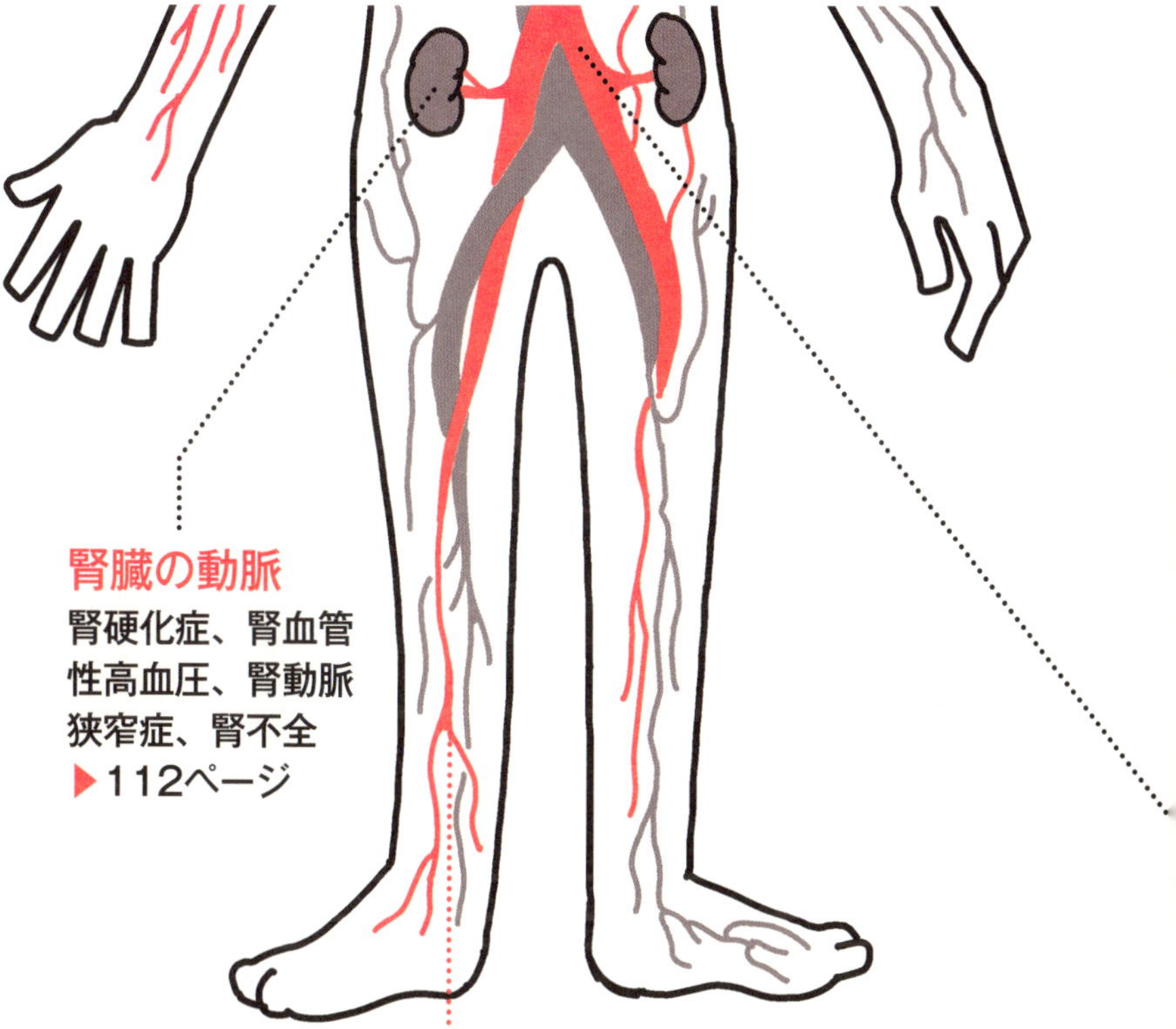

腎臓の動脈

腎硬化症、腎血管性高血圧、腎動脈狭窄症、腎不全

▶112ページ

脚の動脈・静脈

閉塞性動脈硬化症（急性、慢性）

▶104ページ

エコノミークラス症候群（静脈血栓塞栓症）

▶122ページ

日本人の三大疾病は、がん、心臓病、脳卒中。そのうちふたつは〝血管事故〟

日本人の三大疾病は「がん、心臓病（心疾患）、脳卒中（脳血管疾患）」ですが、心臓病と脳卒中は、動脈硬化が原因による〝血管事故〟です。心臓病と脳卒中を合わせた血管事故で、年間30万人が亡くなっています。

その原因となるのは、高血圧、糖尿病、脂質異常症といった生活習慣病です。これらの生活習慣病が積み重なると、血管が硬く・厚く・狭くなる「動脈硬化」を進行させます。この動脈硬化こそが、心筋梗塞や脳卒中など、命にかかわる病気の引き金となるのです。このように考えると、実質的な日本人の最大疾患は、動脈硬化であることがわかります。

ただ、血管事故による死亡率そのものは低下傾向にあります。その理由としては、医療技術の進歩により、検査の向上と普及、効果的な薬や手術などが確立されてきたことがあげられます。これは一見ありがたい状況のようですが、脳卒中を発症した人の多くに後遺症が残ってしまい、後遺症やその介護に苦しんでいる人が増えているのが実情といえます。

「日本人の三大死因」に変化あり！

厚生労働省によると、日本人の死因別死亡数は、
「がん」「心臓病」「肺炎」「脳卒中」の順。
この上位４疾病で、全死亡数の６割強を占めています。
これまで日本人の三大死因は「がん、心臓病、脳卒中」でしたが、
高齢社会を反映して、2011年から死因トップ３に「肺炎」が浮上。
感染症対策が遅れていた1951年以来、
60年ぶりに３位となっています。

●日本人の死因（2012年）

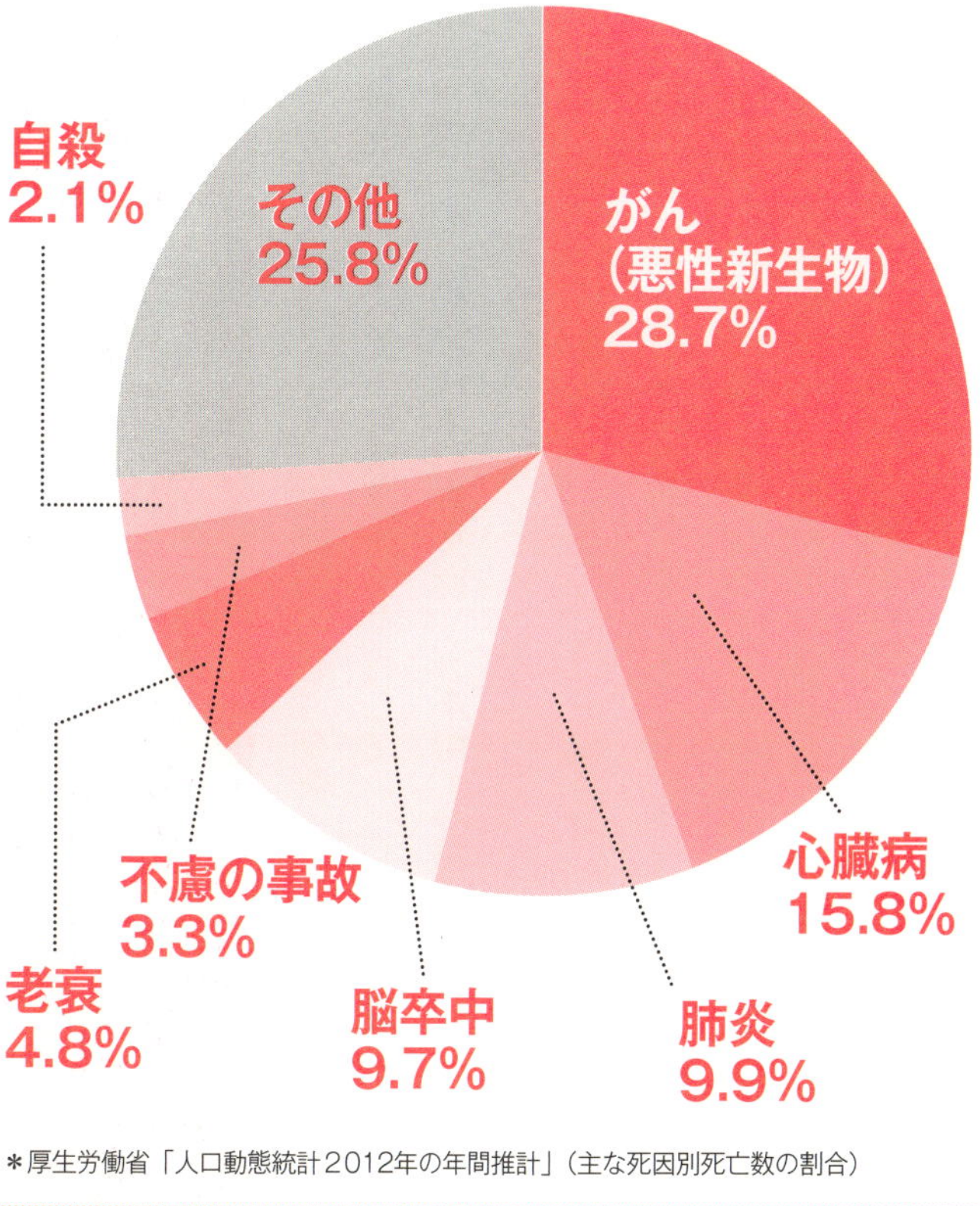

＊厚生労働省「人口動態統計2012年の年間推計」（主な死因別死亡数の割合）

働き盛りの30〜40歳代に若年性の動脈硬化が増えている

動脈硬化は、簡単にいえば〝血管の老化現象〟です。血管の老化が加齢とともに進んでいくのは仕方のないことですが、最近は若い人でも動脈硬化が進行しているケースが増えています。動脈硬化の若年化によって、30〜40歳代で心筋梗塞や脳卒中を発症する人も珍しくありません。

2011年8月、サッカー元日本代表の松田直樹さん（享年34歳）が練習中に倒れ、急性心筋梗塞で翌日帰らぬ人に。その突然の訃報に日本中が驚きました。このように、人一倍健康的であるはずのトップアスリートが、心筋梗塞で急死するケースが実は少なくないのです。また、2013年5月、女優の天海祐希さん（当時45歳）は軽度の心筋梗塞で入院。2014年10月には、タレントの磯野貴理子さん（当時50歳）が体調不良を訴え、脳梗塞で入院されたのは記憶に新しいでしょう。

実年齢や見た目が若くて元気でも、血管はボロボロというケースも珍しくありません。

静かなる殺し屋「サイレントキラー」

動脈硬化が進行しても、
命にかかわる心筋梗塞や脳卒中などの
血管事故を起こすまで、
ほとんど自覚症状はありません。
そのため、動脈硬化は
「サイレントキラー（静かなる殺し屋）」と呼ばれ、
世界中で恐れられています。

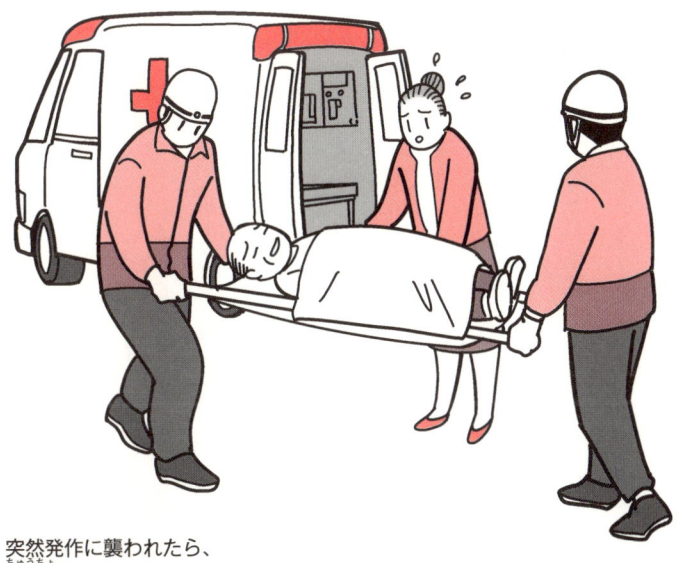

突然発作に襲われたら、
躊躇《ちゅうちょ》せずに救急車を呼ぼう。
治療が早ければ早いほど救命率が上がり、
後遺症も軽減される。

え、まさか！　この私が？　突然起こるのが心筋梗塞・脳卒中

心筋梗塞を起こした患者さんが、一命をとりとめて元気を取り戻したころになると、病室を訪れた私に「え、まさか、この私が……」と言うのです。また、家族も「あんなに元気だったのに信じられない。え、まさか、うちの人が……」と話します。「え、まさか」という言葉がしきりに登場するのは、心臓病の専門病棟ではおなじみの光景といえます。

みなさんが「え、まさか」と驚くのは、命にかかわる心筋梗塞や脳梗塞などの重大な血管事故は、元気にしている人に突然起こる！　という特徴があるからです。血管事故は全身のどの場所の血管でも起こりますが、心臓や脳で起こると大騒ぎになるのは、生命を左右する大事をまねくからにほかなりません。

「え、まさか」の言葉には、予期せぬ出来事という意味が含まれていますが、はたして予期せぬ出来事だったのでしょうか？　よくよく話を聞いてみると、「健康診断の結果、血圧が高かった」などと、何かしら問題があったことが明らかになっていきます。

動脈硬化の若年化の背景には……

食生活の欧米化・乱れや運動不足、
喫煙などが関係しています。
高血圧、糖尿病、脂質異常症などの
生活習慣病があると、
若いうちから動脈硬化を進行させる原因となります。
食事や運動を中心に、
生活習慣を改善する必要があります。

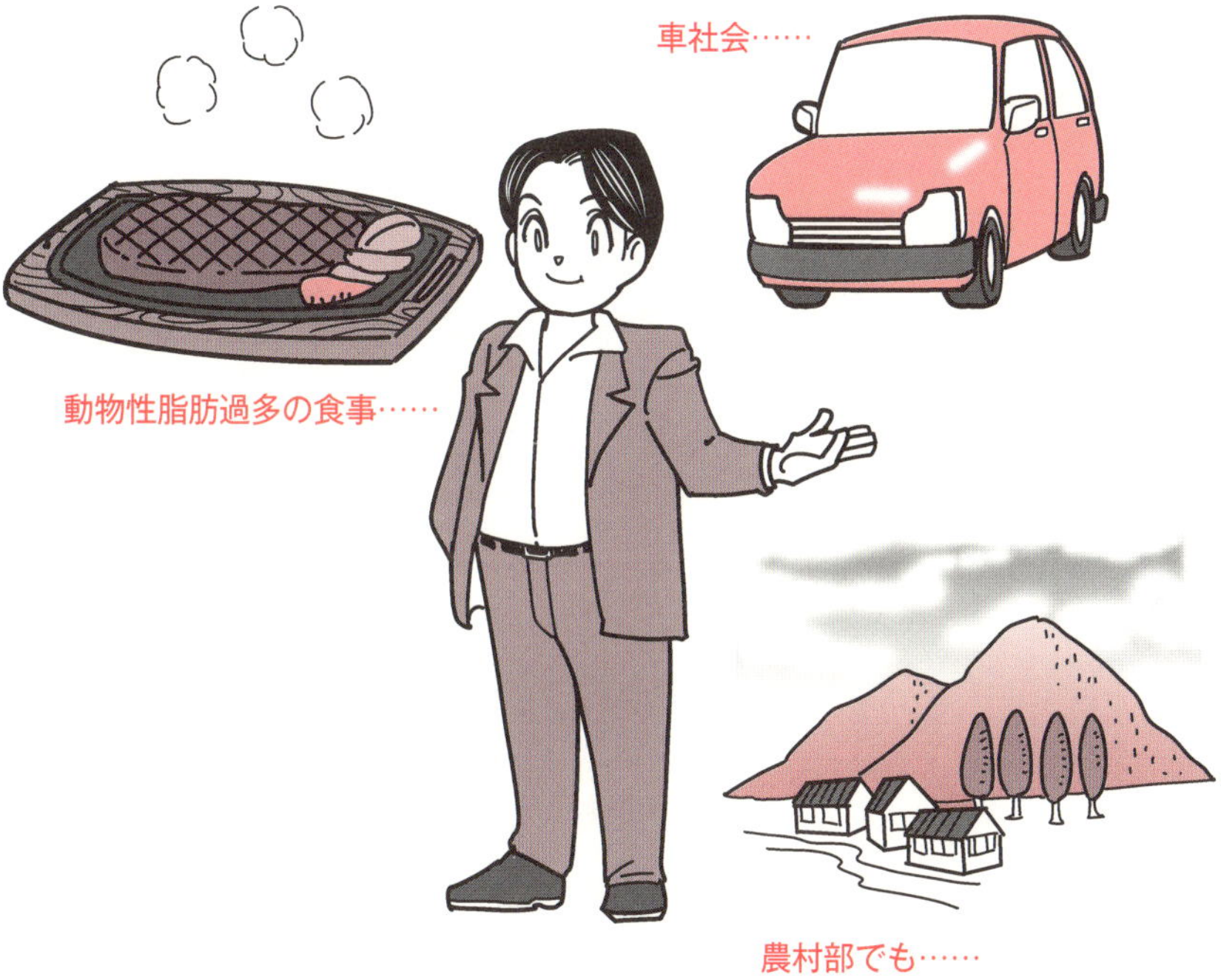

血管年齢を若返らせ、しなやかな血管をつくる

血管の中は外からは見えません。命にかかわる心筋梗塞や脳卒中などは、ある日突然ズドンと襲いかかってきます。そうなってみて初めて、動脈硬化の恐ろしさがわかるのです。

では、どのようにして動脈硬化や血管事故を防げばよいのでしょうか⁉ その原因となるのが高血圧、糖尿病、脂質異常症といった生活習慣病です。まずは、年1回の健康診断で血圧、血糖値、血液中のコレステロールや中性脂肪の値をチェックすることが大切です。そして、これらの数値の意味を読み取り、血管のアンチエイジングに役立つ生活習慣を身につけることが求められます。

最近注目されているのが、血管そのものの老化現象を知ることができる「血管年齢」の測定です。血管年齢は、血管の硬さと比例して高くなります。硬い血管は当然、血管事故をまねくリスクが高まります。反対に、実年齢よりも若い血管年齢、つまり柔軟性のある血管を維持することができれば、血管事故を防ぐことができるうえ、さまざまな不調の改善にもつながります。健康で長生きするには、血管年齢を若返らせ、しなやかな血管をつくることが重要といえるでしょう。血管と動脈硬化に関する話をしていきましょう。

第1章

知らないと怖い血管の話

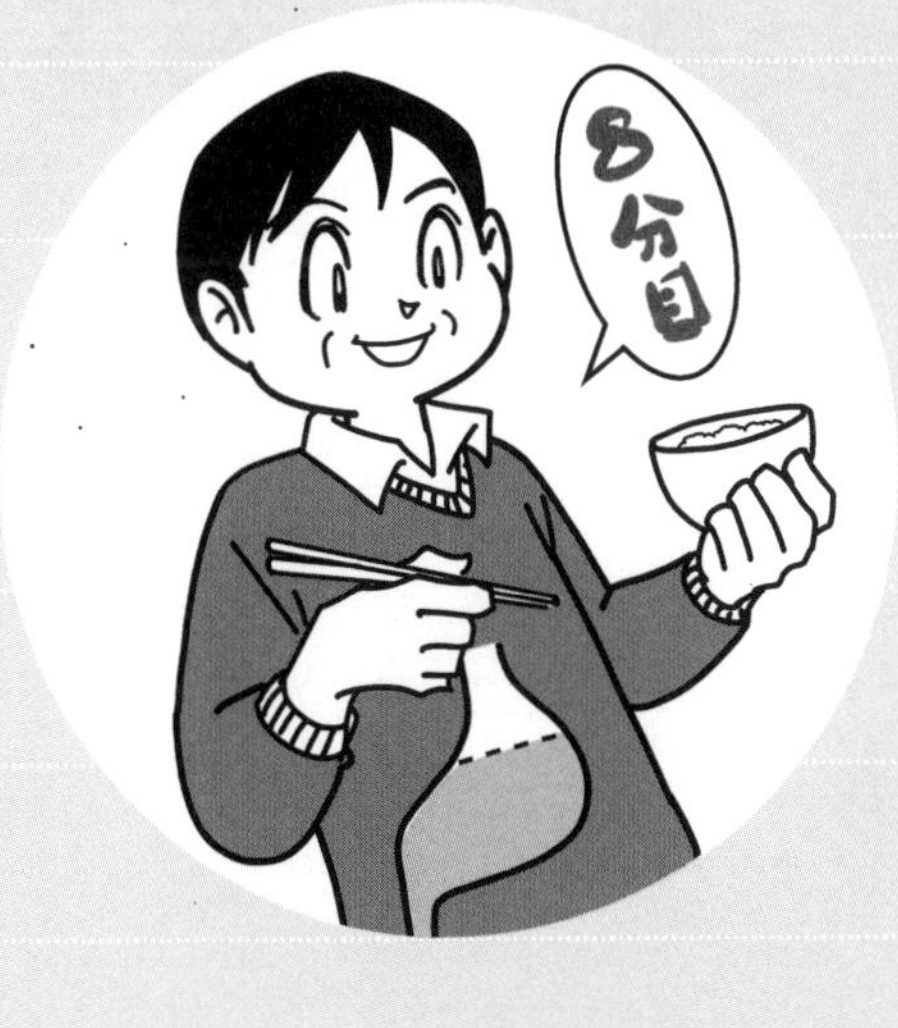

「え、まさか」の血管事故。事前に知識がないと防げない！

〝血管の老化〟は、動脈だけでなく静脈にも起こります。ただし、静脈硬化は動脈硬化に比べると、体へのダメージが小さいのです。静脈は体の老廃物や二酸化炭素などのゴミを運び出す通路にあたるため、多少詰まっても体へのダメージは少ないといえるでしょう。

血管事故は、全身のどの場所の血管でも起こります。しかし、心臓や脳で起こると大騒ぎになるのは、生命を左右する大事をまねくからにほかなりません。

実際、動脈硬化が原因で起こっている血管事故、つまり心筋梗塞や脳卒中で1年間に約30万人が亡くなっています。

前述したように、「え、まさか」の血管事故は、自覚症状がほとんどなく、ある日突然起こります。風邪をひいて〝熱が出る、頭が痛い、咳が止まらない〟から病院に行こう、というように、体に異常を感じて受診できる病気とは違うのです。

血管事故は、事前にある程度の知識がなければ防げない病気なのです。

では、どのようにして〝血管の老化〟である動脈硬化を意識すればよいのでしょうか？
その指針のひとつとなるのが、「血管年齢」です。

血管は約10万㎞の長さ、最大の臓器

体中に張り巡らされている血管は、すべてをつなぎ合わせると、なんと地球2周半（約10万㎞）の長さを持つ、人体最大の臓器です。血管って臓器なの？と疑問を持つ人もいるかもしれませんが、血管が臓器のひとつであることを理解しておきましょう。

その血管が異常を伝えるときは、血管が詰まる「梗塞」や、血管が破れて「出血」を起こしたときなど、ギブアップ寸前か、ギブアップしてしまった後です。

切羽詰まってからしか音をあげないため、みんなが「え、まさか！」と、口をそろえるように驚いてしまうのです。

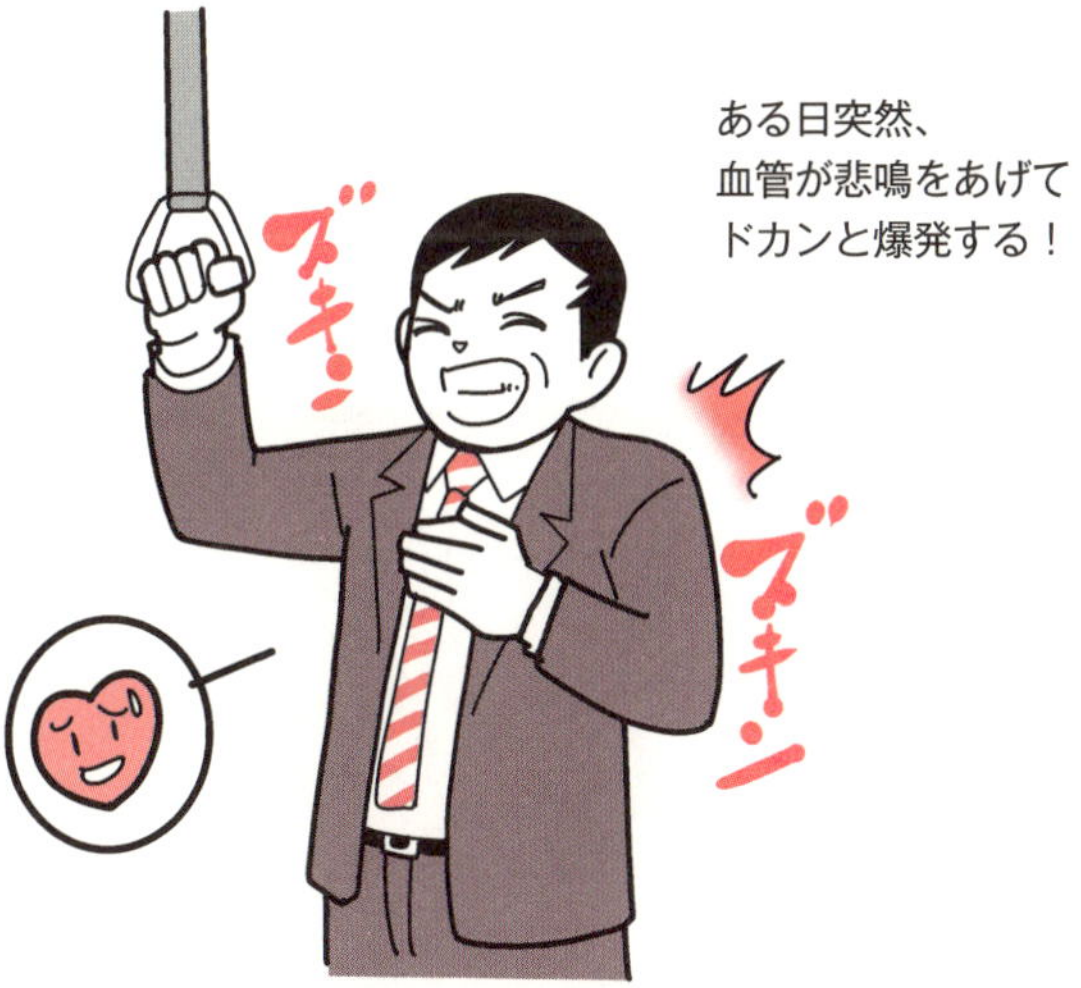
ある日突然、
血管が悲鳴をあげて
ドカンと爆発する！
ズキ
ズキン

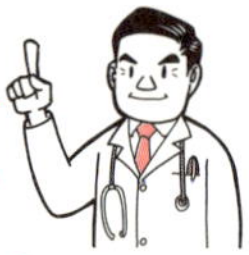

あなたの血管年齢は？
まずは生活習慣をチェックする

ここで、簡易的に血管年齢を推察することができる
「血管年齢チェックリスト」を紹介します。
ひとつひとつチェックして、
まずは自分の血管年齢を知ることから始めましょう。

血管年齢チェック！

□ 階段を上ると
胸が圧迫されるような感じがある

□ インスタント食品や脂っこい食事が好き

□ 電話が鳴ったら、
すぐに取らないと気がすまない

□ 責任感が強く、仕事で手を抜くことができない

□ いつも時間に追われている感覚がある

□ 1日の
喫煙本数×喫煙年数が、
400以上になる

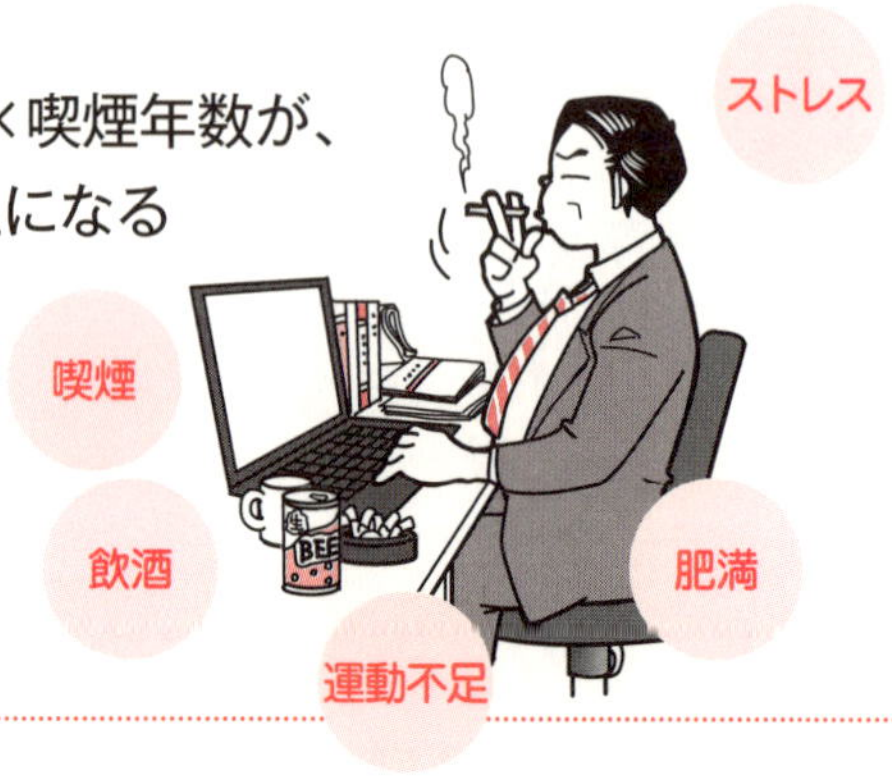

□ 血圧が高い

□ 運動不足である

□ よく物忘れをする

□ 手足が冷たく、しびれるような感覚がある

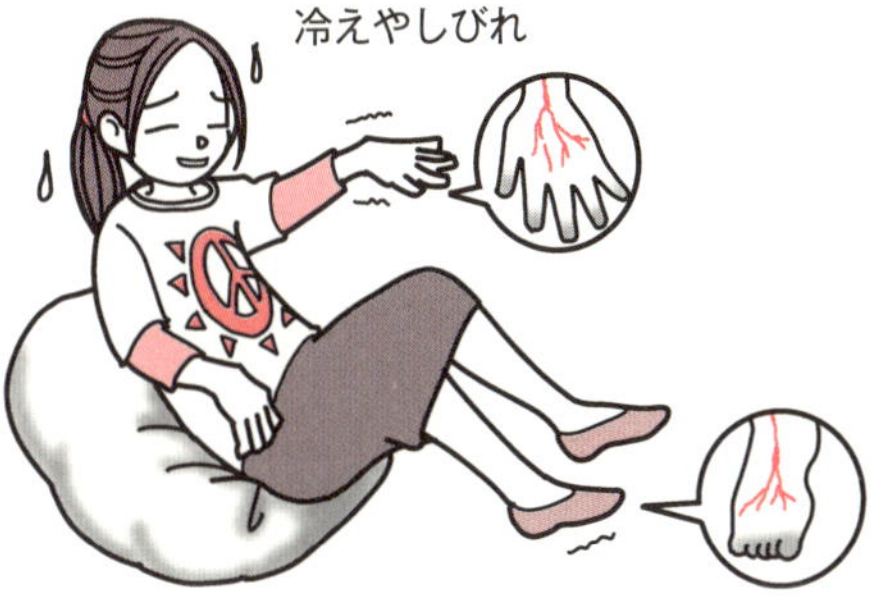

□ コレステロール値、もしくは血糖値が高い

□ 親や兄弟に、心筋梗塞や脳卒中で倒れた人がいる

結果 あなたの血管年齢（予想）は？

0～4 の場合
血管年齢 ▶ 年齢相応

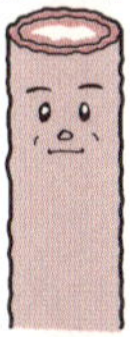

5～8 の場合
血管年齢 ▶ 実年齢＋10歳

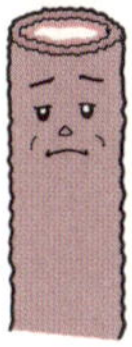

9～12 の場合
血管年齢 ▶ 実年齢＋20歳以上

当てはまる項目が多いほど、
血管の老化（動脈硬化）が進んでいる可能性が高い

血管年齢（加速度脈波加齢指数）が、検査で簡単にわかる

「血管年齢」は、血管の状態を知る方法として、最近注目を浴びるようになりました。血管年齢とは、血管の状態が年齢相応かどうかを知る指標のひとつで、動脈硬化の進行具合を調べる物差しといえます。

動脈硬化は〝血管の老化〟です。血管の中は、目で見ることができません。そのうえ、症状を自覚しにくいのが難点です。そこで血管に代わり、血管の状態を教えてくれるのが、血管年齢なのです。「加速度脈波加齢指数」から求められます。

心臓はドッキンドッキンと、1分間に70～80回のリズミカルな収縮と拡張を繰り返し、血液を全身の血管に送り出しています。手の指先に伝わった拍動を加速度脈波計（左図）という精密な検査機器を用いて「波形」としてとらえます。その波形をコンピューター処理して描き出したものが、血管年齢のもとになる「加速度脈波」というものです。

最近では、血管年齢を測定する加速度脈波計を導入している医療機関も増えています。

加速度脈波の測定は、いたって簡単

専用検査機器「加速度脈波計」に年齢、性別、身長、体重、血圧を入力した後、服着用のままベッドで横になり、右手の人さし指を測定器に入れるだけ。5分ほどで測定は終わり、その場で脈波と血管年齢がプリントされます。

測定の結果、血管年齢が「実年齢＋10歳まで」なら年齢相応の血管状態です。

「実年齢＋11～19歳」の場合は、高血圧、糖尿病、脂質異常症などの生活習慣病の疑いがあります。「実年齢＋20歳以上」の場合は、すでに動脈硬化も進んで、生活習慣病になっている可能性があります。

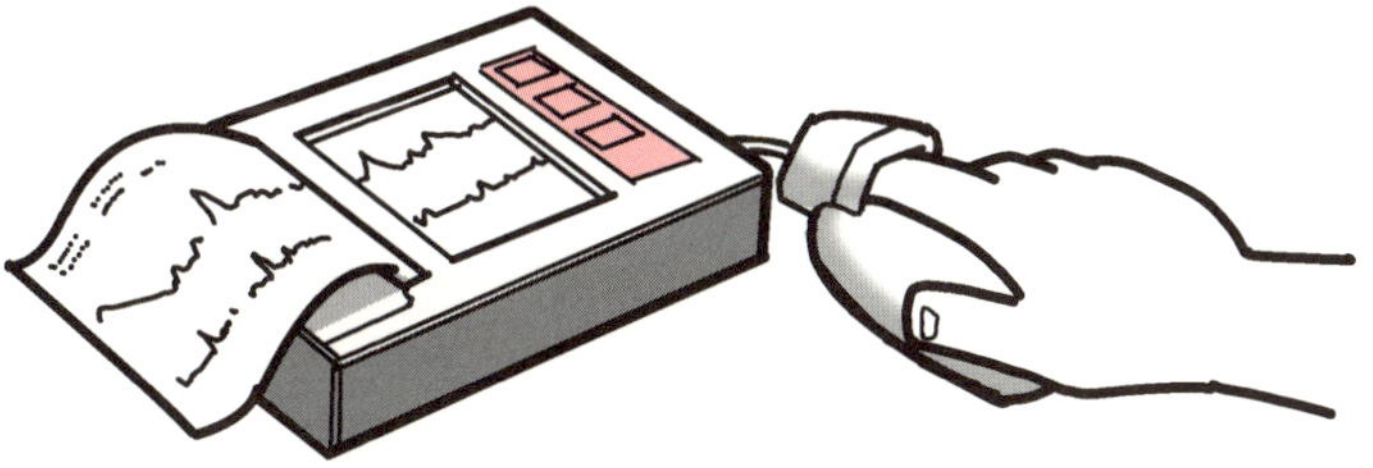

脳波センサーに指１本を入れるだけで、
血管年齢がその場で表示される
画期的な加速度脈波計（ダイナパルス）。

世界中の医師が注目！血管の硬さを知る指標、血管年齢

血管年齢を測定した結果、実年齢より高くても悲観する必要はありません。高血圧などを予防して、生活習慣の見直しを実践すれば、血管年齢は若返ります。

血管の状態というのは、これまでは外からは把握できないブラックホール。血管は〝沈黙の臓器〟といわれ、とにかく口が堅いのです。しかも、心筋梗塞による血管事故は、恐怖感に襲われるほど激しい痛みです。そんな血管の状態を解明したい！ということで、世界中の学者が研究にいそしんできたのです。

そこで、私は東京医科大学健診センターの伊藤健次郎教授に依頼して、同センターで使われている加速度脈波計による脈波と、新型の加速度脈波計による脈波を同時に記録していただきました。そして、20～70代の男女各50人ずつ、合計６００人の方を対象に、加齢とともに波形がどのように変化するかを調べ、加齢とともに変化する波形の係数を足し算することで得られる「加速度脈波加齢指数」を世界に先駆けて考案したというわけです。

「加速度脈波」の波形と血管年齢

〈図1〉

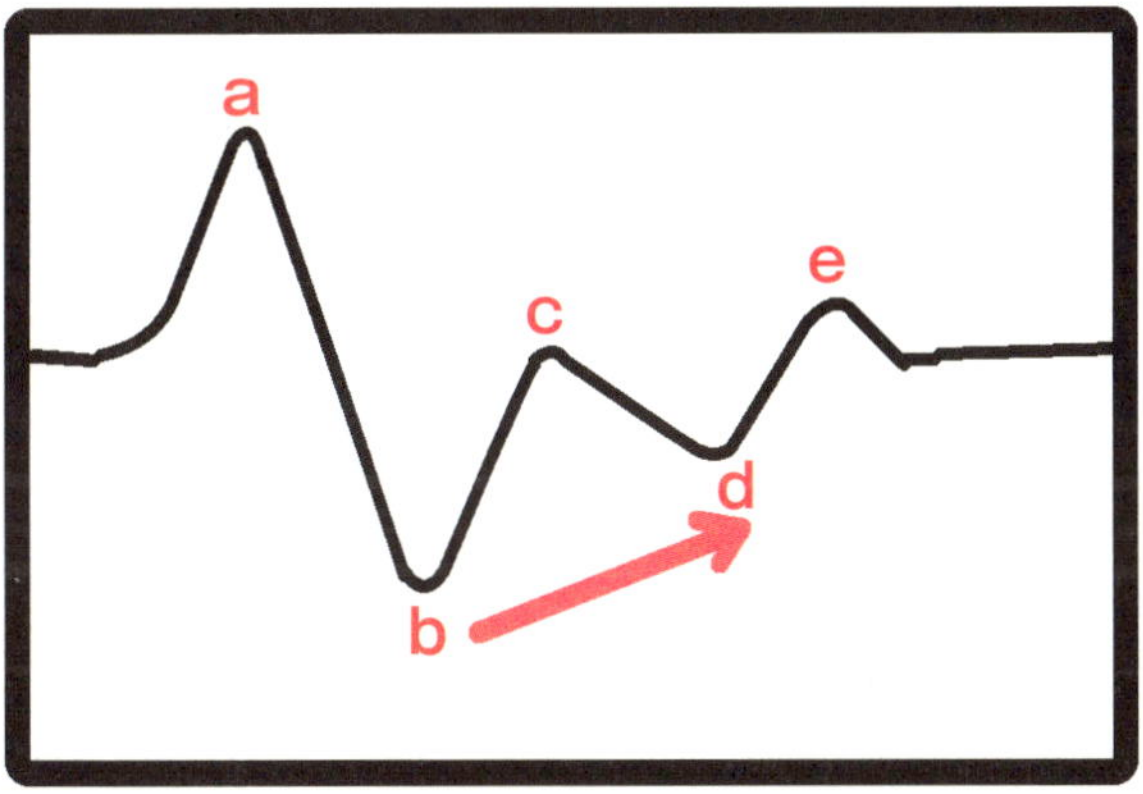

血管年齢 ＝ 30代

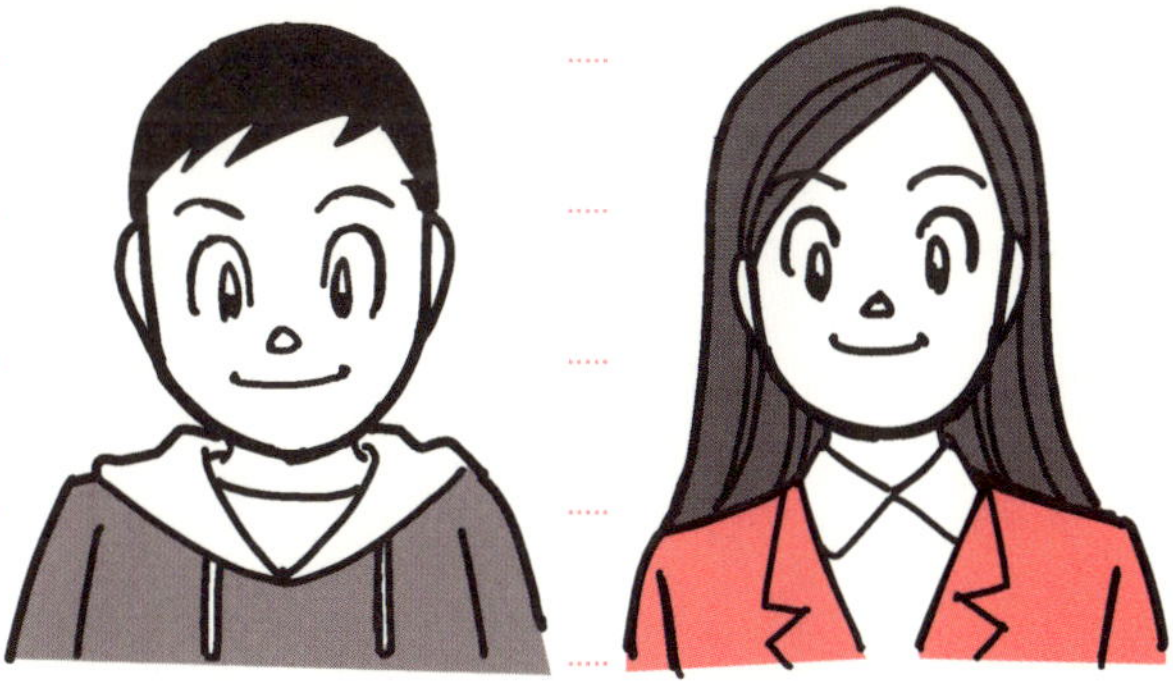

「加速度脈波の波」と血管年齢の関係

図1〜3では、加速度脈波の波形と血管年齢（30代・50代・80代）を示しています。

加速度脈波の波形は、年をとる（血管の老化が進む）につれて、波形の傾きに特徴があらわれました。そして、すべての波形が一定の方向へと変化を示していることを発見したのです。波形はa〜eの5つの波で組み立てられています。

a波は、心臓が収縮して血液がドッと動脈に送り出された最初の波です。

b波は、血管の伸展性を示す波です。血管の伸びが悪いほど、b波は浅くなります。動脈硬化を起こしていない柔軟な状態ならb波は深くなります。

d波は、全身の血管の状態を反映します。動脈硬化を起こしているときは、動脈の反射が強いためd波が深くなり、起こしていなければd波は浅くなります。浅ければ浅いほど血管は柔軟な状態です。

c波とe波は、単独で何かをあらわす波形ではありません。一般にはc波が深くなると動脈硬化が進んでいることをあらわします。重要になるのは、b波とd波です。

600人の方々のデータを分析した結果、次のような特徴が見られます。

「加速度脈波」の波形と血管年齢

〈図2〉

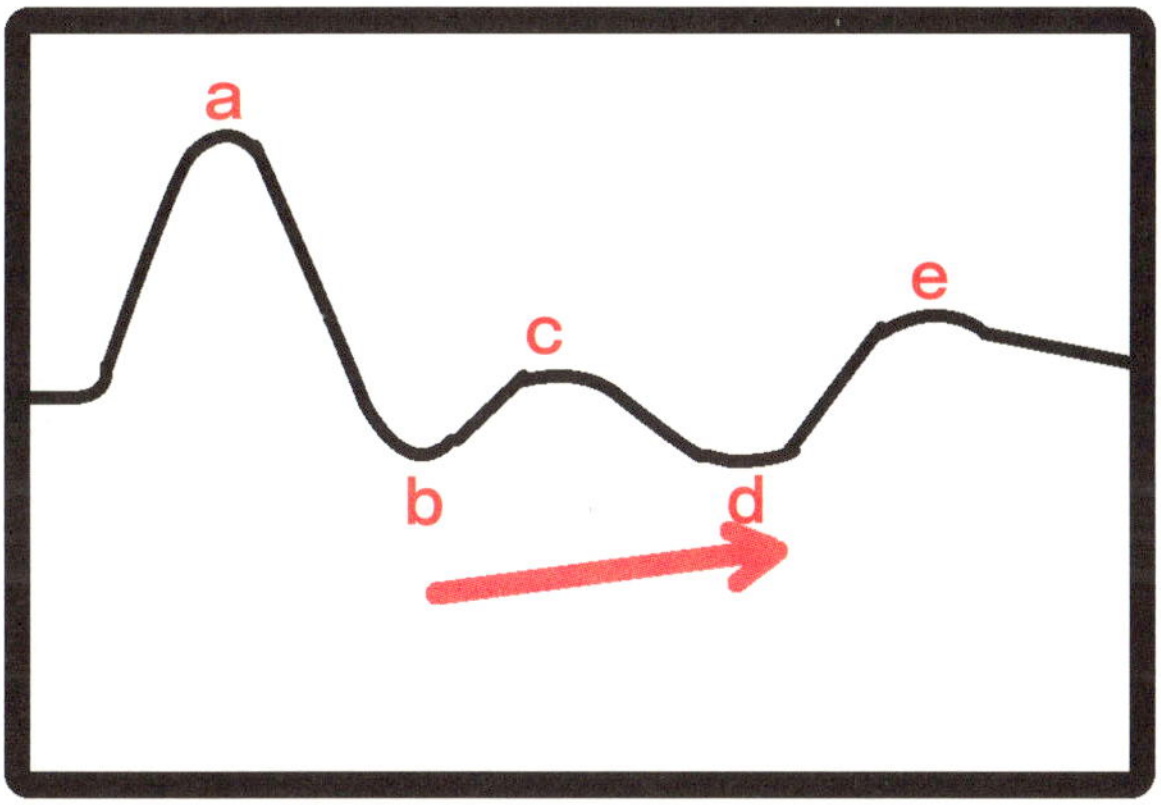

血管年齢 ＝ 50代

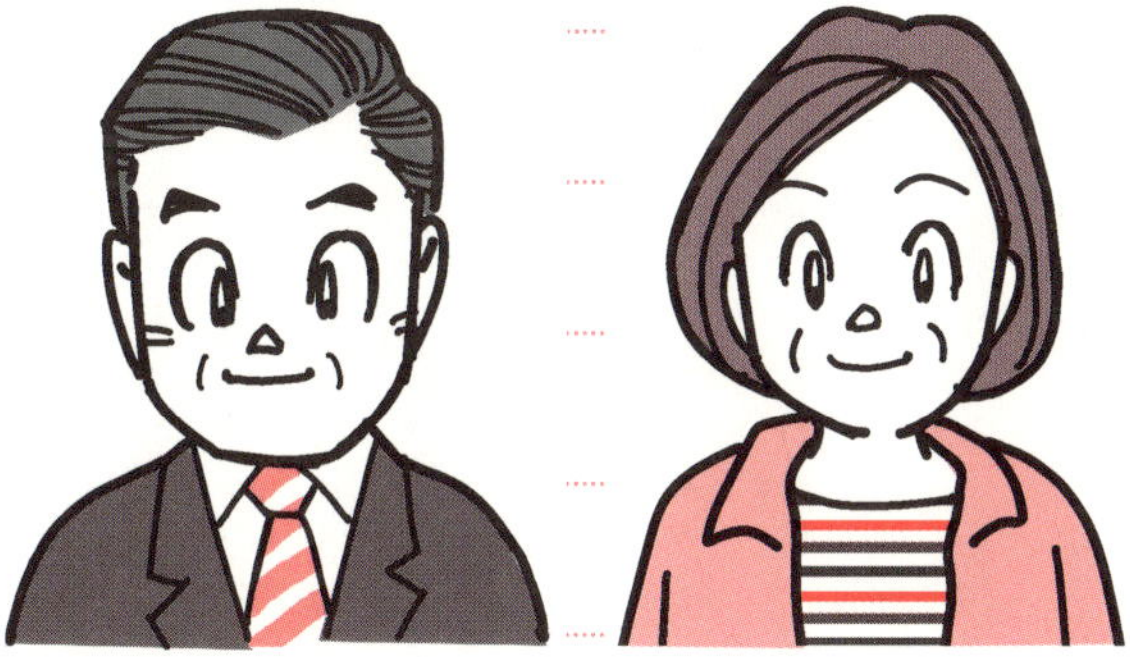

動脈硬化が進んでいない30代の基本的な波形は、a波に対してb波が深く、c波やd波が浅く、e波が高いという特徴を示しました〈図1〉。一方、高齢者の80代の典型的な波形は、a波に対してb波が浅く、c波やd波が深く、e波が低いことです〈図3〉。

各年代の波形を比べてみるために目安となるb波とd波を結ぶ線を引いてみると、30代は右上がりの線、50代はほぼ水平の線、80代は右下がりの線に。若い人の波形は「ヒップアップ型」で、動脈硬化が進んで血管が老化するにしたがって尻下がり型。まさに血管が若い人のヒップアップの波形は、若々しい体型をあらわすかのようです。このような加齢により変化する波形をもとに計算式で値が出るように考案したものが、血管年齢（加速度脈波加齢指数）です。ここまでくればあとは簡単です。血管年齢の数値がグラフのどこに位置するかによって血管の老化度、つまり血管年齢がわかるのです。1998年、私は加速度脈波加齢指数をアメリカの高血圧学会の学会誌『ハイパーテーション（高血圧）』に発表したところ、海外で大きな反響を呼ぶことになったのです。それ以後、「血管年齢」という言葉は、日本でも広く知られるようになりました。現在では、種々の方法と考え方による血管年齢が使われており、血圧測定と同時に自動的に血管年齢が表示される機器も登場し、誰もが簡単に自分の血管年齢を知ることができるようになっています。

「加速度脈波」の波形と血管年齢
〈図3〉

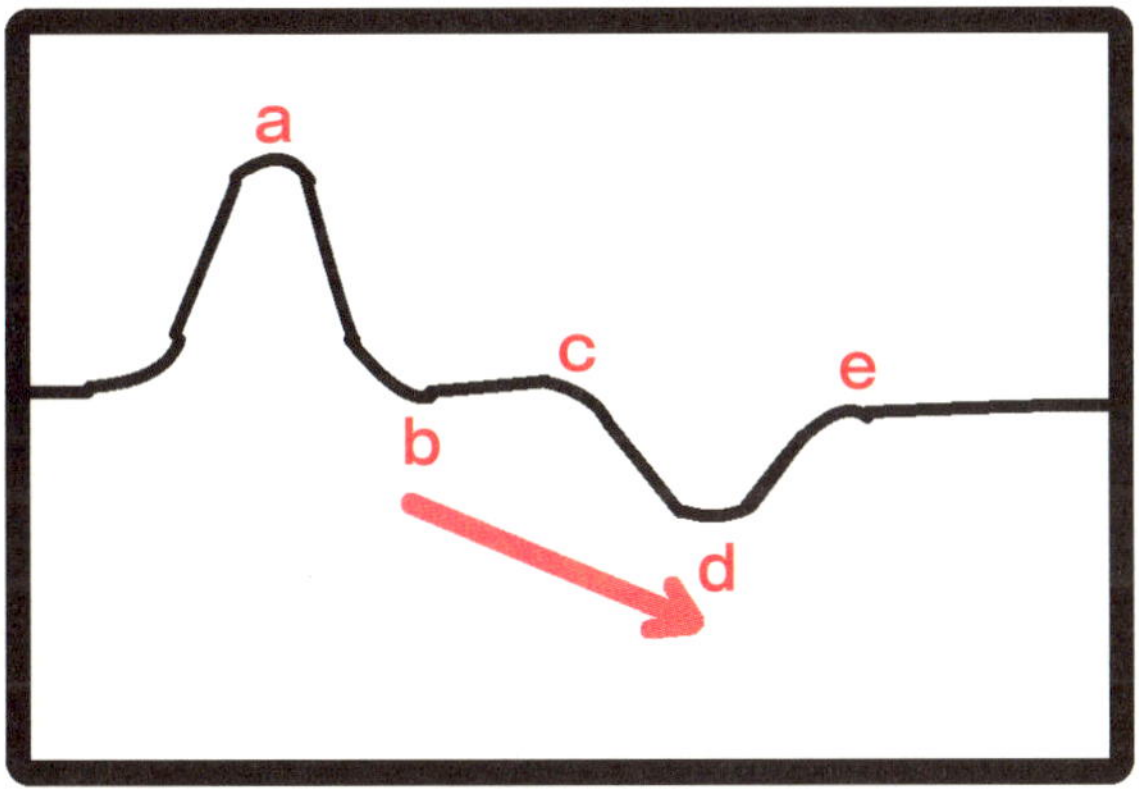

血管年齢 ＝ 80代

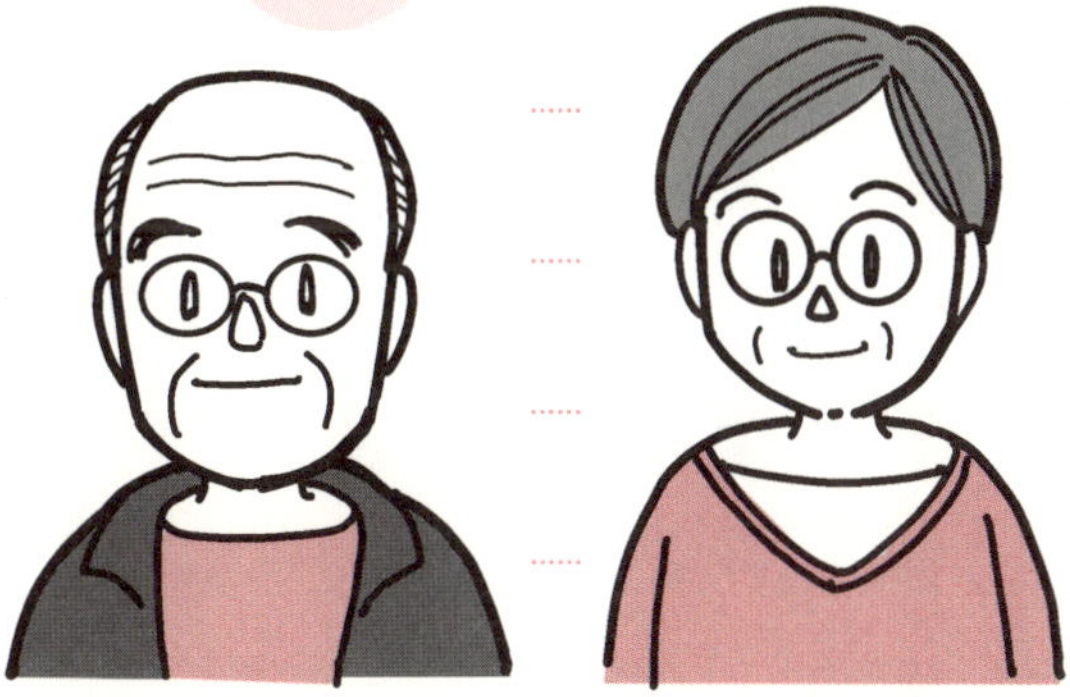

＊血管年齢計算式 ＝
（b÷a）－（c÷a）－（d÷a）－（e÷a）

血管そのものが硬くなる器質的壁硬化、一時的に硬くなる機能的壁硬化

血管年齢が実年齢よりも高かった場合、肝心なのはその原因を考えることです。血管が硬い原因には、血管の素材そのものが硬くなる「器質的壁硬化」と、血管が一時的に硬くなる「機能的壁硬化」のふたつのタイプがあります。

器質的壁硬化では、①血管が硬くなる、②血管の壁が厚くなる、③血液の通り道（血管の内腔）が狭くなる、という三つの変化が起こります。その原因となる加齢による動脈硬化、脂質異常症、糖尿病などが改善されないと、ますます動脈硬化が進みます。

一方、機能的壁硬化では、血圧が高かったり、ストレスで血管が緊張すると、血管は硬くなります。また、食べすぎや飲みすぎ、運動不足などを続けていると、器質的壁硬化と機能的壁硬化が互いに悪影響を与え合って悪循環をまねきます。しかし、生活習慣病を改善することで、どちらもよい影響を与え合い、両方とも改善される好循環をまねきます。

なお、遺伝や体質などが原因の場合には、専門医に相談してください。

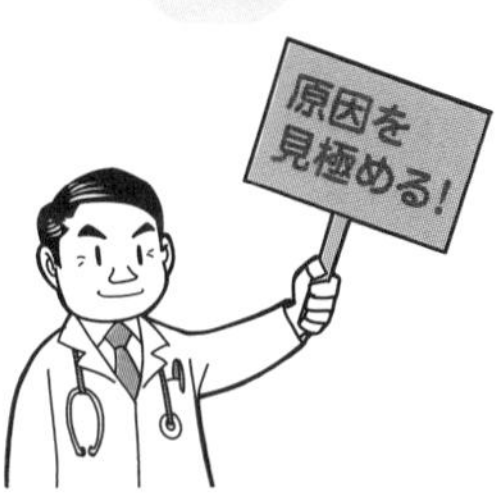

血管が硬くなるふたつの原因

ある時点における血管が硬くなる原因には、
次のふたつがあります。

血管そのものが硬くなるもの
器質的原因

● **加齢による動脈硬化、脂質異常症、糖尿病など**

▶血液中の脂質や糖質などが過剰になり、血液内壁で
異常な組織(プラーク)を形成する。

▶手軽に食べられるファストフードや
インスタント食品の利用が増え、濃い味つけや高カロリー、
糖質過多などになりやすくなっている。

血管が一時的に硬くなるもの
機能的原因

● **高血圧、ストレス、交感神経の緊張、**
寒さ(血管の収縮)、不眠、喫煙など

▶血管の中の圧力が高くなると、血管の壁が硬くなる。

▶交感神経の緊張やストレスを受けると、血管が収縮して
血管の壁が硬くなる。

血管事故は〝3倍の法則〟で高まるが、生活習慣の改善で血管が若返る！

心筋梗塞の〝四大リスクファクター（危険因子）〟は、①高血圧、②糖尿病、③脂質異常症、④喫煙。これらは、ひとつだけでも血管の老化を進行させますが、重なれば重なるほど血管の老化は加速され、心筋梗塞や脳卒中など血管事故を起こすリスクが高まります。生活習慣病というのは、悪しき生活習慣の積み重ねで起こりますが、それは「1＋1＝2」の足し算ではなく、かけ算の倍々ゲームでそのリスクが高まると考えてください。

たとえば、高血圧があると、血管事故を起こすリスクは健康な人の「3倍」に。そこに脂質異常症が加わると「3×3＝9倍」、さらに糖尿病も加われば「3×3×3＝27倍」に跳ね上がります。喫煙もプラスすれば、なんと81倍の高リスクになるわけです。

〝3倍の法則〟は疫学調査で確認されたルールではないのですが、危険因子が重なるほど加速度的にリスクが高まると知ってもらうために、私は強調しているのです。しかし、生活習慣を改善すれば「血管が若返る！」ということが明らかになっています。

高血圧
▼
続くと
▼
血管内膜が
傷つき、
コレステロールが
血管内に
入りやすくなる

糖尿病
▼
続くと
▼
血液中の
ブドウ糖の量が増え、
血管内膜への
付着物が
増加する

脂質異常症
▼
続くと
▼
コレステロールが
血管内膜に入り、
酸化する

肥満
▼
続くと
▼
コレステロールや
中性脂肪が
増加する

喫煙
▼
続くと
▼
活性酸素が増え、
血管内膜の
コレステロールが
酸化する

運動不足・ストレス
▼
続くと
▼
血行不良や
コレステロールの
増加を
促進する

▼

動脈硬化

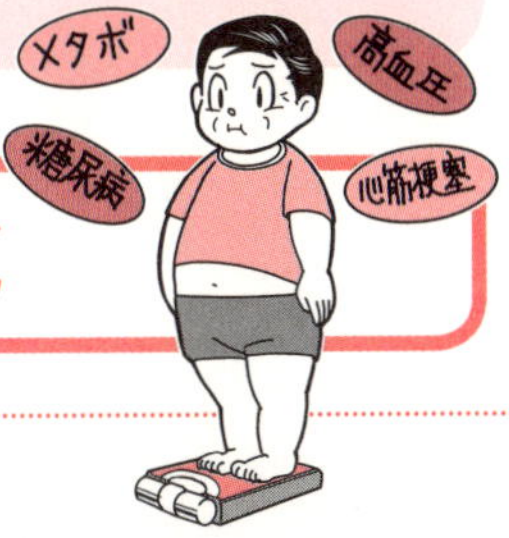

塩分のとりすぎ、緊張、ストレス、高血圧が血管を苦しめる

高血圧で強い圧力にさらされ続けると、血管と心臓にストレスがかかり、本来しなやかで弾力のある血管が硬く、厚く、狭くなって動脈硬化を促します。

その背景には、遺伝的な体質もあり、そこに血圧を上げる生活習慣が加わり発症すると考えられています。血圧を上げる生活習慣が塩分のとりすぎと、緊張やストレスです。

塩の成分であるナトリウムは体内で一定量を超えると血圧が高くなってしまいます。さらに、ナトリウムが血管の壁に入り込んでしまうと、血管をなめし革のようにして動脈硬化を進めます。

一方、仕事や人間関係などで緊張やストレスがあると、交感神経が優位に働き、血管を縮めるため血圧が上がりやすくなるのです。血圧に関しては、新事実が次々に判明しています。高血圧の方は、ひとりで悩まずに専門医に相談してください。

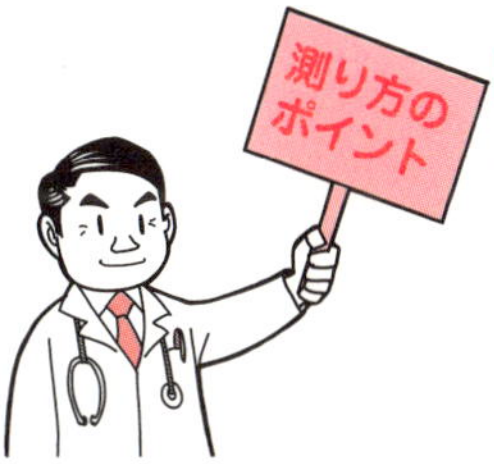

「家庭血圧」の正しい測り方

血圧管理の第一歩は、
正しい血圧測定から始まります。
最近は、自宅で血圧を測定する「家庭血圧」が
奨励されています。
血圧計は正確な測定ができる、
上腕にカフ（腕帯）を巻くタイプがおすすめです。

Point 1 リラックスする

あわただしい時間帯では、血圧は上昇します。
ゆっくりできるときに、体の力を抜いてリラックスしましょう。

Point 2 座って測定する

血圧は、「心臓の高さにある上腕の血圧を座って計測した値」が基準です。必ず座って測定しましょう。
血圧計をテーブルの上に置くと測定しやすくなります。

Point 3 毎日、同じ時間帯に測る

血圧は、時間によって変動するため、
ほぼ同じ時間に測らないと、日々の変化がつかめません。
測定中は会話をしないようにしましょう。

早朝の場合
朝は起床から1時間以内が目安。排尿を済ませてから、
朝食前に。降圧薬を服用している人は、
血圧測定後に朝食をとり、薬を飲む。

夕方の場合
夕食前に測るようにする。
夕食時に降圧薬を服用している人は、
血圧測定後に夕食をとり、薬を飲む。
また、飲酒前や入浴前に測定するようにする。

夜間の場合
寝床に入る前に測る。

脂質や糖質のとりすぎが、血管を傷つけて老化を進める

動脈硬化をまねくのは、第一に血管にかかる圧力が高くなる高血圧ですが、高血圧以外にも血管の老化を進める要因があります。それが脂質と糖質です。

食事でとる脂身の多い肉、卵、菓子類などに含まれる脂質のほとんどは、コレステロールと中性脂肪。脂質は油なので、「水と油」のたとえがあるように血漿*になじめないのです。なお、最近はコレステロール値が高いほうが長生きするという主張もありますが、やはりLDL（悪玉）コレステロールが多いと動脈硬化の原因となり、寿命を縮めると考えたほうが妥当です。

一方、糖質は、ごはんやパン、めん類などの主食、砂糖や果糖などの甘味料を含む菓子や清涼飲料水、果物、いも類などに含まれます。日本人は、1日の摂取カロリーの半分を糖質から摂取しています。食べすぎると糖尿病（76ページ）を発症します。この高血糖も血管の攻撃因子で、特に細い血管では動脈硬化を促進します。

＊血漿（けっしょう）：血液は血漿（55%）と血球（45%）からなる液体。血漿の90%は水分で、その水分に脂質と糖質が溶け込んでいる。

サラサラ血液、ドロドロ血液の正体

血液には、脂質や糖質などが含まれるため、
実際にはサラサラというより粘り気があります。
血管壁にできる
「プラーク」や「血栓」によって、
血液がスムーズに流れないとドロドロ血液になります。

●サラサラ血液

コレステロールや
中性脂肪が少ない血液では、
赤血球同士が固まらず、
ほどよい距離を保って、
血液中をサラサラと
流れている。

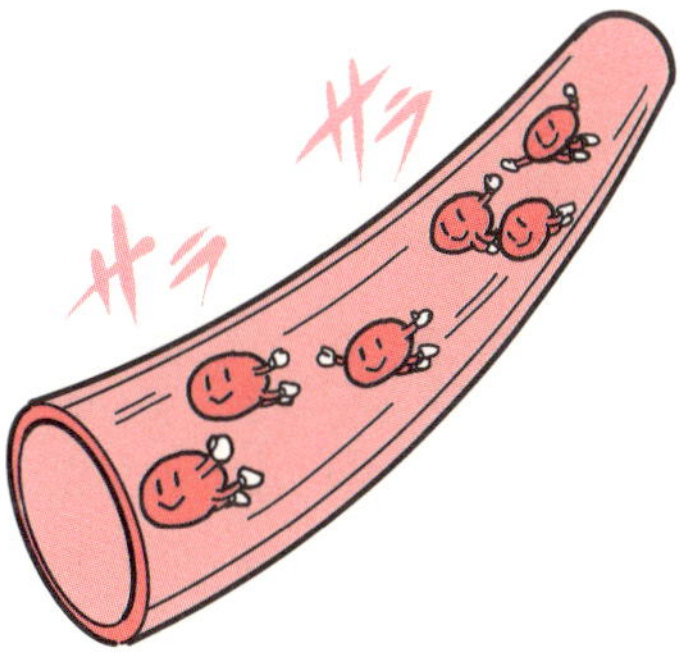

●ドロドロ血液

コレステロールや中性脂肪が多いと、
赤血球同士がくっつきやすくなり、
血液の密度が上がって
ドロドロになり、
血流が悪くなる。
白血球はもともとくっつきやすいが、
コレステロールや中性脂肪が多いと
さらにくっつきやすくなる。

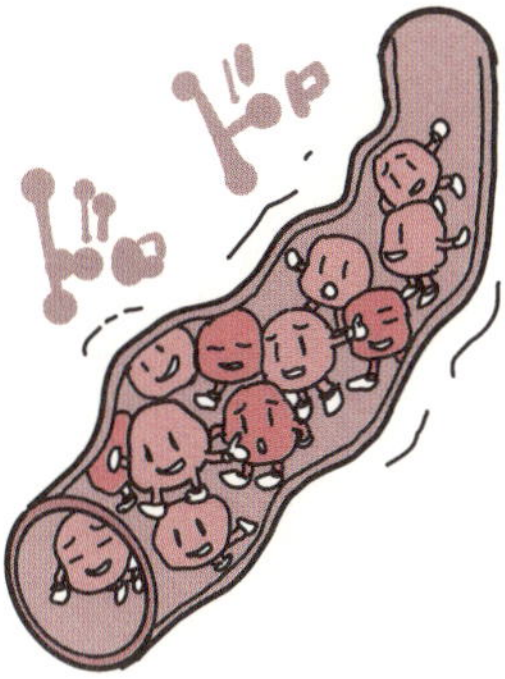

石灰化した血管は、心筋梗塞の死亡率が10倍に

血管が石灰化するとは、どのような現象でしょう？　ＣＴ検査の結果、冠動脈に真っ白な斑点状のものが付着している画像を見て、石灰化の存在にショックを受けられる方も多いのです。ＣＴは石灰化を鋭敏に検出するのですが、原理上、実際よりも大きくみえます。動脈硬化が進行すると、形成されたプラークに血液中に含まれているカルシウムが沈着します。これが石灰化です。カルシウムが血管に沈着するのだから、カルシウムをとってはいけないと考えがちですが、それは違います。

生体は血液中のカルシウムが不足すると、それを補うために副甲状腺ホルモンが骨からカルシウムを溶かし出し、血液や細胞の不足分のカルシウムを補おうとします。これで、血液中のカルシウム濃度を一定に保つわけです。しかし、カルシウム不足が慢性化すると、増えたカルシウムが脳や血管に沈着することが知られています。石灰化するとプラークが破裂しやすく、心筋梗塞による突然死は10倍になると危惧されます。

石灰化の原因、カルシウムパラドックスという生理現象

現在のところ、石灰化を取る方法はありません。石灰化を防ぐために、
①カルシウム、②青魚のＥＰＡ、③ビタミンK
の３つの栄養素を積極的にとりましょう。

●カルシウムパラドックス●

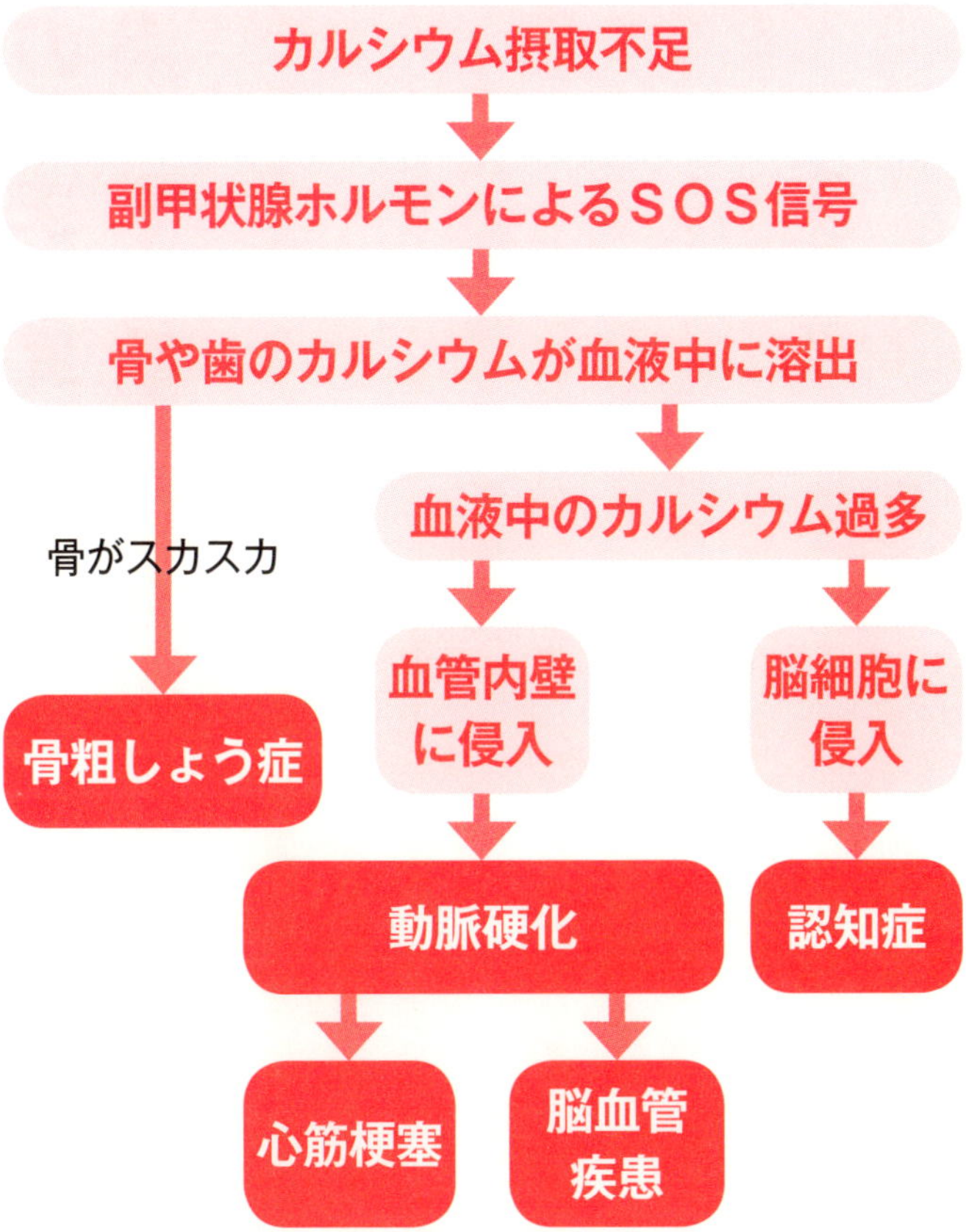

●体内カルシウムの99%は骨と歯の中にあり、
血液中には0.1%しかなく精密に調整されている。

冠動脈の詰まり具合が25％未満でも心筋梗塞を引き起こす

ここで、質問です。冠動脈が詰まってしまう心筋梗塞を起こす血管は、どれくらい狭くなっている血管でしょうか？　ちなみに、狭心症の場合は、冠動脈が90％以上詰まるくらい狭くなって初めて、その症状が出てきます。そうなると、心筋梗塞の場合も90％以上だろうと思われるでしょうが、これが違うのです。

答えは、なんと25％未満。心筋梗塞の約6割は、冠動脈の詰まり具合（狭窄度）が25％未満の血管で起きているのです。この事実こそが、命にかかわる血管事故が起きたときに、みなさんが「え、まさか」と驚かれる、真の理由なのです。

実は、この事実に関しては、我々のような心臓専門医も長い間勘違いしていたのです。冠動脈が狭くなって、90％の狭窄、99％の狭窄というように、非常に狭くなった血管が心筋梗塞を起こすのだと考えていました。みなさんも、心筋梗塞は血液の流れのよい状態の血管で、ある日突然起こる！　ということを知っておいてください。

冠動脈の詰まり具合（狭窄度）

心筋梗塞が起きたとき「え、まさか」と驚くのは、
冠動脈の狭窄度が低くても血管事故が起きているからです。
心筋梗塞に陥った血管のそれ以前の狭窄度を調べた厚生労働省の
報告は、以下のとおりです。

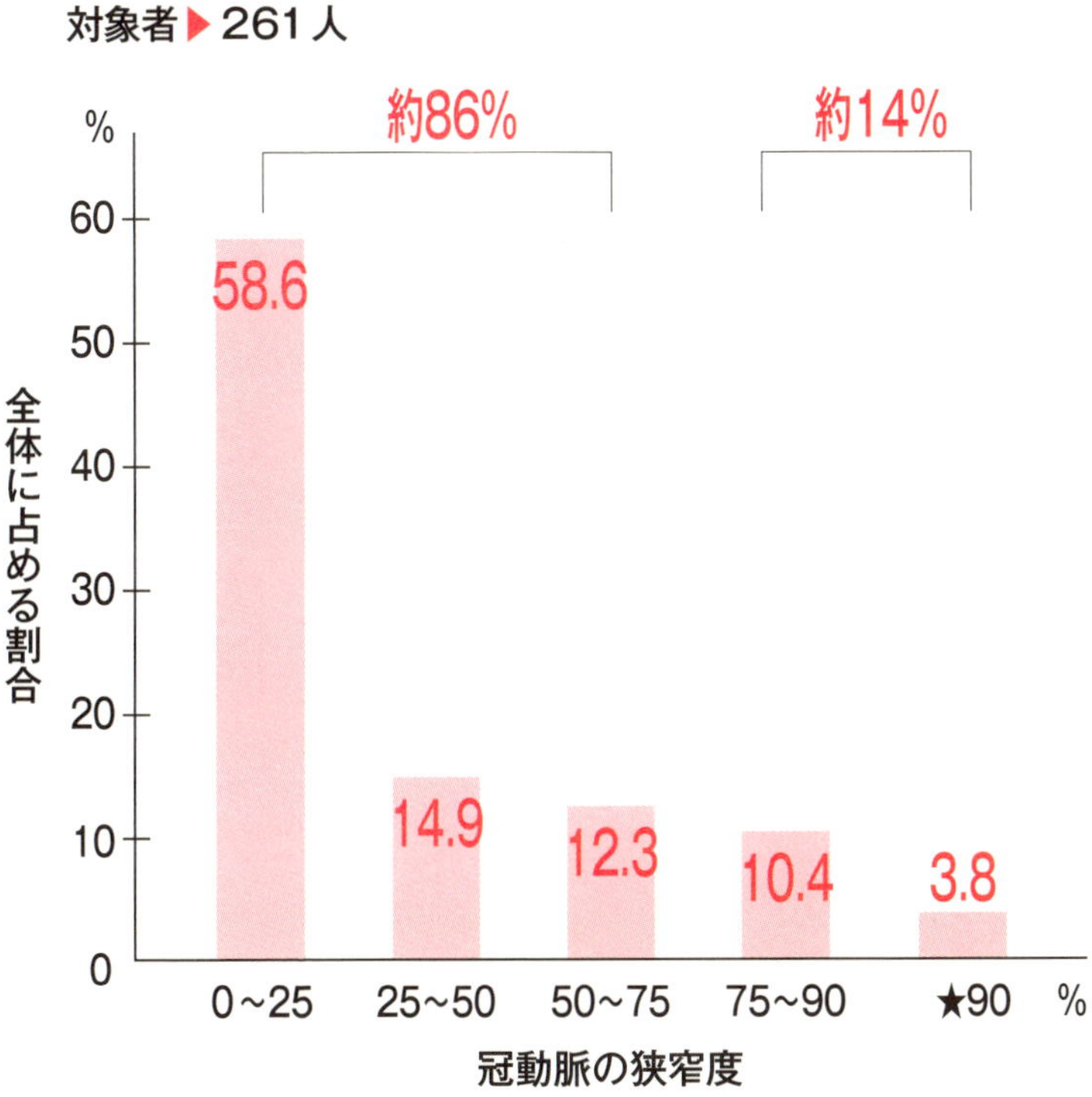

厚生労働省研究7指- 3（1998年）

こんな人が危ない

電話にすぐ出ないと気がすまない！せっかちな性格は血管の敵

血管に悪影響を及ぼすのは、食事や運動などの生活習慣ばかりではありません。その人の性格や行動パターンが影響するケースもあります。

重大な血管事故である心筋梗塞を起こして救急車で運ばれてきた患者さんが、無事に退院される時期が近づいてくると、私は「あなたは電話が鳴ると、すぐに出ないと気がすまない性格ではありませんか？」と尋ねます。すると、大多数の患者さんが「先生、よくわかりますね。電話が鳴ると、瞬時に出ないと、と焦ってしまうんです」と答えます。

このようなせっかちな性格の人は、常に緊張していて交感神経が優位なので、血管が収縮しやすくなります。そんな患者さんには「あなたはストレスをためやすいタイプです。これからは電話が鳴ったら、仕事中はすぐに出ることを心がけていても、家庭においては①ああ電話か、②しょうがない、③出てやろう！　と、心の中で3回唱えてから出てください」と助言します。しかし、当の本人も付き添っていた奥さんも「そんなことができるわけはありませんよ」と苦笑いします。

そこで、私はこのような話をします。「あなたの心臓は瀕死状態で運ばれてきて、なんとか持ち直せたのは、心臓が限界ギリギリで踏ん張ってくれたから。これからは、そんな心臓に恩返しをしてあげてもいいと思いませんか」と。すると、多くの患者さんはツキモノが落ちたように生活習慣を見直します。後日、「主人は、あの言葉が口癖になり、せかせかしなくなりました」と、うれしい報告をしてくれることもあります。

かけがえのない血管と心臓をいたわるために、今、自分は何ができるのか、そういう視点を持つと、血管事故を防ぐ生活習慣が身につきやすくなります。

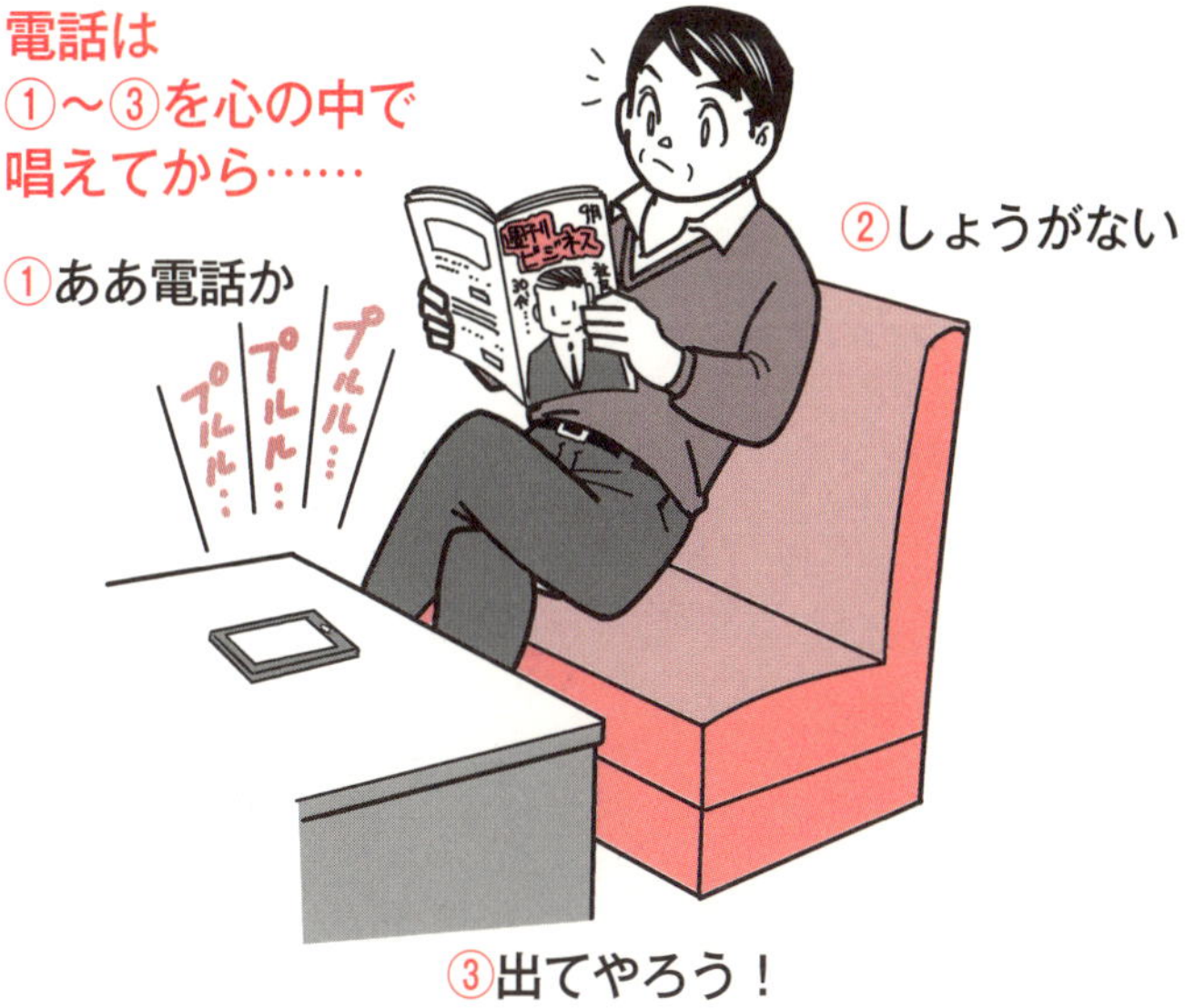
電話は
①〜③を心の中で
唱えてから……
①ああ電話か
②しょうがない
③出てやろう！
プルル…
プルル…
プルル…

あなたはせっかちではありませんか？
「タイプA」度を知る

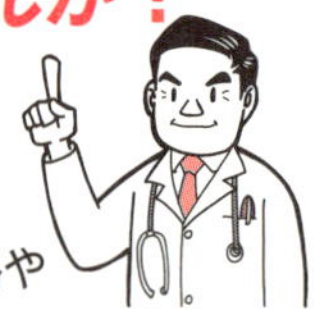

あなたはせっかちな性格ではありませんか？
血管や心臓にストレスなどの悪影響を与える性格や
行動パターンには、次のような特徴があります。
当てはまるものをチェックしてみましょう。

10のチェック項目！

□ 食べるペースや
歩くスピードが
他人よりも速い

□ 仕事が
予定どおりに進まないと
イライラする

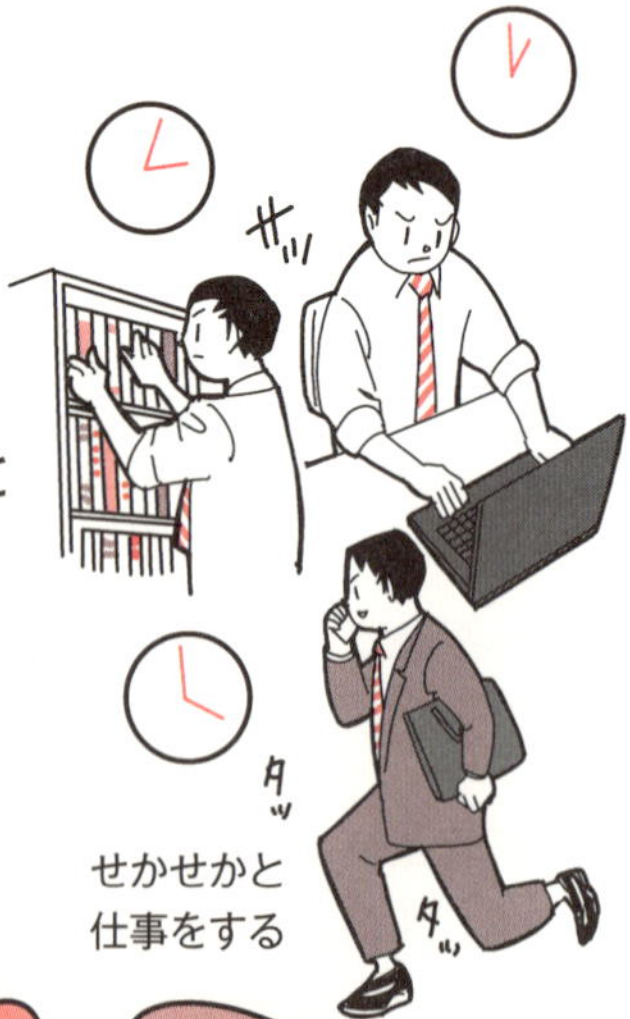

せかせかと
仕事をする

□ 時間を
効率的に使うことに
喜びを感じる

□ いくつもの
ものごとを
同時に考えたり
行動したりする

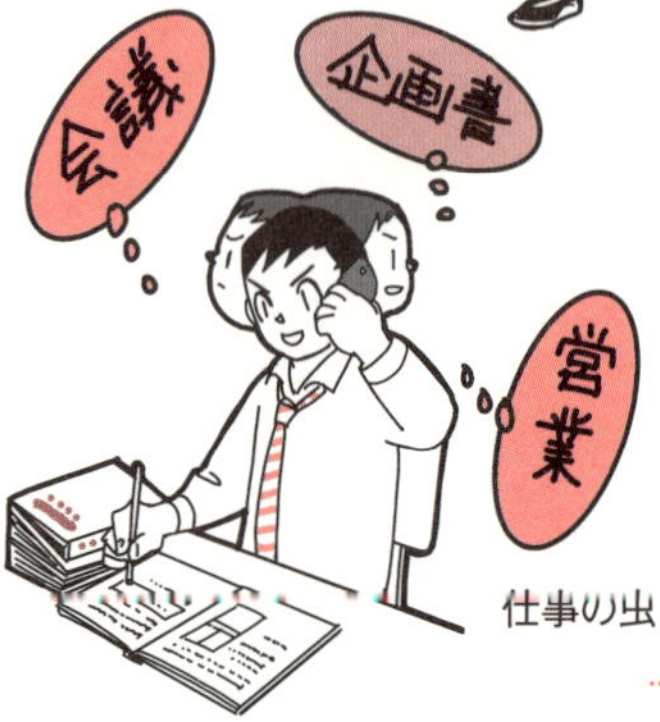

仕事の出

- □ 競争心が強く、何事にも負けず嫌い
- □ 並んで順番を待つのが嫌いである
- □ 結論を先まわりして他人の言葉に口をはさむことが多い
- □ いらだちをすぐに言葉や態度にあらわす
- □ 責任感が強く、やるべきことは必ずやりとげる
- □ 爆発的に早口でしゃべる

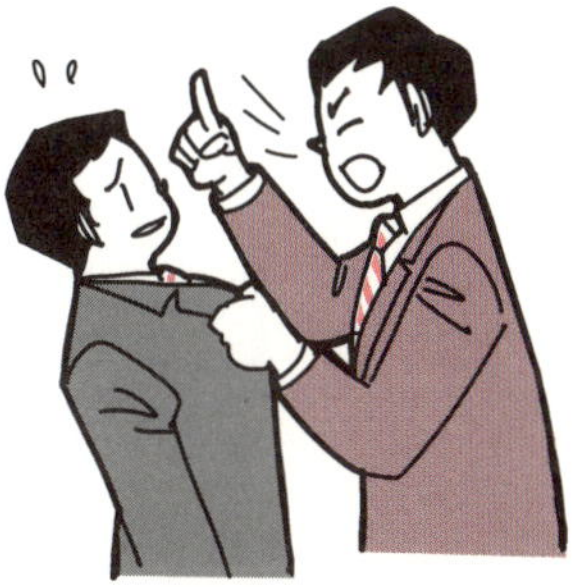
すぐ怒る

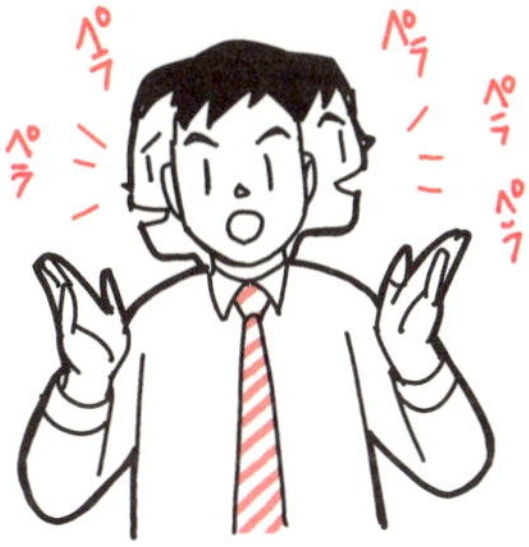

よくしゃべる

結果 **思い当たる項目が多いほど、「タイプA」的な性格が強く、血管と心臓にストレスをかけている可能性があります。**

せっかちな性格は、心筋梗塞を起こしやすい

性格と血管の関係を指摘したのは、アメリカの心臓病学者であるマイヤー・フリードマンとレイ・ローゼンマン。彼らは3000人以上の男性を対象に調査した結果、心筋梗塞になりやすい性格傾向を解明し、それを「タイプA行動パターン」と名づけたのです。

タイプAとは、せっかちで時間に対する切迫感が強く、性格的には競争的、攻撃的、野心的で、行動的には機敏、性急で常に多くの仕事に巻き込まれている、いわゆる猛烈社員タイプ。日本では敵意や攻撃性はあまり表に出されず、仕事中毒といわれるような〝過剰適応〟が日本人的なタイプAと考えられています。

タイプAだと交感神経が優位になりやすく、血管が収縮して血圧が上昇しやすくなります。さらに、中性脂肪や血糖値を上昇させるアドレナリン、コルチゾールなどのホルモンが分泌されて脂質異常症や高血糖が続くと、動脈に負担がかかって心筋梗塞に陥りやすくなるのです。これと反対のおっとりした性格の「タイプB」に比べると、心筋梗塞の発症率が約2倍高いといわれています。心筋梗塞は、働き盛りに頻発し、社会的な損失も大きいので、家庭でも職場でも責任ある立場の人は十分注意するようにしましょう。

第2章

血管と動脈硬化のメカニズム

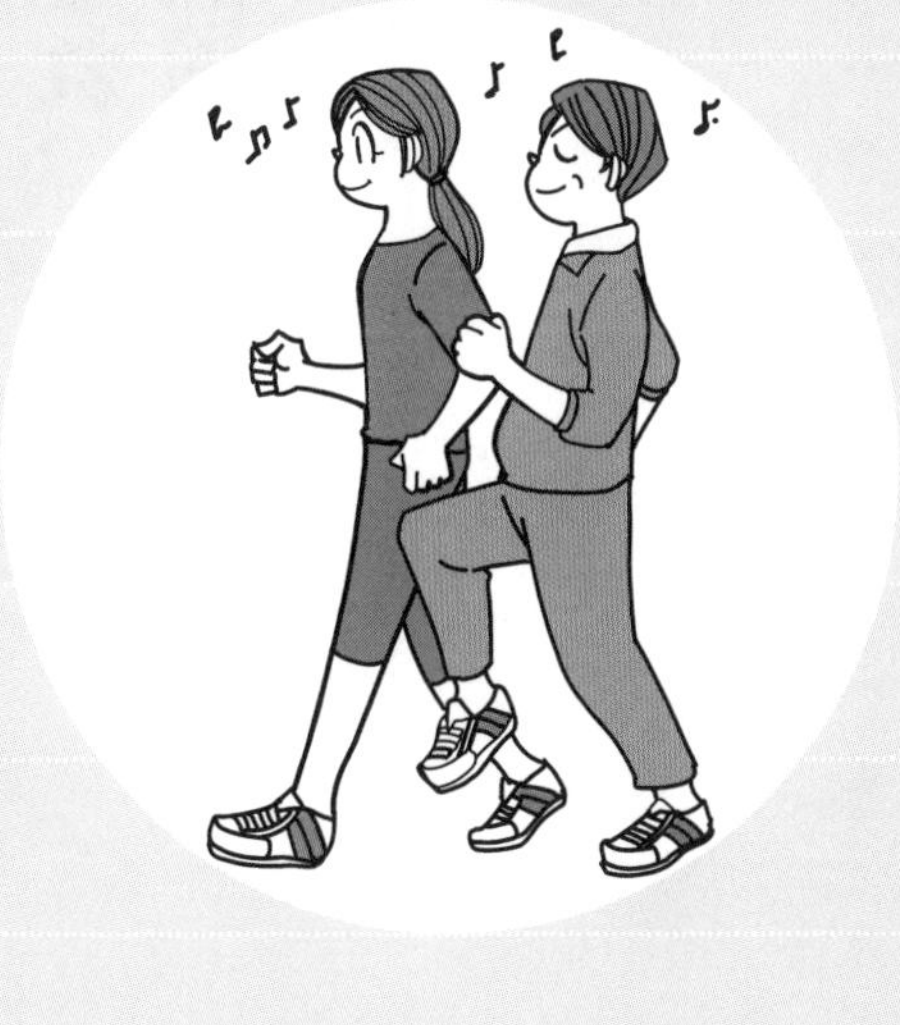

体の隅々に張り巡らされ、酸素や栄養を運ぶ路線網「第二の心臓」

私たちの体は、血管を通じて血液が酸素や栄養素、水分、糖分などを運び込み、その一方で、二酸化炭素や老廃物を運び出して処理する仕組みになっています。

血管には「動脈」と「静脈」があります。しかし、体の中で別々に存在しているわけではありません。心臓から送り出された血液を全身の臓器に運ぶのが「動脈」、働きを終えた血液を末梢から心臓に戻すのが静脈です。

血管は、ただ血液が通るだけの管ではありません。自らも縮んだり（収縮）、ゆるんだり（弛緩）しながら、血液の流れを助けています。実は、これこそが血管の役割なのです。そのため、血管は「第二の心臓」ともいわれています。心臓本体は、安静時で1分間に60〜80回、激しい運動をすると1分間に120〜140回、あるいはそれ以上収縮します。そのたびに動脈も収縮と弛緩を繰り返し、血液を末梢へと届けます。こうした〝ポンプ機能〟の役割を担うために、動脈の壁は厚く強靭で弾力性と柔軟性を備えているのです。

全身の動脈と静脈

全身に隈なく張り巡らされている血管。
血管をすべてつなげると、なんと約10万kmもの長さ。
これは地球2周半と同じ長さです。
動脈は血液を末梢に送る「第二の心臓」と
いわれています。

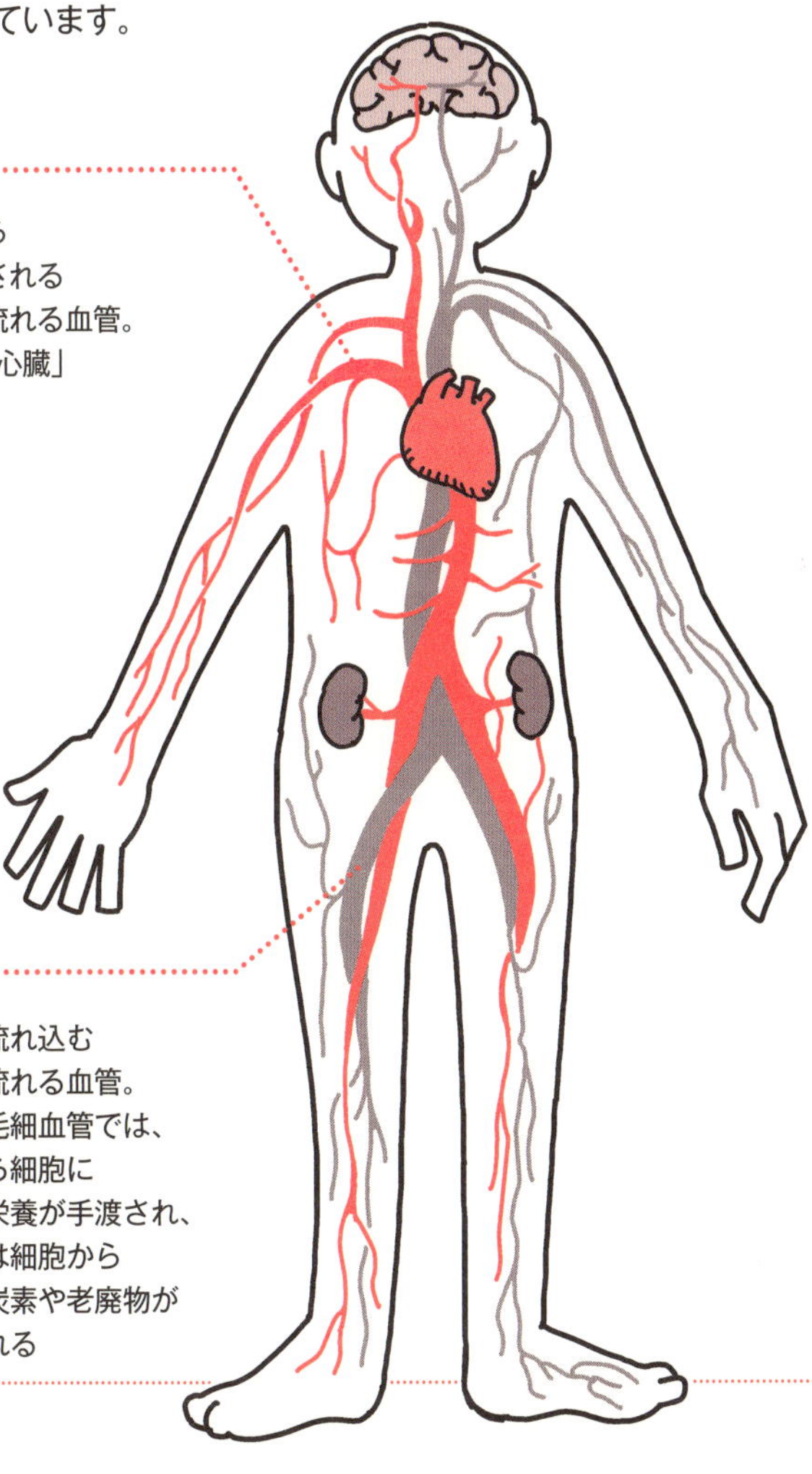

動脈

心臓から
送り出される
血液の流れる血管。
「第二の心臓」

静脈

心臓へ流れ込む
血液の流れる血管。
末梢の毛細血管では、
動脈から細胞に
酸素や栄養が手渡され、
静脈には細胞から
二酸化炭素や老廃物が
手渡される

血管のメカニズム

スムーズな血流を守るため、柔軟な3層構造になっている

動脈も静脈も、基本的には「内膜」「中膜」「外膜」の3層構造になっています。

血液と接しているのが内膜。その表面は「内皮細胞」という細胞の層に覆われています。内皮細胞は種々の血管作動物質を放出し、血管の収縮・拡張を調節するほか、血小板の粘着や凝集を抑制し血管の保護をしています。内膜と内皮細胞は、動脈硬化との関係で重要な働きを担っています。

中膜は、血管壁の収縮や拡張の運動を支える筋肉です。そして、外膜は血管壁を外部から守っています。

動脈の壁には、心臓から血液が送り出されるときの圧力がかかるため、この層は厚く弾力があり、内部の圧力が減っても丸い形が保てるようになっています。一方、静脈の壁にかかる圧力は低いので、この層は動脈ほど厚くなく柔らかです。中膜の外側を囲んでいるのが外膜の層で、ここには血管の外から細い血管を通じて栄養分などが運ばれてきます。

動脈の構造

動脈は、内側から内膜、中膜、外膜の３層構造になっています。
強くしなやかな弾力性のある血管を維持するために、
柔軟性を保つ成分である
コラーゲンやエラスチン、ヒアルロン酸、
収縮を行う血管平滑筋細胞などから
できています。

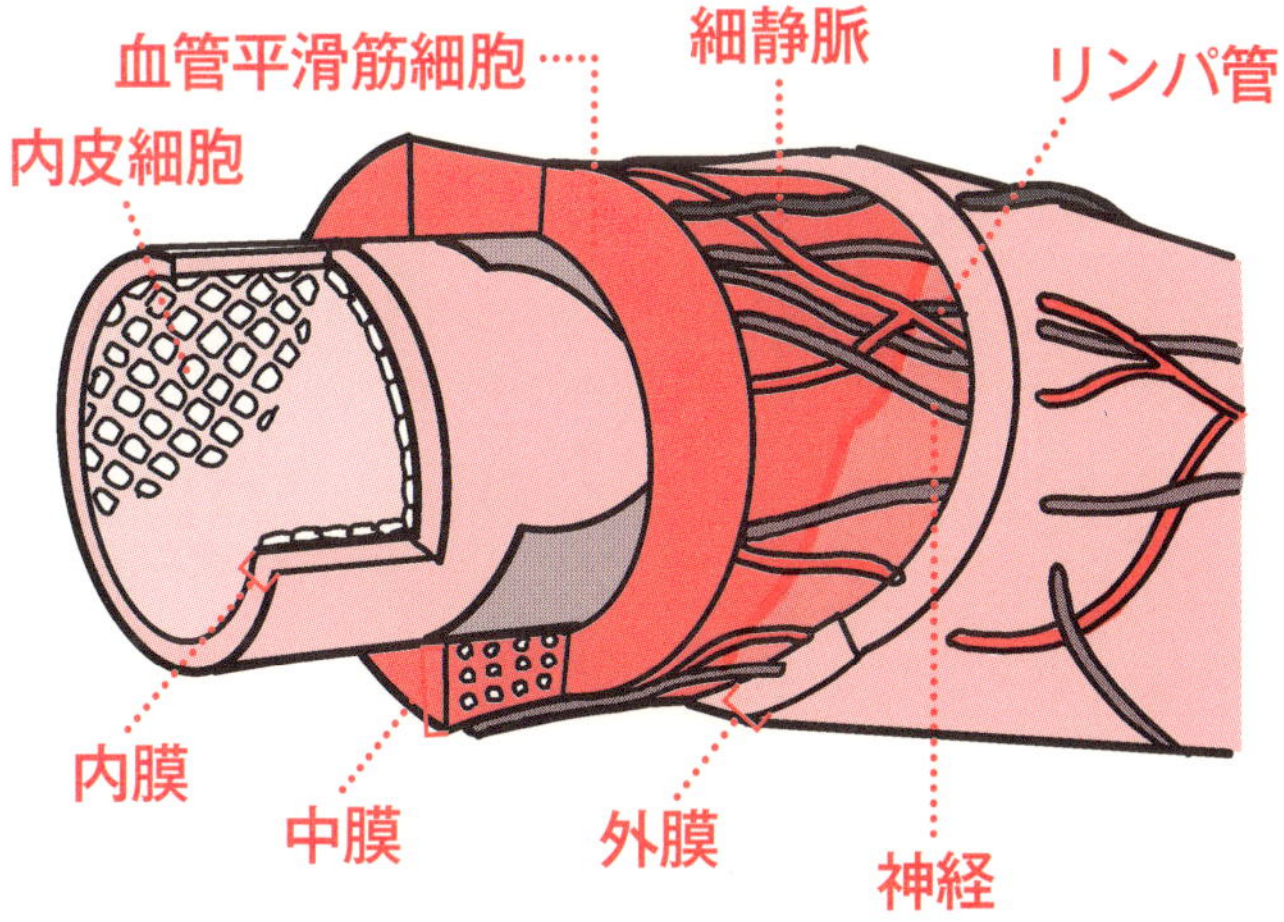

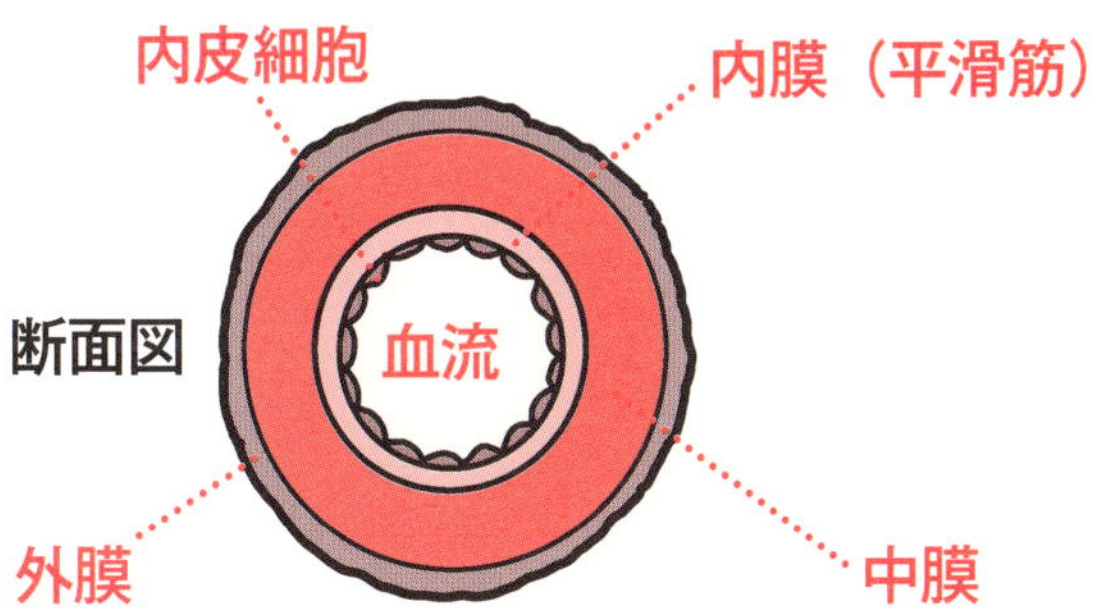

動脈硬化のメカニズム

動脈硬化とは〝血管の老化〟。体内のあらゆる場所で起こる

動脈硬化とは、文字どおり「動脈が硬くなる」こと。加齢とともに動脈が老化して硬くなると、その特性であるしなやかさが失われ、血液をうまく送り出せず、心臓に負担をかけてしまいます。血管が硬くなると、もろくなり破れやすくもなります。また、血管の内側が狭くなると、必要な酸素や栄養がいきわたらず、臓器や組織が正しく機能しなくなります。血管が詰まると、臓器や組織に血液が流れず、壊死《えし》してしまうこともあります。

動脈硬化はその起こり方や起こる部位によって、「アテローム動脈硬化（粥状《じゅくじょう》動脈硬化）」「メンケベルグ型動脈硬化」「細動脈硬化」の三つのタイプに分けられます。

この中でも、日本人に急増しているのが「アテローム動脈硬化」で、一般的に動脈硬化と呼ばれているものです。現在、日本人の死因の上位を占めている狭心症や心筋梗塞などの「虚血性心疾患」や、脳卒中と呼ばれている脳梗塞・脳出血・くも膜下出血などの「脳血管疾患」の多くが、アテローム動脈硬化を引き金に起こっています。

動脈硬化の種類

動脈硬化はその起こり方や起こる部位によって、
次の３つのタイプに分けられます。

●突然死の引き金となる アテローム動脈硬化

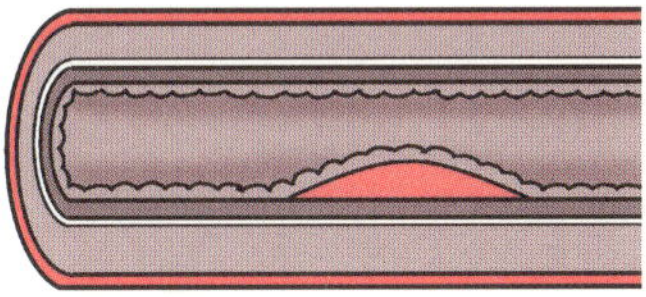

大動脈や脳動脈、
心臓に血液を供給する冠動脈など、
比較的太い血管に起こる。
アテロームとは、ドイツ語で「腫れもの」という意味。
内膜と内弾性板が接するところに
ＬＤＬ（悪玉）コレステロールなどがたまると、
脂肪でできたドロドロの“おかゆ”のような塊（プラーク）となって、
血管壁が肥厚して血管の内腔が狭くなる。

●カルシウムが石灰化する メンケベルグ型動脈硬化

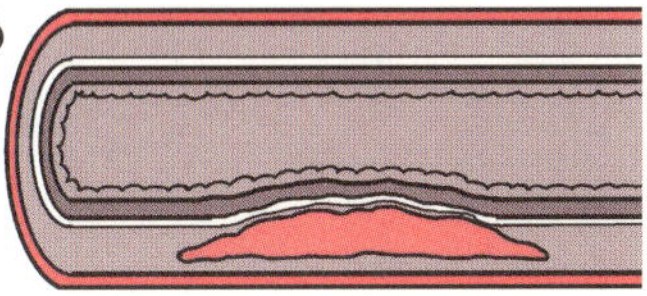

大動脈や下肢の動脈、
頸部の動脈に起こりやすいのが、
メンケベルグ型動脈硬化。
中膜にカルシウムがたまり、石灰化して起こる。
中膜が硬く、もろくなり、血管壁が破れることもある。

●細い動脈に起こる 細動脈硬化

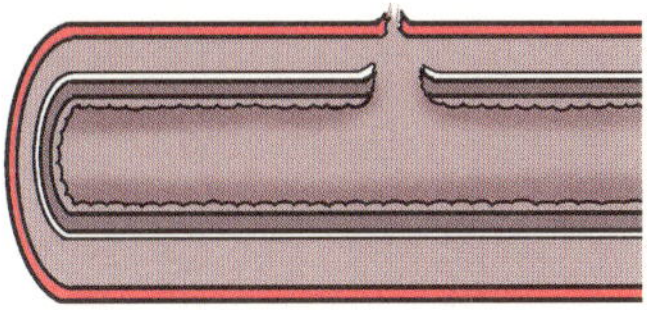

脳や腎臓、目などの
ごく細い動脈に発生する。
外膜・中膜・内膜の３層全体がもろくなり、
血管が破裂して出血することもある。
高血圧が長く続いて、引き起こされることが多い。

動脈硬化のメカニズム

過剰なコレステロールが血管壁に入り込み、血管がもろくなる

血液中には、赤血球、白血球、血小板などの細胞のほかに脂質として、中性脂肪、ＬＤＬ（悪玉）コレステロール、ＨＤＬ（善玉）コレステロールなどがあります。これらの脂質がバランスよく存在することにより血管が健康に保たれています。

血液中のコレステロールのバランスが崩れて、ＬＤＬコレステロールが増えると内膜の内皮細胞が傷つき、そこからＬＤＬコレステロールが入り込みます。これを第一歩に、動脈硬化は進行します。動脈硬化は３段階で進行していきますが、自覚症状のないまま静かに進行していくのが、動脈硬化の怖いところです。

動脈硬化になってしまった血管を、もとの健康な状態に戻すことはなかなか難しいのが現状ですが、ＬＤＬコレステロールを減らし、炎症を抑えることによって、動脈硬化の進行を抑えたり、改善したりすることができます。

では、次のページから動脈硬化を進行させる３段階をみていきましょう。

こうして動脈硬化が進行していく

第1段階

ＬＤＬコレステロールが侵入すると、
単球（白血球の一種で免疫細胞）も内皮細胞から入り込みます。
単球は“掃除屋”のマクロファージ（貪食細胞）に変わり、
ＬＤＬコレステロールを食べてくれるのですが、
満腹になると死んでしまい、その死骸が動脈硬化のもとになります。
それが、大きくなるとアテローム（粥腫《じゅくしゅ》）になります。

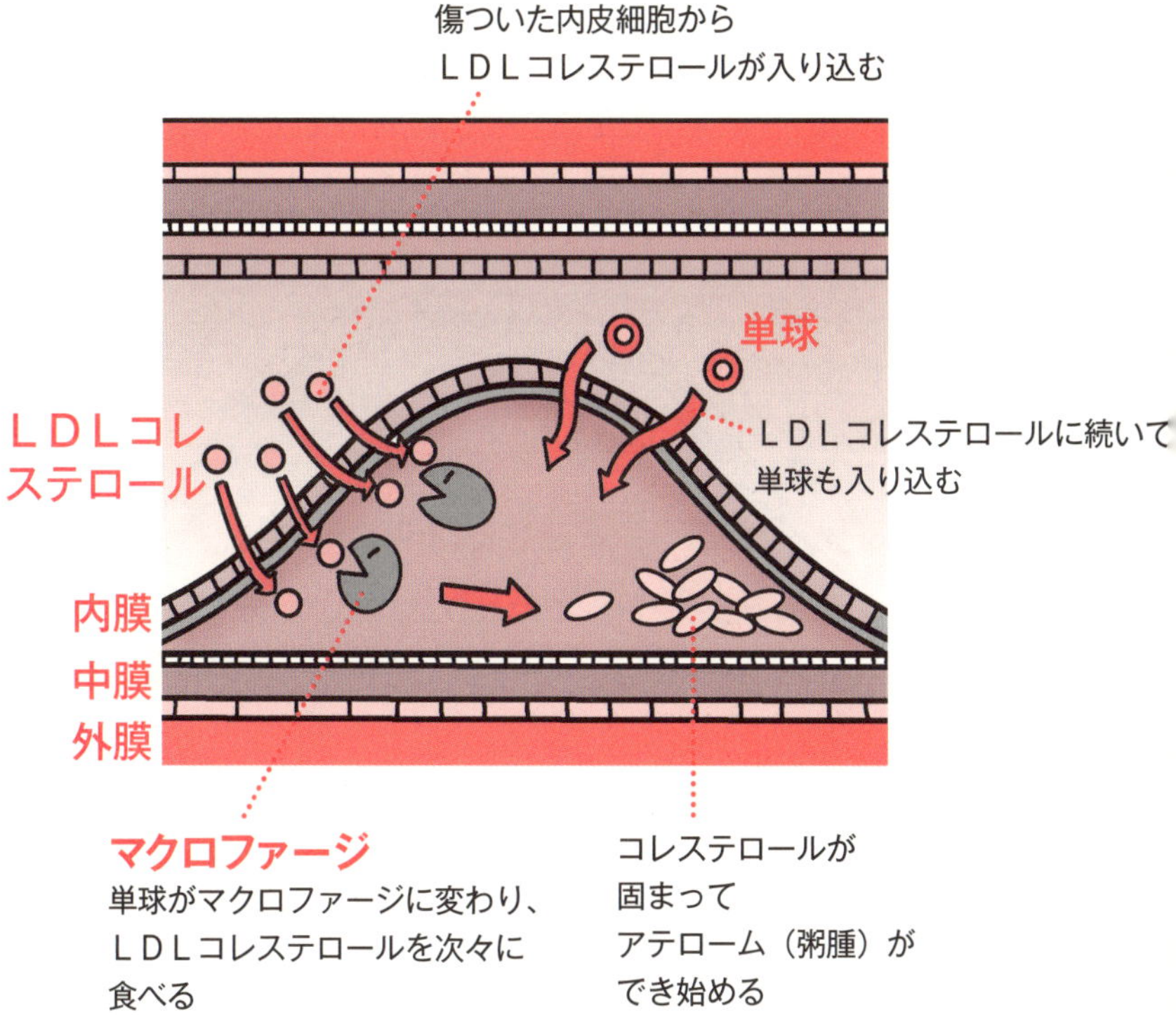
傷ついた内皮細胞から
ＬＤＬコレステロールが入り込む
単球
ＬＤＬコレステロールに続いて
単球も入り込む
ＬＤＬコレステロール
内膜
中膜
外膜
マクロファージ
単球がマクロファージに変わり、
ＬＤＬコレステロールを次々に
食べる
コレステロールが
固まって
アテローム（粥腫）が
でき始める

第2段階

アテロームの中のＬＤＬコレステロールが酸化すると、
毒性が強く炎症を引き起こす
「オキシステロール」に変化します。
炎症が続くと、内膜から血管平滑筋細胞が移動してきて、
血管壁が肥厚して血管の内腔が狭くなります。

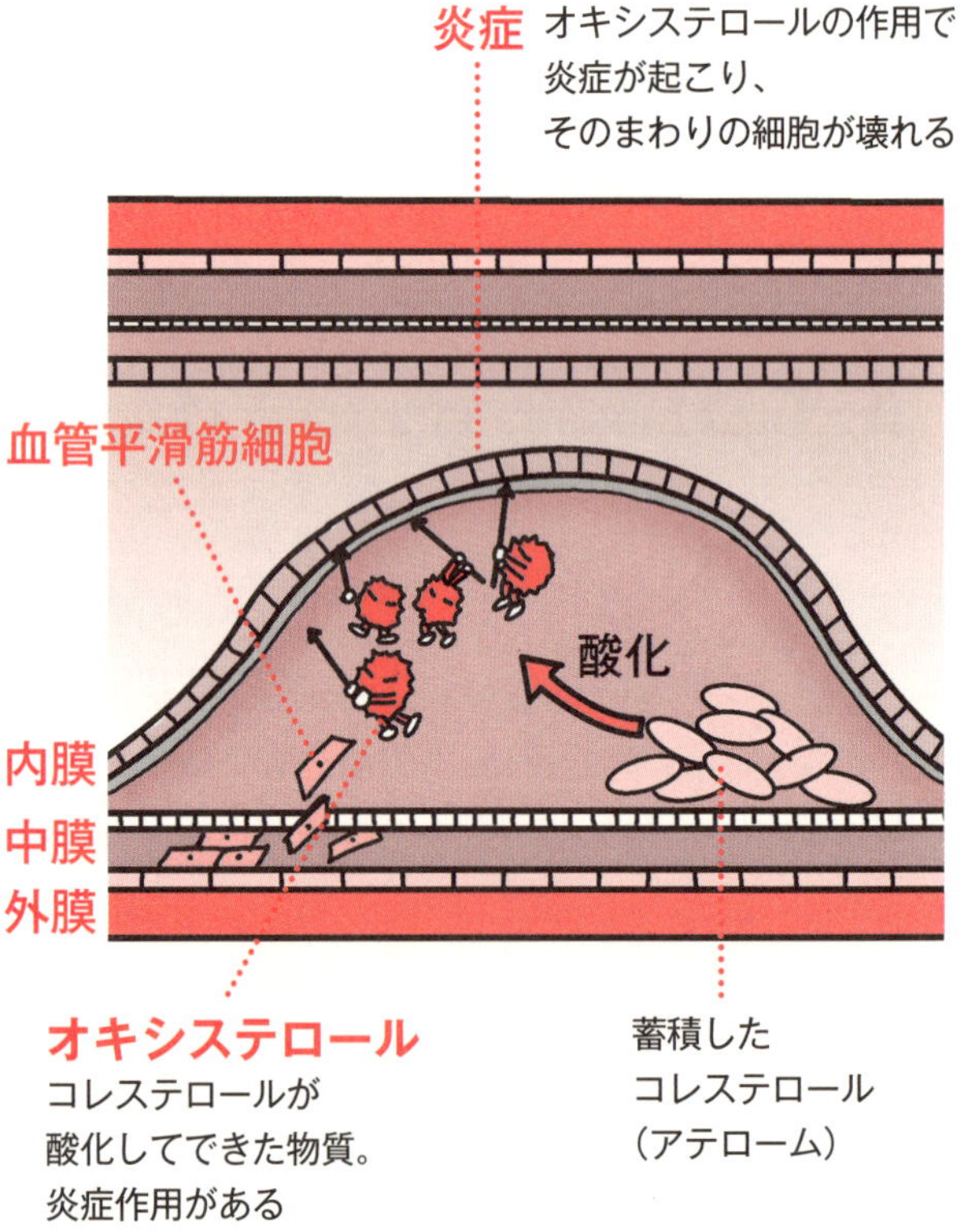
炎症
オキシステロールの作用で
炎症が起こり、
そのまわりの細胞が壊れる
血管平滑筋細胞
酸化
内膜
中膜
外膜
オキシステロール
コレステロールが
酸化してできた物質。
炎症作用がある
蓄積した
コレステロール
（アテローム）

第3段階

炎症が慢性化すると、
アテロームを覆う被膜細胞が死んで薄くなります。
内膜もマクロファージが出す
たんぱく分解酵素によって薄くなります。
さまざまな刺激により、被膜や内膜が破れて潰瘍ができたり、
プラークが破裂したりします。そこに血小板が集まって、
血栓をつくって詰まらせてしまい、心筋梗塞などが起こります。

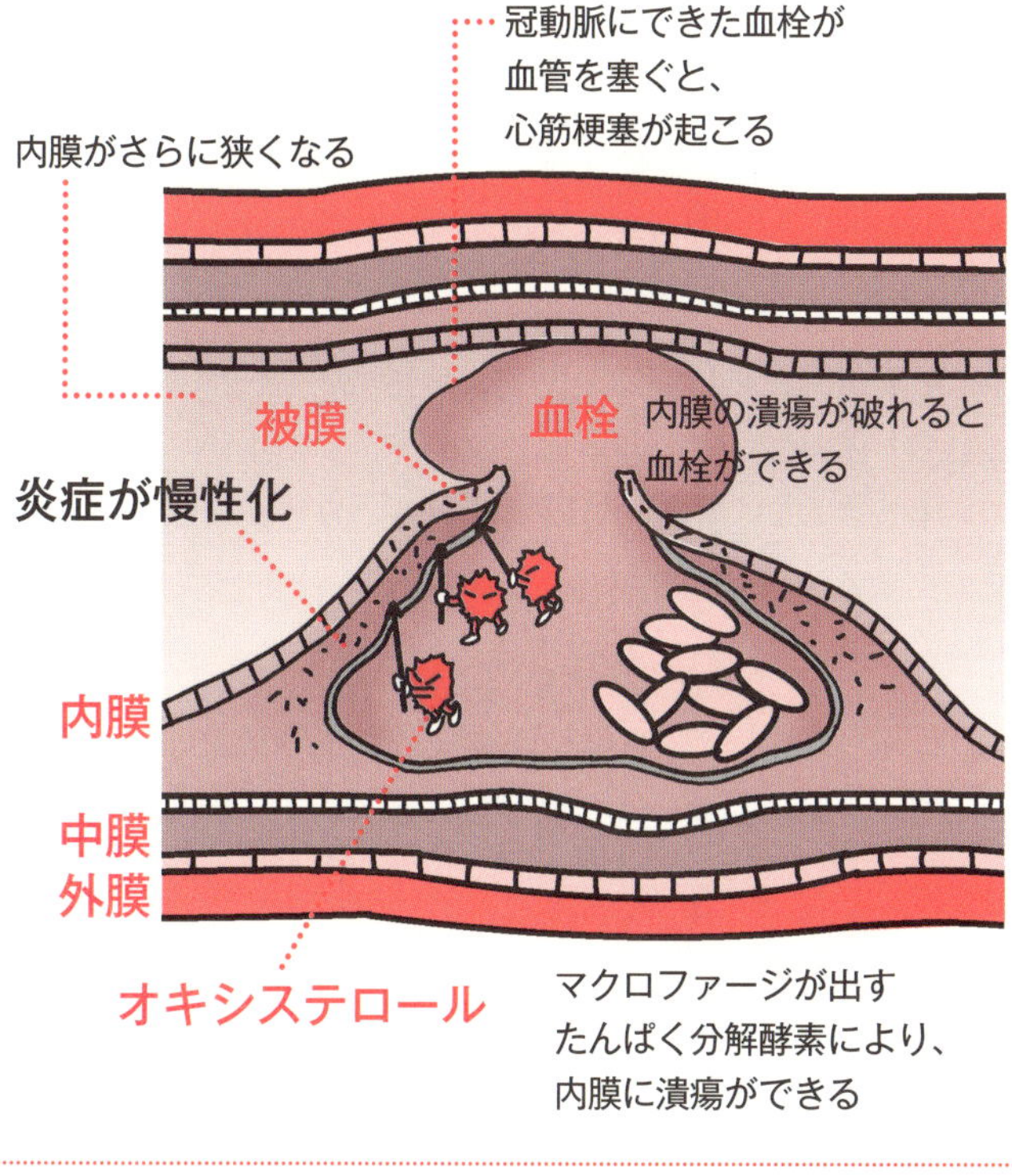
冠動脈にできた血栓が
血管を塞ぐと、
心筋梗塞が起こる
内膜がさらに狭くなる
被膜
血栓
内膜の潰瘍が破れると
血栓ができる
炎症が慢性化
内膜
中膜
外膜
オキシステロール
マクロファージが出す
たんぱく分解酵素により、
内膜に潰瘍ができる

命にかかわる血管事故の引き金は、プラークの破裂

命にかかわる血管事故、心筋梗塞や脳卒中の引き金となるのが、動脈硬化が進行した結果、血管内に生じる「プラークの破裂」とそれに続く「血栓の形成」です。実は、このプラークには、破裂しやすい「不安定なプラーク」と、破裂しにくい「安定的なプラーク」のふたつのタイプがあるのです。内部は「リピッドコア」と呼ばれる脂肪の塊です。

不安定なプラークは、温泉卵のように柔らかくプルプル。一方、安定的なプラークは、線維性の皮膜で覆われており、その皮膜が鎧《よろい》のような役割を果たしてプラークを守っています。少しくらいのことでは破裂して血栓をつくることはないのです。

血管事故を予防するには、いうまでもなくプラークを形成させないことが大切です。しかし、糖尿病、高血圧、脂質異常症などを長い間患ってきた中高年では、すでにプラークが形成されている可能性が高いと考えられます。したがって、実際には「プラークを形成させない」と同時に、いかに「プラークを安定化させるか」が重要な課題となっています。

破れにくいプラーク、破れやすいプラーク

不安定なプラークは、
内部は「リピッドコア」と呼ばれる脂肪の塊です。
一方、安定的なプラークは、
鎧のような腺維性の皮膜で覆われています。
頸動脈のプラークの有無は、「頸動脈エコー検査」を受けると
簡単にわかります。

正常な動脈

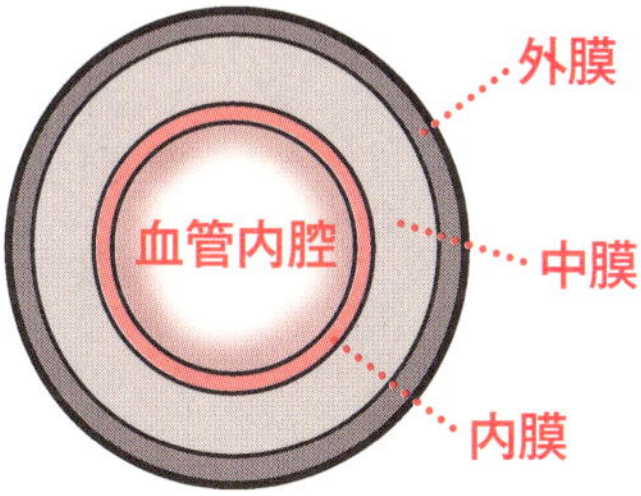

●破れにくいタイプ●
安定的なプラーク
“鎧”のような腺維性の
被膜で覆われている

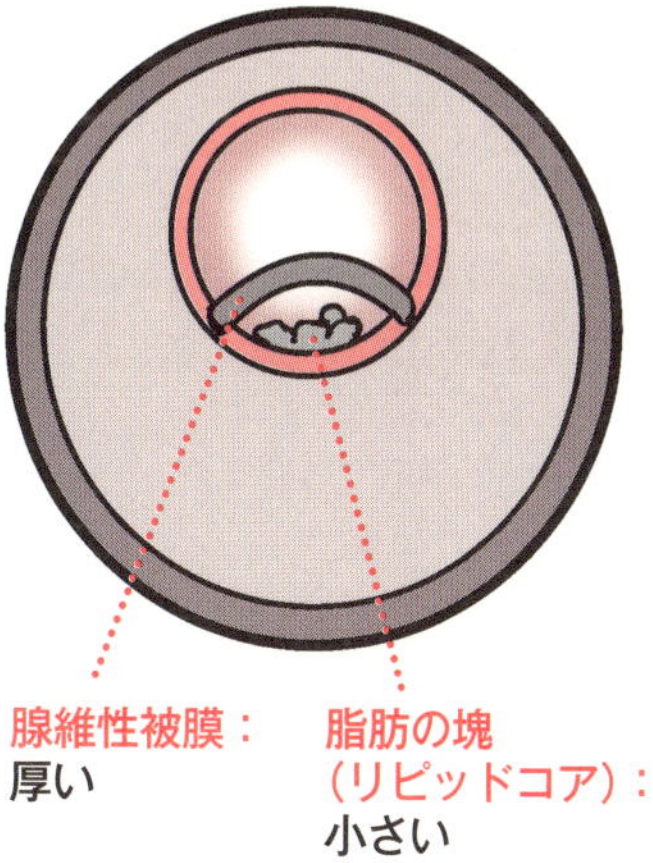

●破れやすいタイプ●
不安定なプラーク
“温泉卵”のように
柔らかくてプルプル

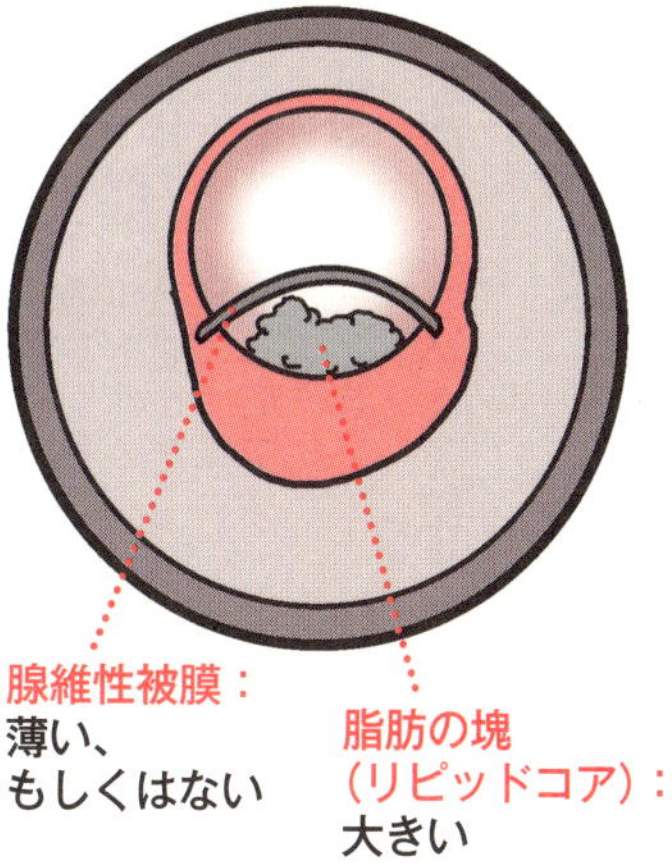

がんにも匹敵する怖さ。血栓形成の危険性

プラークが破裂すると、それを止血しようと、血液中に浮遊している血小板が集まり、血栓をつくります。血栓は血の塊で、通常、血管が傷つくと修復してくれる必要不可欠なものです。わかりやすくいうと、膝をすりむいたときに血が出ても、しばらくすると表面が固まって血が止まります。同じことが体の中で起きているのです。

血栓は血管壁を修復しますが、問題なのはその血栓がずっとはがれない（厳密には溶けない）で、ひっついた状態になってしまうことです。血栓が血管内をふさいでしまい、それより先に血液が流れなくなってしまい、その先の細胞が壊死してしまうのです。心臓のまわりの冠動脈に起こると心筋梗塞、脳の動脈で起これば脳梗塞を発症します。

さらに、心臓内や冠動脈に発生した血栓がはがれて、脳の動脈に流れ込んで詰まり、突然脳虚血などを起こすこともあります。

このような血栓症は、がんにも匹敵する怖さです。

ドロドロ血液に要注意

血管内で血液の塊が生じることで
血流が止まってしまう「血栓症」は、
がんに匹敵する死因とされるほど怖いものです。
中性脂肪やコレステロールが多く、
粘着力が高い「ドロドロ血液」であればあるほど血流が悪く、
血栓ができやすく、溶けにくい状態になります。

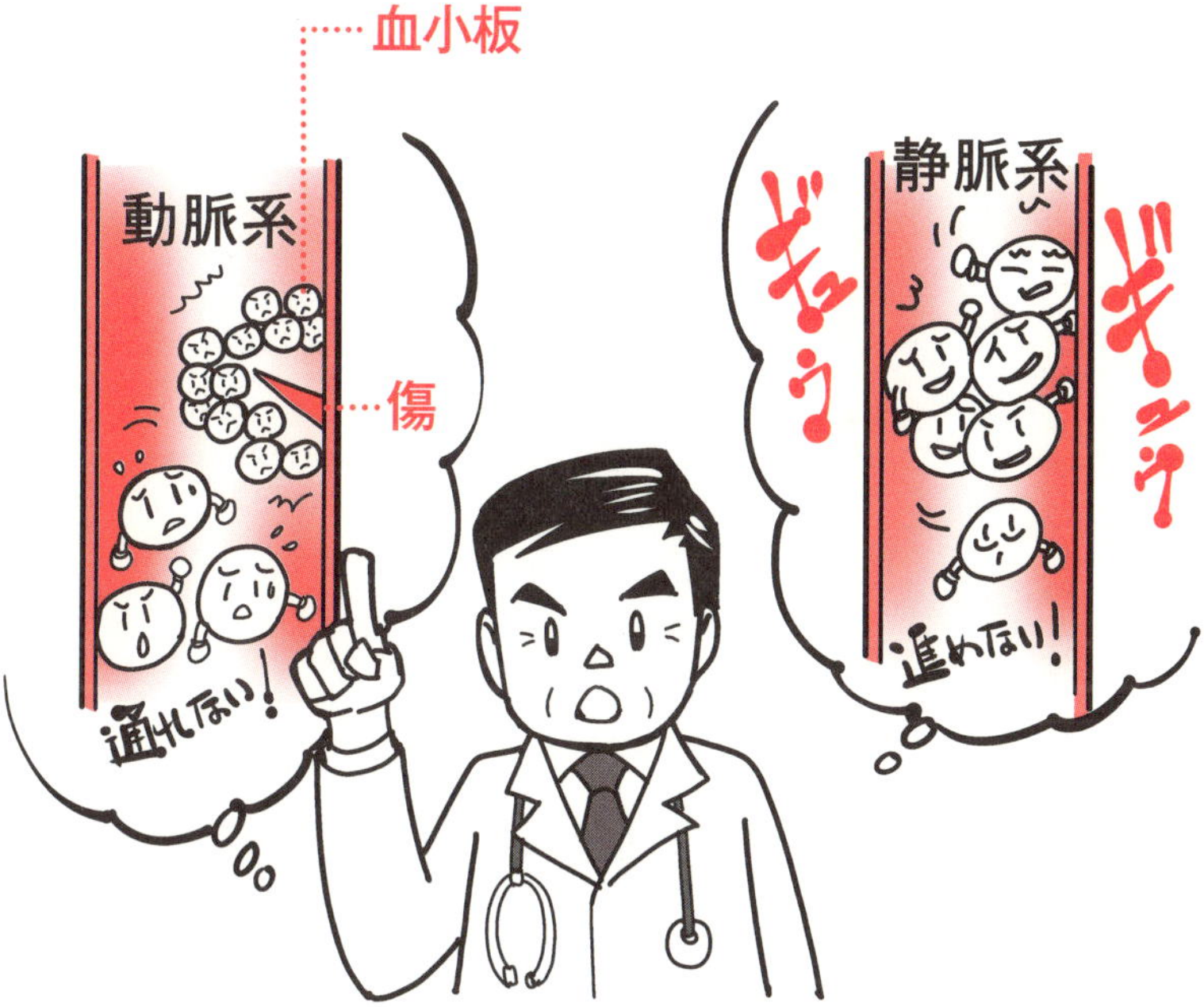

四大危険因子

男女ともに通院率トップ！高血圧は血管事故のリスクを高める

高血圧は、まさに国民病。厚生労働省の「国民生活基礎調査」（2013年）でも、傷病で通院している人は、男女ともに高血圧症がトップです。

高血圧には、「一次性高血圧（本態性高血圧）」と「二次性高血圧」のふたつの種類があります。一次性高血圧は、原因となる病気が特定されない高血圧で、日本人の大多数が一次性高血圧といわれています。根本的治療はなく、ほぼ一生、降圧薬を飲まなくてはなりません。これに対して、腎動脈狭窄症などにより血圧が上昇している場合は「二次性高血圧」といい、根本的治療ができる可能性があります。

高血圧は、ほとんど自覚症状がなく、健康診断などで高血圧を指摘されても放置する人が少なくありません。しかし、高血圧の状態が続くと、動脈の壁に負担がかかってしまい、確実に動脈硬化を進行させるのです。その結果、狭心症や心筋梗塞などの虚血性心疾患、脳出血や脳梗塞などの脳血管疾患のリスクを高めます。

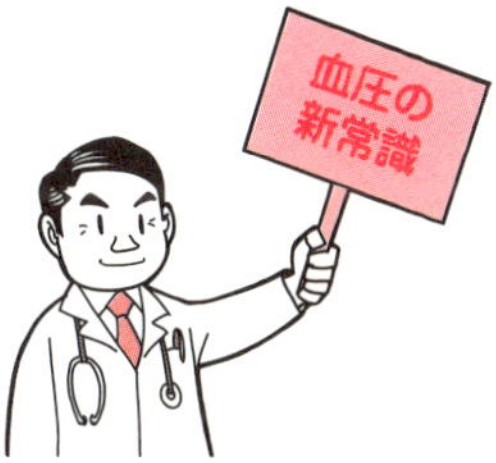

心筋梗塞をチェックする「脈圧」とは？

血圧というと、上の血圧（収縮期血圧）と
下の血圧（拡張期血圧）が知られていますが、
脈圧・平均血圧・中心血圧という指標も
あるのです。中枢の太い動脈の硬さを
チェックする指標が脈圧で、
計算式は「上の血圧―下の血圧」です。
この数値が60以上になると、
心筋梗塞になりやすくなるので、
60未満になるように治療します。
血圧が気になる人は、計算してみましょう。

●命を救う血圧の計算式

最高血圧値 － 最低血圧値 ＝ 60未満

成人における血圧値の分類

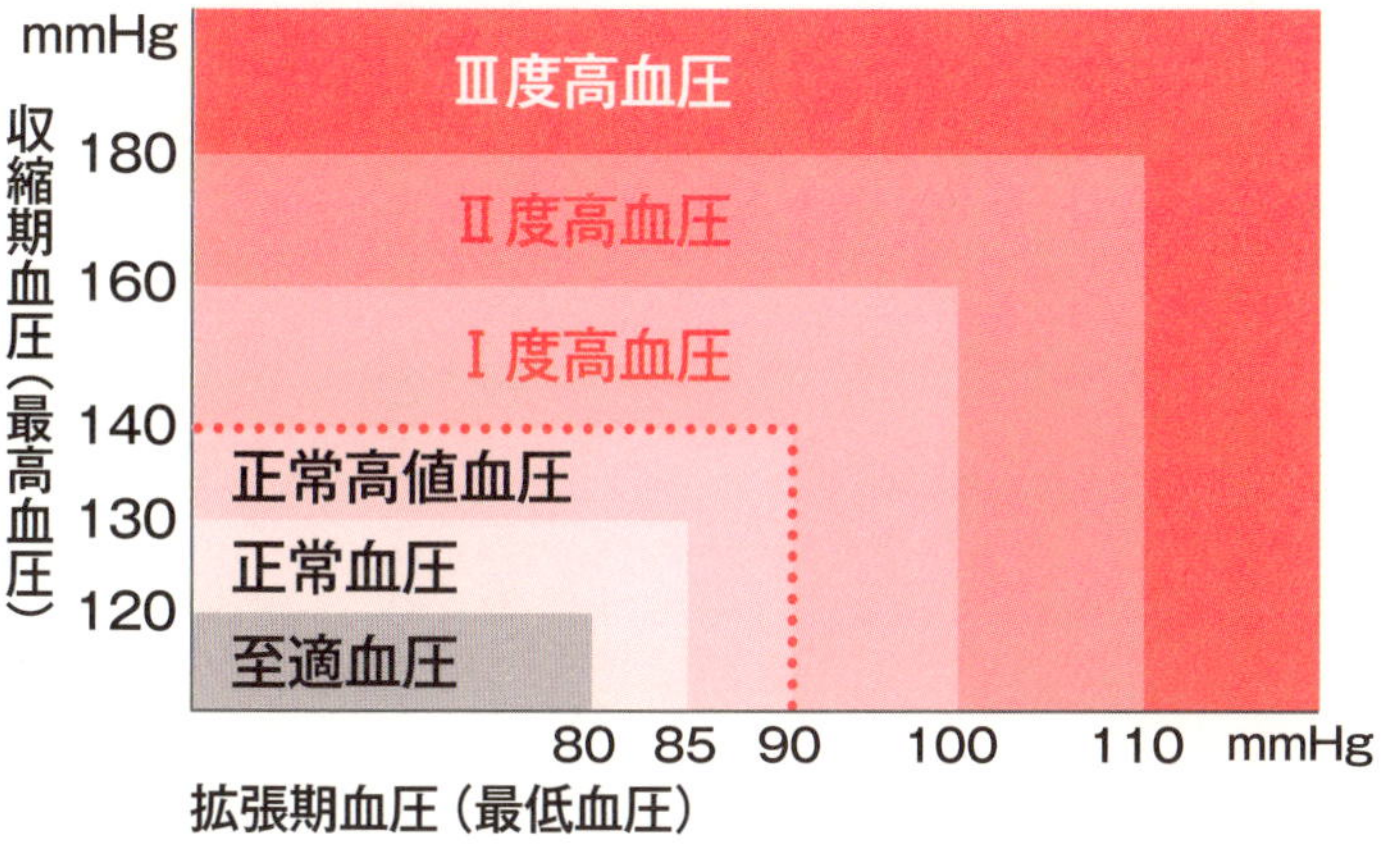

※日本高血圧学会『高血圧治療ガイドライン2014』より

家庭血圧で見えてきた白衣高血圧と仮面高血圧の落とし穴

最近は、家庭血圧を測る人も増えてきています。家庭血圧を測ることで、これまで見逃されていたこともわかってきました。病院で医師や看護師が測った血圧が、家庭で測ったときよりも高くなる人が多くいることです。いろいろな要因が考えられますが、白衣の医師や看護師に血圧を測定してもらうと、緊張してしまうのでしょう。

その状態が目立つ場合は、「白衣高血圧」ではないかと考えられるようになりました。実際は高くないのに高血圧と診断されて、降圧薬を服用すれば血圧が低くなりすぎて、めまいなどを起こすこともあるので注意が必要です。医療費の無駄遣いにもなるわけです。

反対に、病院での血圧（診察室血圧）は正常値なのに、家庭血圧が高い場合を「仮面高血圧」といいます。医師の前では仮面をかぶって高血圧ではないように見せることから、そう呼ばれます。白衣高血圧とは違い、すぐに何らかの改善・治療が必要な人です。病院の検査だけでなく、家庭用血圧計を使って自分の血圧を正しく認識する必要があります。

白衣高血圧、仮面高血圧って何？

血圧とは、たえず変化するものです。
１日の中でも時間帯や環境、ストレスなどで変化します。
家庭血圧と診察室血圧が大きく違うようであれば、
主治医に相談してみましょう。

白衣高血圧

白衣の医師や看護師に
血圧を測定してもらうと、
緊張して一時的に
高くなることがある。

▶白衣高血圧か否かを
診断するには、家庭血圧や
24時間自由行動下血圧測定、
診察室血圧を比較する。

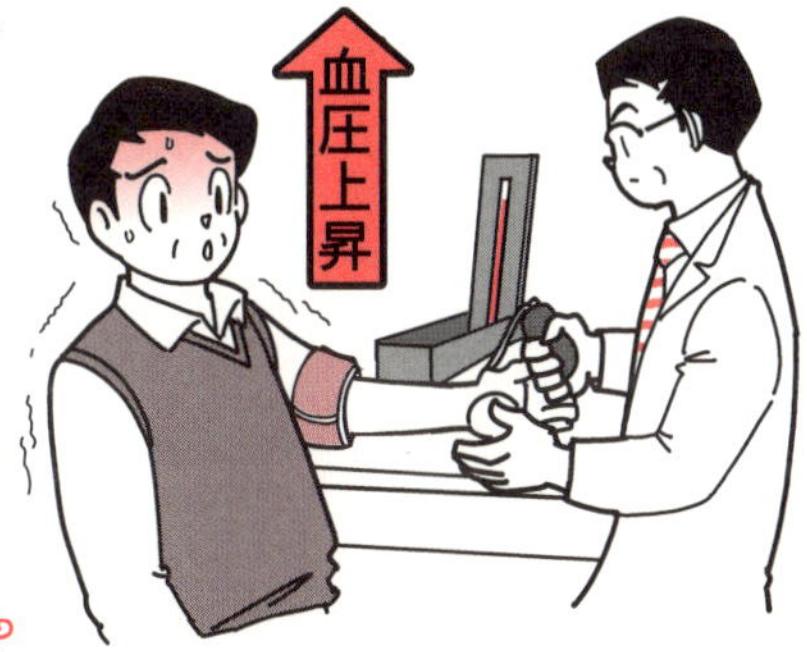

診察室の血圧は
140／90以上だが
家庭の血圧は135／85未満

仮面高血圧

診察のときに測った血圧では
高血圧と診断されなかった人でも、
何回か家庭で血圧を測定し、
その平均値が高いときには「仮面高血圧」が疑われる。

▶仮面高血圧には「日中上昇タイプ」と
「夜間上昇タイプ」がある。
どちらも
放置すると危険！

診察室の血圧は
140／90未満だが
家庭の血圧は
135／85以上

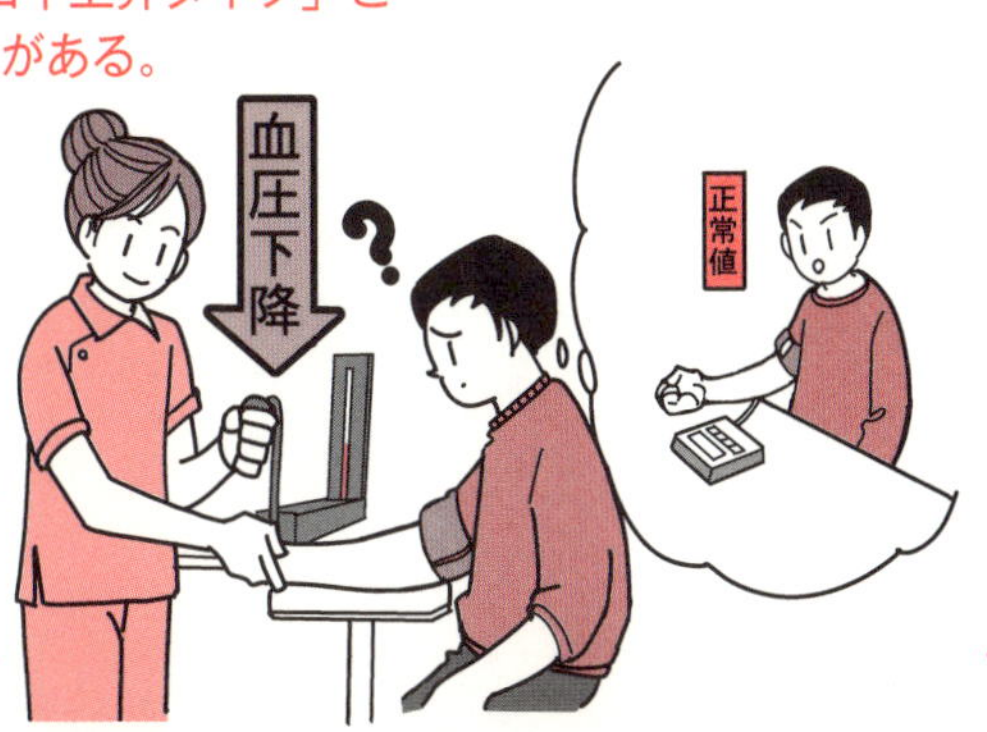

四大危険因子

悪玉コレステロールや中性脂肪が増えすぎると脂質異常症になる

私たちの血液の中には、コレステロール、中性脂肪（代表的なものがトリグリセライド）、リン脂質、遊離脂肪酸の４種類の脂質が含まれています。そのうち、コレステロールと中性脂肪の値が異常だと、「脂質異常症」と診断されます。この状態が長く続くと、動脈硬化が促進され、心筋梗塞や脳卒中を発症するリスクが高まります。

脂質異常症になると、赤血球や白血球がくっつきやすくなり、血液中の血球成分がだんごのように連なってドロドロ血液になります。このようにいうと、ドロドロ血液が固まって血管が詰まると誤解されがちですが、そうではありません。動脈硬化が促進されるのは、血管の内部のプラークが膨らんで内腔が狭くなり、血液の流れが悪くなるからです。

脂質異常症には、三つのタイプ（高ＬＤＬコレステロール血症、低ＨＤＬコレステロール血症、高中性脂肪血症）があります。心臓の冠動脈の病気などの明らかな動脈硬化の病気がない場合には、脂質異常症の治療は生活習慣の改善と薬物療法が基本です。

「高脂血症」と呼ばれていた

かつてはＬＤＬ（悪玉）コレステロールとＨＤＬ（善玉）コレステロールを区別せず、総コレステロール値が２２０㎎／dlを超えると「高脂血症」と呼ばれ、治療対象とされてきました。

しかし、ＬＤＬコレステロールや中性脂肪が多すぎるだけでなく、ＨＤＬコレステロールが少ないと、悪玉コレステロールの増加に結びつくことがわかってきました。動脈硬化のリスクをより正確に判定するため、現在は総コレステロール値ではなく、個々のコレステロールと中性脂肪の値が診断基準として用いられています。タイプによって治療法も異なるため、正しい診断が必要です。

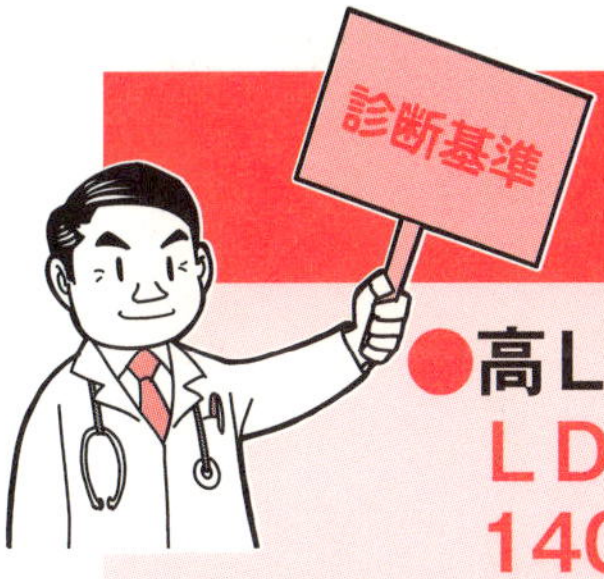

脂質異常症の診断基準

●**高ＬＤＬコレステロール血症**
ＬＤＬコレステロール140mg/dl以上

●**低ＨＤＬコレステロール血症**
ＨＤＬコレステロール40mg/dl未満

●**高中性脂肪血症**
トリグリセライド150mg/dl以上

日本動脈硬化学会『動脈硬化性疾患予防ガイドライン2007年版』より

四大危険因子

動脈硬化に深くかかわるのが、コレステロールと中性脂肪

血液中に含まれる脂質にはコレステロール、中性脂肪、リン脂質、遊離脂肪酸という四つがあります。このうち、動脈硬化に深くかかわっているのが、コレステロールと中性脂肪です。コレステロールも中性脂肪も「油」なので、そのままでは血液にうまく溶け込めません。そこで、コレステロールや中性脂肪は水と相性のよいたんぱく質と複合体を形成して、「リポタンパク」という粒子の形で血液中に溶け込んで全身に運ばれます。

リポタンパクのうち、ＬＤＬ（悪玉＝低比重リポタンパク）は、肝臓から体の隅々に運ばれます。コレステロールや中性脂肪が増えすぎると動脈硬化を促進するため、悪玉コレステロールと呼ばれます。これに対して、ＨＤＬ（善玉＝高比重リポタンパク）は、体の隅々の血管壁にたまったコレステロールや中性脂肪を抜き取って肝臓へ回収します。動脈硬化の防止につながるため、善玉コレステロールと呼ばれているのです。ＨＤＬが減ると、余分なコレステロールが回収されずに血管や組織にたまってしまい、動脈硬化を起こします。

コレステロールの悪玉・善玉のしくみ

コレステロール自体は同じで、善玉も悪玉もありませんが、組み込まれるリポタンパクにより違いが出てきて、善玉と悪玉に区別されます。

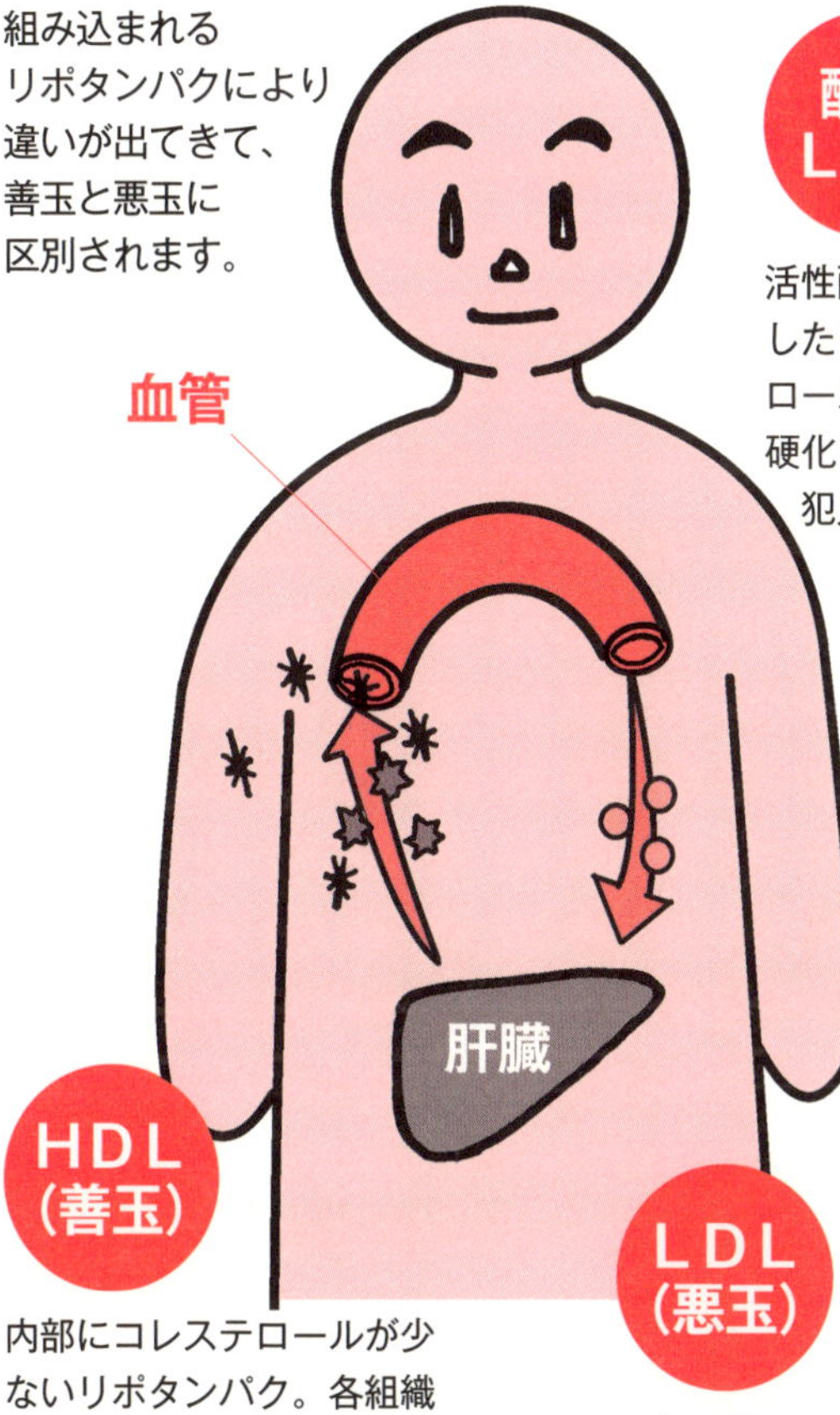

酸化LDL

活性酸素により酸化したＬＤＬコレステロール。これが動脈硬化を引き起こす真犯人。

HDL（善玉）

内部にコレステロールが少ないリポタンパク。各組織にたまったコレステロールを回収する。ＨＤＬが少ないと、余分なコレステロールが回収されなくなる。

LDL（悪玉）

コレステロールが豊富なリポタンパク。各組織にコレステロールを運ぶ。増えすぎると余ったコレステロールが組織にたまる。

糖尿病が怖いのは合併症。途中失明や透析導入の原因の第1位

「糖尿病の怖さは合併症にある」といわれています。糖尿病と診断されても、初期には自覚症状はあまりありません。しかし、放置していると数年から10年程度で非常に恐ろしい合併症を発症します。医師から「血糖値のコントロールが悪いと、目が見えなくなる、人工透析を受けなければならなくなる、脚を切断することになる」などと、脅かされる人も多いと思います。実際、途中失明や透析導入の原因の第1位が糖尿病なのです。

糖尿病の三大合併症といわれるのが、糖尿病網膜症（目の病気）、糖尿病腎症（腎臓の病気）、糖尿病神経障害（手足のしびれなど末梢神経の病気）です。これらは、比較的細い血管に起こることから「細小血管障害」と呼ばれます。それに対して、心筋梗塞や脳卒中、閉塞性動脈硬化症などは、大動脈に起こる動脈硬化であることから「大血管障害」といいます。大血管障害はいろいろな病態が重なり合って起こりますが、細小血管障害の進行には、高血糖が最も影響します。

ブドウ糖負荷試験（OGTT）の判定

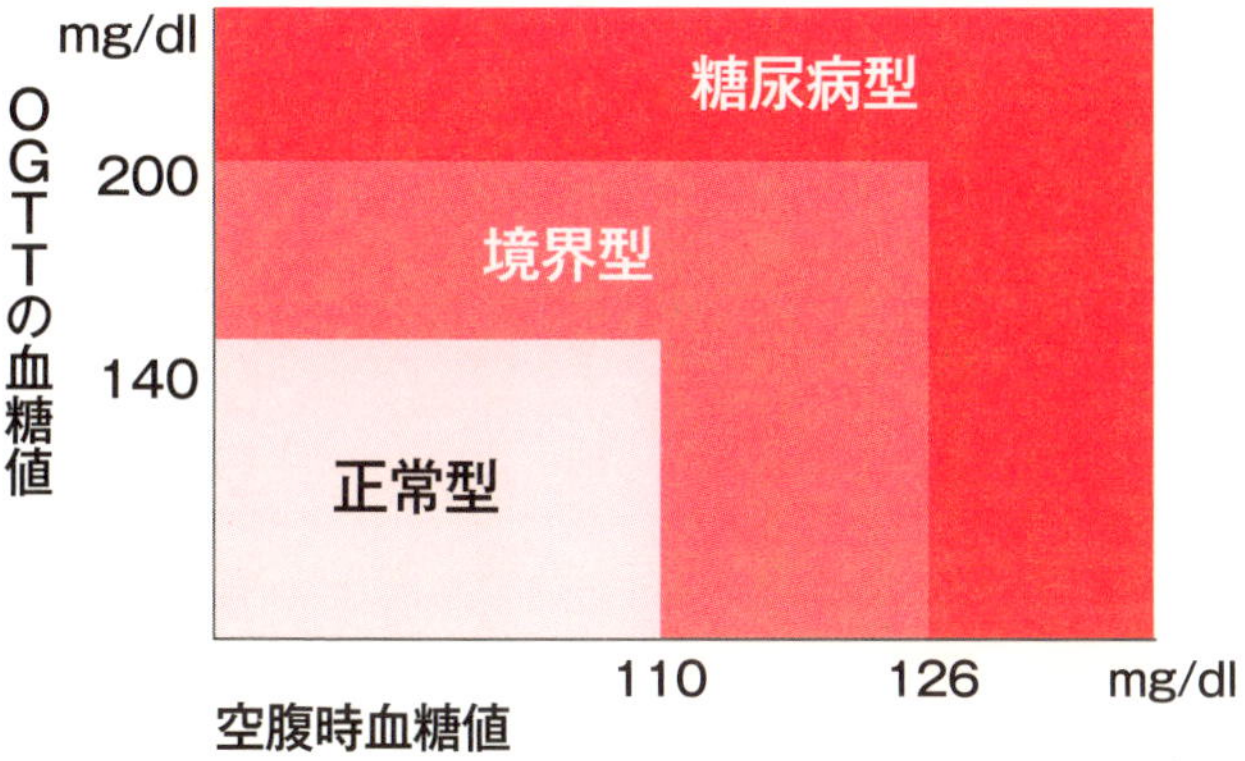

※日本糖尿病学会『糖尿病治療ガイド2012-2013』より

糖尿病予備軍「境界型」は要注意

健康診断の結果、糖尿病とは診断されないけれど、「血糖値が高め」という人は注意が必要です。

上図のように「糖尿病型」と「正常型」の間は「境界型」といい、いわゆる〝糖尿病予備軍〟です。

糖尿病には、遺伝的な体質、過食や運動不足などの生活習慣が大きく影響しています。まずは血糖値をコントロールすることが、糖尿病とその合併症の予防と進展の抑制となります。

「まだ糖尿病ではない」と考えるのではなく、「もう正常ではない」と考えて、生活習慣を見直しましょう。また、定期的な検査を受けることが大切です。

四大
危険因子

糖尿病は血糖が増えすぎる糖代謝の異常

糖尿病は、インスリンの分泌不足や作用不足などが原因で、うまく体内にブドウ糖を取り込めなくなる〝糖代謝の異常〟です。

ごはんやパンなどの炭水化物、いも類、菓子などの糖分に含まれているブドウ糖は、体内に入るとエネルギーとして、脳や筋肉、内臓に作用して生命が維持される仕組みになっています。血液に取り込まれたブドウ糖は「血糖」と呼ばれ、血糖の量（血糖値）は食事をすると増え、食後1～2時間をピークに減少します。血糖値は、食事や血圧、ストレスなどが影響して変動しますが、健康な人では上手にコントロールされ、常に一定の幅の中で保たれています。その役目をするのが、インスリンというホルモンです。

血糖の量が多い状態（高血糖）が続くと、ドロドロ血液となって動脈硬化を進行させます。また、適正な栄養の供給が途絶えてしまい、全身の臓器にさまざまな障害（合併症）が起こってくるのです。

インスリンの働き

糖尿病は、「インスリン分泌不足」と
「インスリンの作用の低下」が組み合わさって起きています。
血管の中でどのような状態になるのかみていきましょう。

インスリンの量・作用が正常な場合

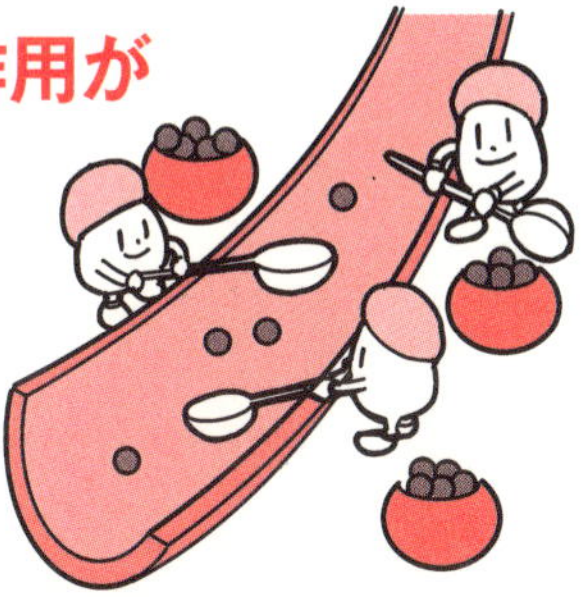

血液中のブドウ糖が一定量に保たれ、必要な栄養を細胞に取り入れることができる。血糖値は基準値の範囲。

インスリンの量が少ない場合

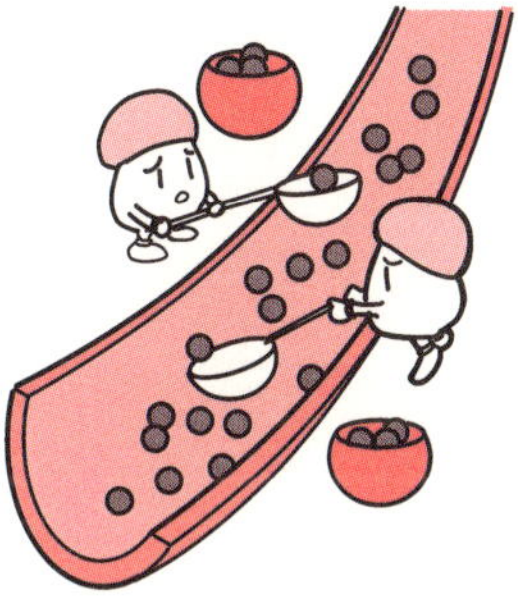

ブドウ糖を細胞に取り入れられなくなって、血液中のブドウ糖を処理しきれなくなる。血糖値が上昇する。

インスリンの作用が悪い場合

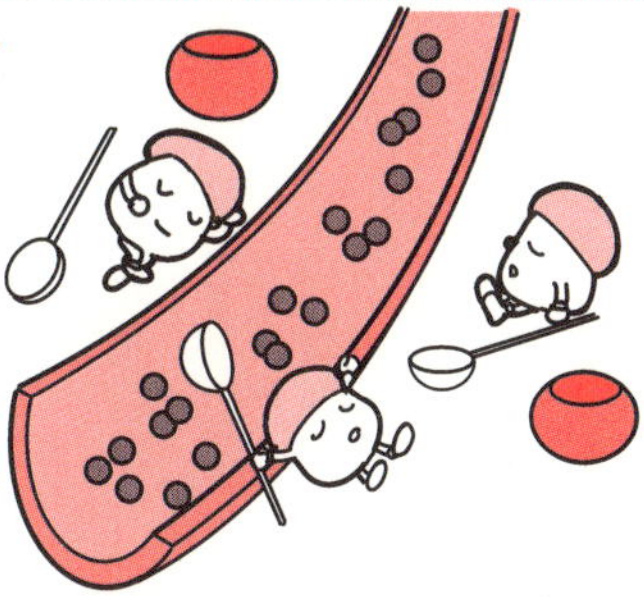

インスリンの量は十分でもその作用が悪くなると、血液中のブドウ糖を処理しきれなくなる。血糖値が上昇する。

四大
危険因子

たばこの有害物質による酸素欠乏状態がドロドロ血液にする

たばこには、4000種類以上もの化学物質が含まれ、そのうち発がん性物質の疑いがあるものは、約60種類あるといわれます。中でも健康への有害性が高いのが、ニコチン、タール、一酸化炭素。喫煙と関連がある病気は数多くありますが、その代表格が、心筋梗塞、肺がん、肺気腫の三つです。ここでは、喫煙と動脈硬化との関係をみていきます。

体内にニコチンが吸収されると、心拍数の増加、末梢血管の収縮、血圧の上昇が起こります。末梢血管の収縮は手や脚の血流量の減少を引き起こし、体温を下降させます。血圧の上昇は、血管壁を損傷させ、LDL（悪玉）コレステロールを取り込みやすくします。

本来、血液中のヘモグロビンは酸素と結合して全身に酸素を運ぶ役割をしていますが、一酸化炭素が取り込まれると、ヘモグロビンは酸素と結合することができず酸素欠乏状態に陥ります。一酸化炭素は、酸素に比べてヘモグロビンと結合しやすい性質を持っているためです。さらにタールも作用して、ドロドロ血液となって動脈硬化を促進します。

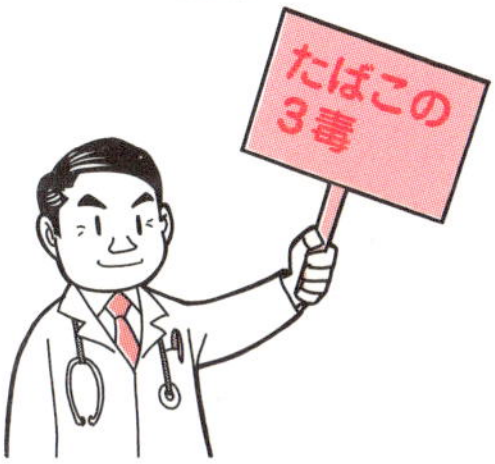

たばこの３毒とその有害性

「たばこの３毒」といわれる
ニコチン、タール、一酸化炭素。
たばこを吸わない人でも受動喫煙による
*副流煙を吸い込めば、
喫煙しているのと同じような状態になります。

ニコチン

アルカロイドの一種。その致死量は、
成人で40 ～ 60mgときわめて高く、
たばこ１本（ニコチン含有量は10 ～ 20mg）
でも中毒性や死をまねくことも。
ドロドロ血液にするほか、
大脳に働いて快感をもたらし、
いわゆる依存状態をもたらす。

タール

たばこを吸った後の
フィルターに茶色くついている、
ヤニと呼ばれるもの。
肺の中にこびりついて残るため、
長年たばこを吸い続けた人の肺は
タールで真っ黒になる。

一酸化炭素

炭素が燃焼する際、
酸素が不十分な環境で
不完全燃焼を起こすと発生する気体。
“一酸化炭素中毒”で知られるように
酸素欠乏状態（低酸素症）に陥り、
頭痛、吐き気、判断力低下、けいれん、
意識障害などが起こり、
脳が障害される。

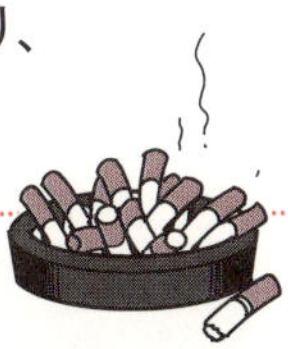

＊副流煙：喫煙者が吸い込む「主流煙」に対して
たばこの先から出る煙。

四大危険因子

喫煙は健康にも美容にも百害あって一利なし！

かつて私は、たばこを1本吸うだけで血管の収縮が30分も続くということをつき止めました。常にたばこを吸い続けるチェーンスモーカーは、日中ずっと血管が縮んで血圧が上がっているわけです。同時に、血管年齢を示す加速度脈波（30ページ）を見ると、血管の老化が進んだことを示す「尻下がり型」となることもわかっています。

喫煙が血管を老化させる第一の要因は、活性酸素です。活性酸素は体の〝壊し屋〟。たばこを吸うと、体内で活性酸素が大量に発生して血管を攻撃し、血液中を流れているLDL（悪玉）コレステロールを酸化させ、動脈硬化を促進するきっかけをつくります。

喫煙者の顔には、シミやソバカスが増えて「スモーカーズフェイス」と呼ばれる老け顔になります。これは、活性酸素が肌の弾力や若々しさを保つコラーゲンやエラスチンといった線維状のたんぱく質を攻撃した結果です。

たばこは、健康にも美容にも「百害あって一利」なしです。

喫煙の副産物!?　スモーカーズフェイス

喫煙による動脈硬化は、顔の老化を促進させます。

長年喫煙している人は、非喫煙者に比べると、

「目じりのしわ」「歯・歯ぐきの着色」「唇の乾燥」

「口臭」「口まわりのしわ」「白髪」などが
増加することが知られています。

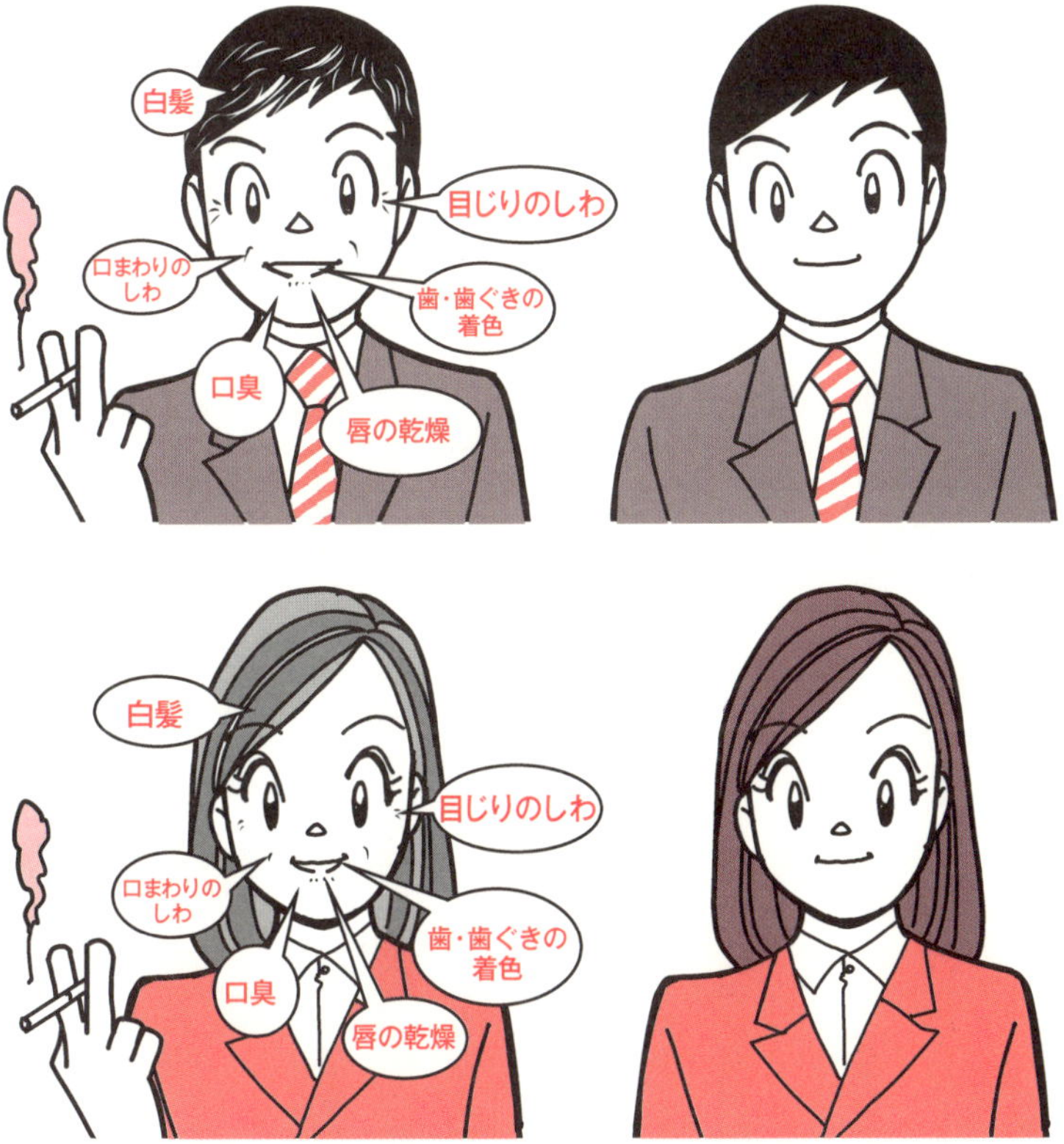

注目の危険因子

動脈硬化とメタボリックシンドローム

動脈硬化は高血圧、脂質異常症、糖尿病などの生活習慣病が複合的に絡み合って発症・進行します。生活習慣病はそれぞれが独立した別の病気ではなく、肥満、特に内臓脂肪型肥満が原因であることがわかってきました。この内臓脂肪型肥満によって、さまざまな病気が引き起こされやすくなった状態を、メタボリックシンドローム（内臓脂肪症候群）といい、治療の対象として考えられるようになりました。

内臓脂肪型肥満とは、腹部にある臓器や腹膜に脂肪が蓄積するタイプで、中高年に多くみられる肥満です。このタイプは動脈硬化の直接的な原因になるばかりか、生活習慣病のリスクを高める要因にもなります。

内臓脂肪型肥満の現状の診断基準は、腹囲（おへそ回り）が男性85㎝以上、女性90㎝以上です。これに加えて、高血圧、脂質異常症、糖尿病の三つのうち、ふたつに該当する場合、メタボリックシンドロームと診断されます。

メタボリックシンドロームの診断基準

メタボリックシンドロームになると、生活習慣病のリスクが高まります。同時に、該当する項目が多ければ多いほど動脈硬化が進行します。

加齢、食べすぎ、飲みすぎ、運動不足、喫煙、過度のストレス、遺伝的素因

▼

内臓脂肪型肥満

腹囲（おへそ回り）
- ▶男性85cm以上
- ▶女性90cm以上

＊内臓脂肪蓄積が100㎠以上に相当

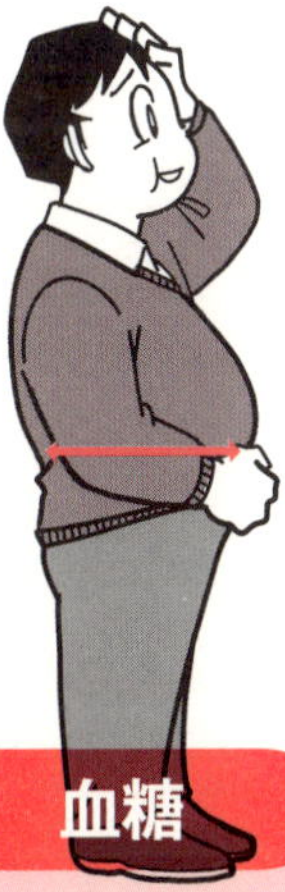

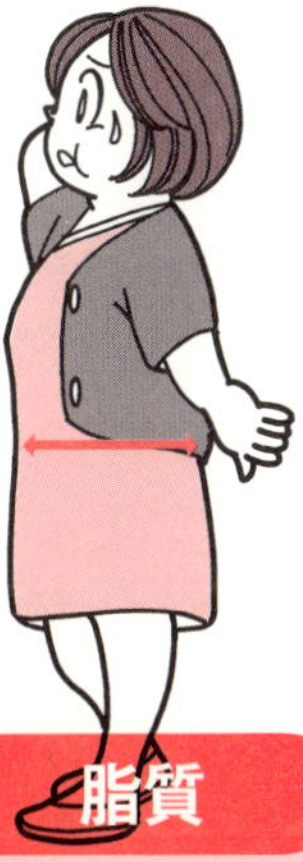

＋

血糖	血圧	脂質
空腹時血糖値 110mg/dl 以上	最高（収縮期）血圧 130mmHg以上 最低（拡張期）血圧 85mmHg以上 のいずれか、または両方	中性脂肪 150mg/dl以上 HDLコレステロール 40mg/dl未満 のいずれか、または両方

▼

脂質、血圧、血糖の3項目のうち、2項目以上に該当

▼

メタボリックシンドロームと診断

▼

メタボが動脈硬化を進行させる！

注目の危険因子

メタボリックシンドロームが動脈硬化を進行させる理由

高血圧、糖尿病、脂質異常症などの生活習慣病のうち該当する項目が多ければ多いほど、動脈硬化が進行します。また、「血圧がちょっと高め」「血糖値がちょっと高め」というように、まだ生活習慣病とは診断されない予備軍であっても、併発することで動脈硬化が急速に進行します。

次のように、生活習慣病が動脈硬化を進行させていきます。

食べすぎや飲みすぎなどによって内臓脂肪が過剰にたまると、動脈硬化を抑制したり、血糖値を下げたりする働きのある物質（アディポネクチン）が減少します。すると、膵臓《すいぞう》から分泌されるインスリンの働きが悪くなり、血糖値が下がりにくくなるのです。

このインスリン抵抗性こそ、メタボリックシンドロームを加速させるアクセルというわけです。インスリン抵抗性は中性脂肪を増やす一方、ＨＤＬコレステロールを減らし、高血糖や高血圧を呼び寄せます。

“メタボ” が血管を痛めつける

高血圧、糖尿病、脂質異常症の３つの生活習慣病が複合的に絡み合うと、動脈硬化がさらに進行します。

そして、ある日突然、命にかかわる心筋梗塞や脳梗塞が起こります。

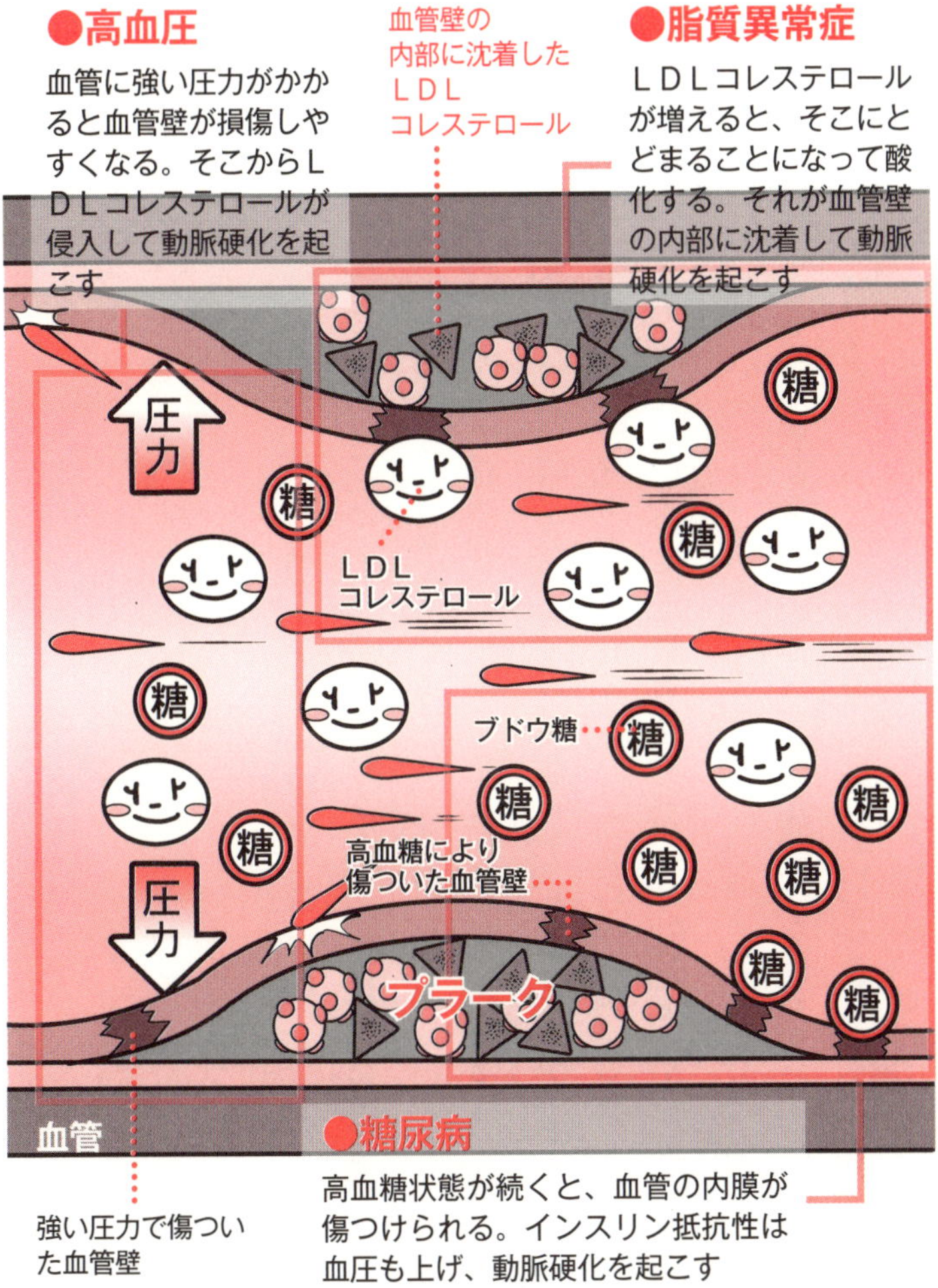
●高血圧
血管に強い圧力がかかると血管壁が損傷しやすくなる。そこからＬＤＬコレステロールが侵入して動脈硬化を起こす
血管壁の内部に沈着したＬＤＬコレステロール
●脂質異常症
ＬＤＬコレステロールが増えると、そこにとどまることになって酸化する。それが血管壁の内部に沈着して動脈硬化を起こす
圧力
糖
ＬＤＬコレステロール
ブドウ糖
高血糖により傷ついた血管壁
圧力
プラーク
血管
●糖尿病
高血糖状態が続くと、血管の内膜が傷つけられる。インスリン抵抗性は血圧も上げ、動脈硬化を起こす
強い圧力で傷ついた血管壁

注目の危険因子

ストレスは血管に三つの悪影響を及ぼす

動脈硬化はあらゆる要因が引き金となって起こっています。一見、ストレスとは関係なさそうに思えますが、密接に関係しているのです。実際、2011年の東日本大震災後、急性冠症候群（120ページ）が増えたことが明らかになっています。

どうしてかというと、恐怖や不安などの精神的ストレスを強く感じると、交感神経が緊張して血管を収縮させるとともに、血液を固まりやすくする血小板の働きを活性化させ、粘性の高いドロドロ血液にするからです。それが慢性化すると、血管壁への刺激が強くなり、動脈硬化になるのです。さらに、ストレスは活性酸素も発生させ、動脈硬化を助長します。加えてストレスによりノルアドレナリン*が分泌されると、血圧や心拍数が上がり、血管を収縮させます。そのため血管や心臓に負担がかかり、動脈硬化になりやすい体になるのです。ストレスは血圧が上昇する、血液が固まりやすくなり血栓ができやすくなる、血管壁が損傷して不安定プラークを形成する、という三大悪影響をもたらします。

＊ノルアドレナリン：
別名「怒りのホルモン」ともいわれる神経を興奮させる神経伝達物質。

交感神経と副交感神経の主な働き

体の同じ器官に対して相反する作用をする
「交感神経」と「副交感神経」という、ふたつの自律神経が
バランスをとることで、健康維持ができています。

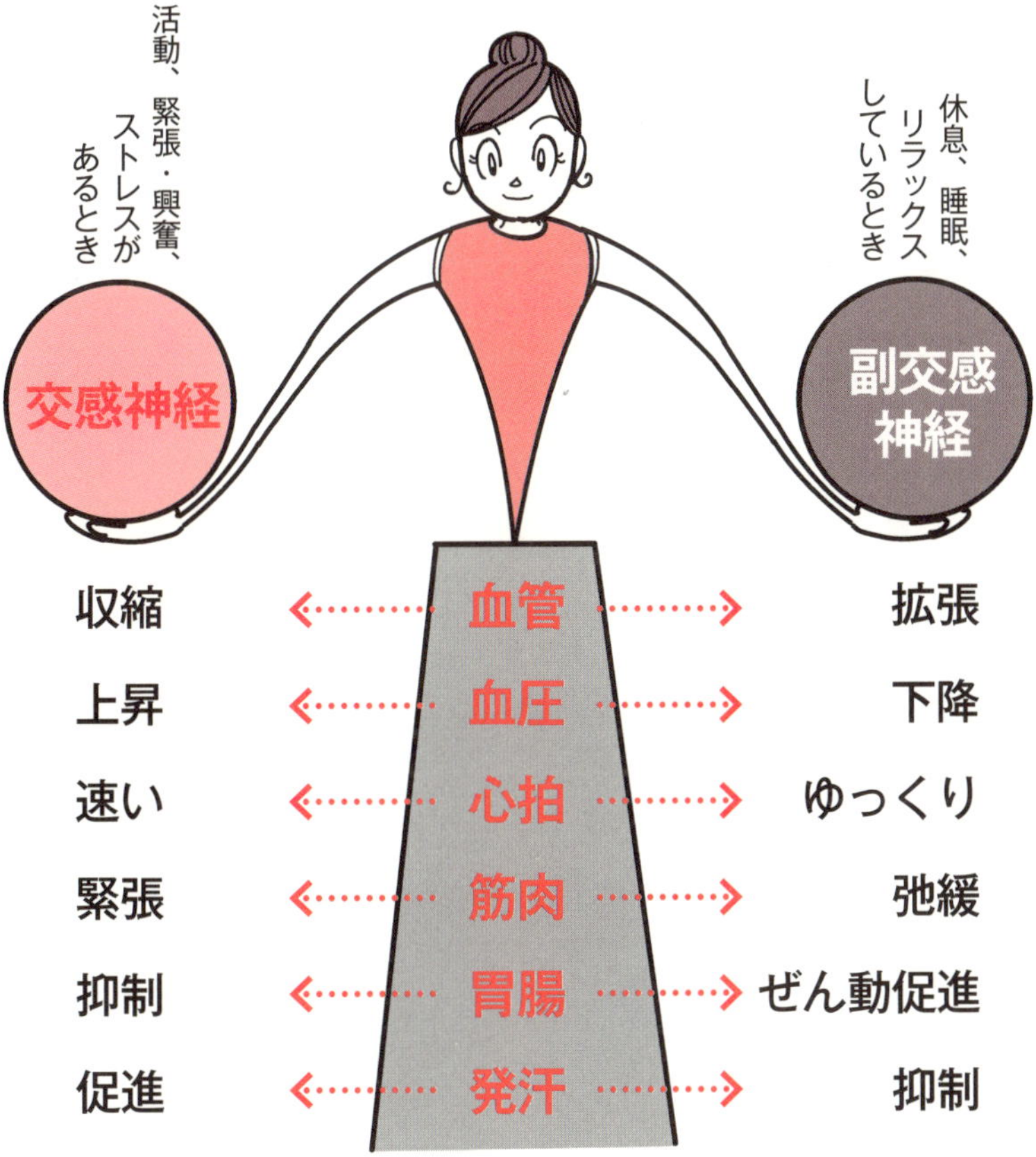

注目の危険因子

恐怖、不安、緊張……、自律神経のバランスが乱れる

私たちの体は自律神経によって無意識のうちに、呼吸・血液循環・体温調節・消化・排泄・生殖・免疫といった機能が調節されています。その自律神経をコントロールしている司令塔が、大脳辺縁系の下にある視床下部です。つまり、〝脳〟が外部からの刺激や情報に敏感に反応して、24時間コントロールしているのです。

生命維持に不可欠な自律神経ですが、弱点もあります。それは、ストレスにめっぽう弱いということ。精神的なストレスがあると自律神経のバランスが乱れて、血管だけでなくあらゆる器官に悪影響を及ぼします。それが、自律神経失調症という病気です。

私たち現代人は、内的にも外的にもストレス因子を多く抱えています。過度なストレスは〝突然死〟をまねく原因のひとつですが、適度なストレスは健康な緊張をもたらし、人の能力を上昇させます。ストレスには個人差があるため、自分にとってどこまでがストレスになるのか、その度合いを把握することも大切です。

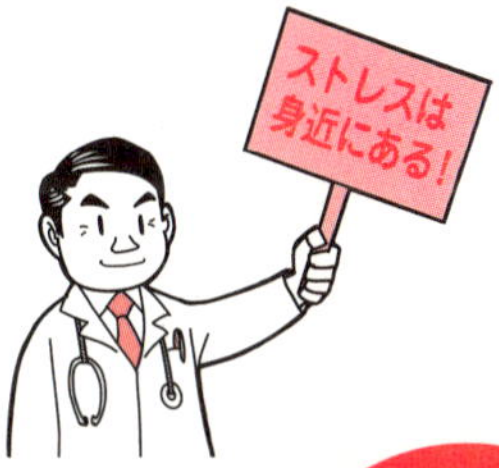

ストレスの種類

私たちは、母親の胎内から出た瞬間、
温度というストレスを受けます。
そこから始まって、さまざまなストレスを
克服して昇華しながら成長してきたのです。

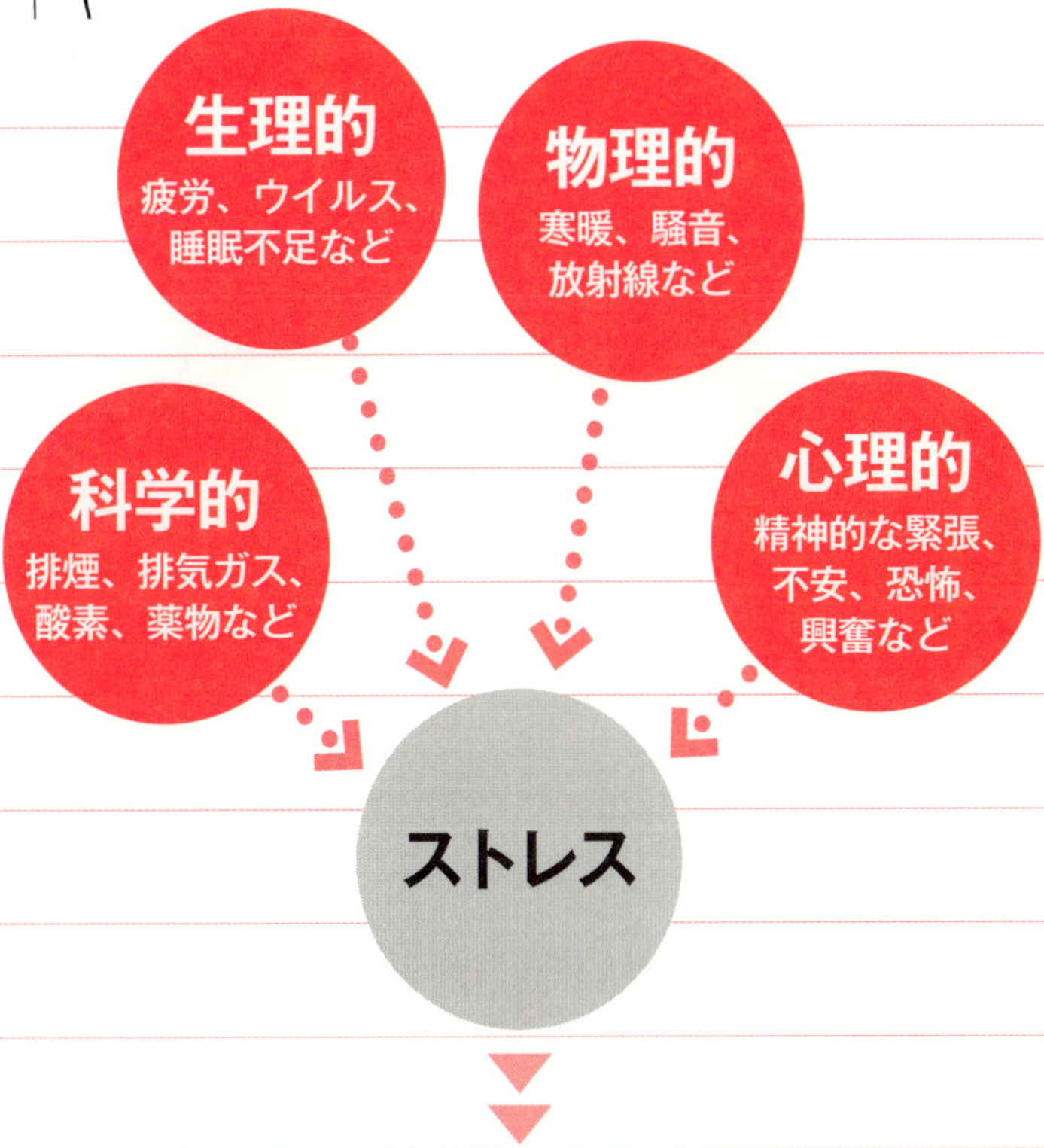

バランスが崩れるとホルモン分泌や免疫システムの機能が健全に働かなくなる

注目の
危険因子

無理なダイエットによる女性ホルモン・エストロゲンの減少

肥満は動脈硬化を進行させる危険因子のひとつであるため、食事や運動によるダイエットは動脈硬化の効果的な予防策です。しかし、無理なダイエットや過剰な食事制限を行ってしまうと、ストレスやリバウンド、体力低下の原因につながります。心身ともに大きな負担がかかってしまい、栄養障害、貧血、生理不順、骨粗しょう症、拒食・過食などになるほか、心筋梗塞といった深刻な病気をまねくこともあるのです。

女性の場合、ホルモンバランスが乱れて女性ホルモンであるエストロゲンの分泌が減少すると、生理不順や無月経、不妊症、肌荒れなどの皮膚トラブルの原因になります。

また、エストロゲンはＬＤＬ（悪玉）コレステロールを減らす働きがあるので、血管壁を守り、動脈硬化を防ぐ役割も担っています。したがってエストロゲンが分泌されなくなると、動脈硬化も進行するわけです。女性は更年期や閉経後にエストロゲンが分泌されなくなると、動脈硬化を起こしやすくなるのはこのためです。

サーカディアンリズムを整える

ライフスタイルの多様化により、
規則正しい生活を送れない人たちが増えています。
１日約24時間周期のサーカディアンリズム（概日リズム）を
整えることで、心身ともに健やかに暮らせるでしょう。

交感神経 ＝ 活動・緊張・ストレスがあるとき

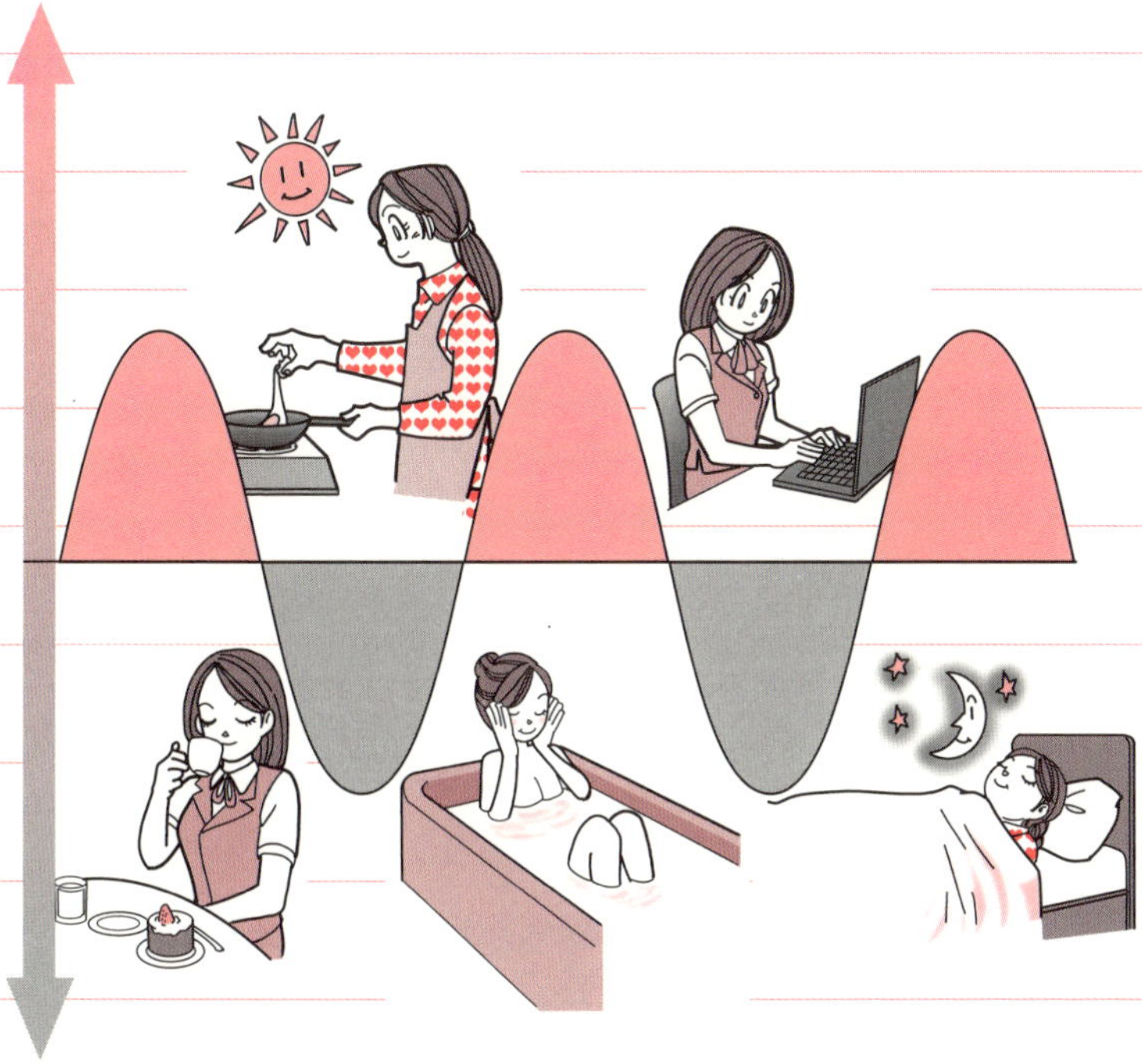

副交感神経 ＝ 休息・体の回復・リラックスしているとき

column
1

たばこは依存症!?
抜け出すには
サポートが必要

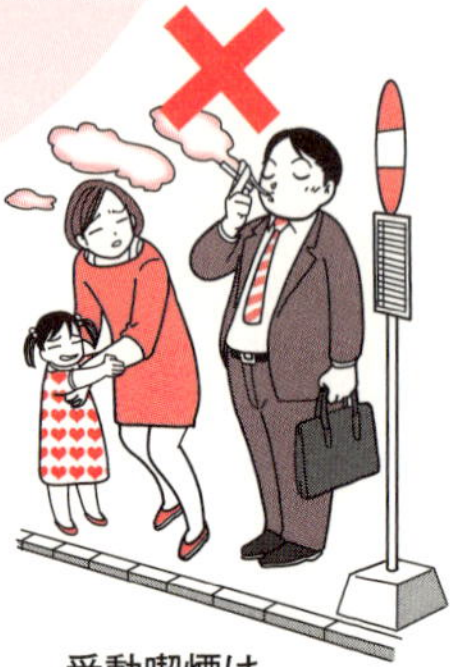
受動喫煙は、
間接的に被害を
与えるため、
人前では吸わない！

今度こそ禁煙しよう！　と心に決めたのに、それが実行できない。有害だとわかっているのにやめられないのは、ニコチンの持つ強い依存性に原因があります。

厚生労働省の調査によると、喫煙者の70％は「ニコチン依存症」とわかっています。ニコチン依存症から抜け出すには、医師のサポートが不可欠です。禁煙に何度も失敗している人は、病院の「禁煙外来」を訪ねてみましょう。

「診断テスト」でニコチン依存症と判定され、「1日に吸う本数×喫煙年数＝200以上」といった一定条件を満たすと、健康保険が適用されます。もちろん条件を満たさなくても自由診療で禁煙治療は受けられます。禁煙を成功させるには、徐々にではなくキッパリと断つのがいちばんです。

第3章

動脈硬化が引き起こす怖い病気

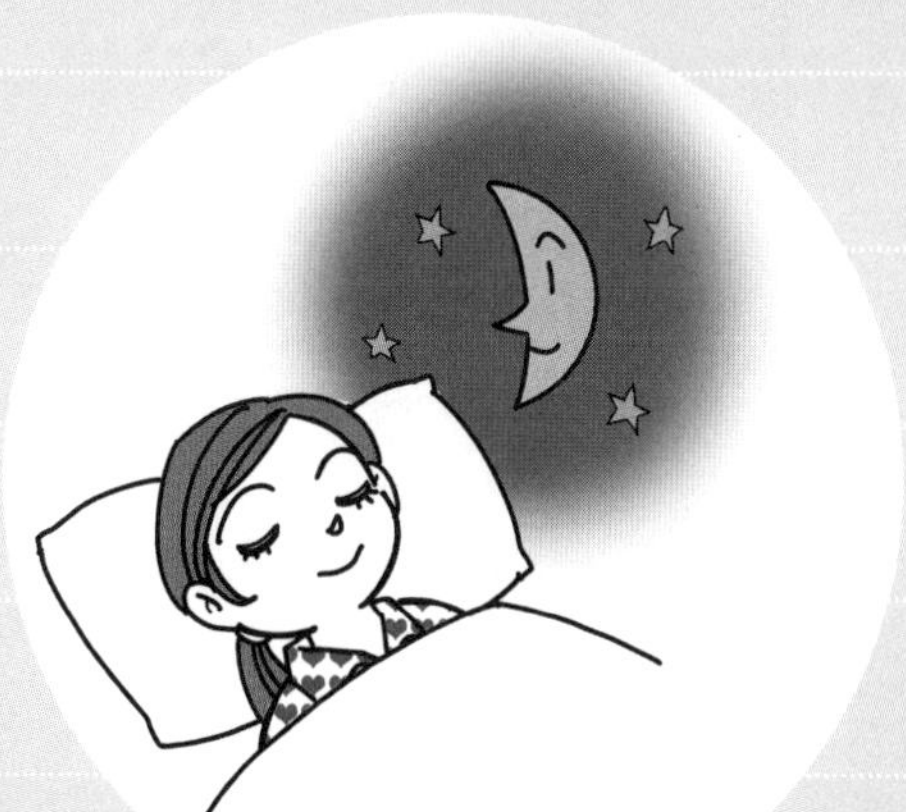

虚血性
心疾患

突然死をまねく！ 命にかかわる狭心症・心筋梗塞

心臓は1日に約10万回も収縮・拡張を繰り返し、全身に血液を送り出す〝ポンプの役割〟をしています。この収縮・拡張する心臓の筋肉（心筋）に、酸素や栄養を含む血液を送り込んでいるのが心臓のまわりを通っている冠動脈という血管です。

この冠動脈が、動脈硬化などが原因で狭くなると、心筋に送り込まれる血液が不足して胸が痛くなります。これが狭心症です。さらに動脈硬化が進んだり、冠動脈が完全に詰まったりして、心筋に血液が行かなくなった状態が心筋梗塞です。心筋に血液が行かなくなると、その部分が壊死してしまい、壊死の部分が大きくなると心臓の収縮・拡張ができなくなるため、命にかかわる危険な状態となり、緊急の治療が必要となります。

狭心症も心筋梗塞も、冠動脈の狭窄（狭い）や閉塞（ふさがる）により、心筋に血液が行かないことが原因であることから「虚血性心疾患」と呼ばれます。

虚血とは、動脈血量の減少による局所の貧血で、血がない状態を意味します。

致命的な不整脈、心室細動！

心筋梗塞の発作で起こる〝胸痛〟は、焼けつくような激痛や圧迫感があるのが特徴です。同じ痛みでも15分くらいまでの場合は狭心症の疑いもあります。しかし、15〜30分以上続く痛みの場合には心筋梗塞を疑います。

狭心症の患者さんは、心臓発作時のためにニトログリセリン錠などを携帯していると思いますが、その効果はありません。心筋梗塞の発症が原因で「心室細動」という不整脈を起こし、心停止状態になることもあります。

一分一秒を争う事態です。周囲の気づいた人がすぐに救急車を呼んでください。

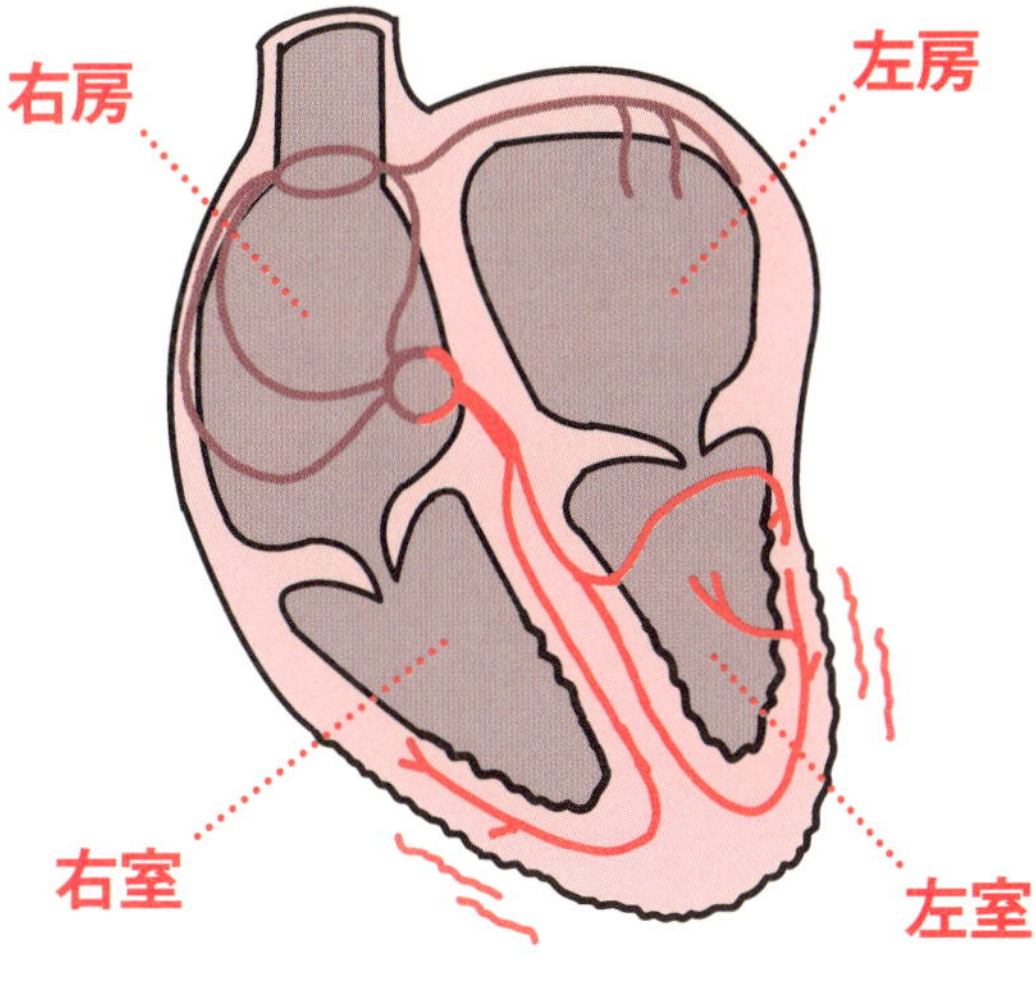

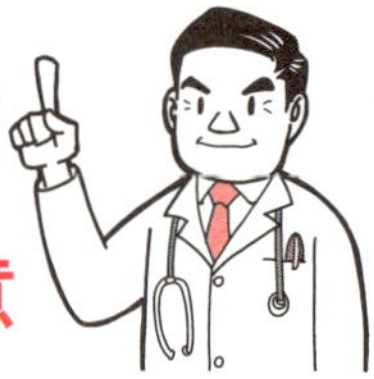

狭心症・心筋梗塞☆
こんな前ぶれに要注意

狭心症と心筋梗塞はいずれも突然起こる心臓発作です。
しかし、前ぶれと考えられる症状が
まったくないわけではありません。
次のような症状があるときは、早めに検査を受けましょう。

8つのチェックポイント！

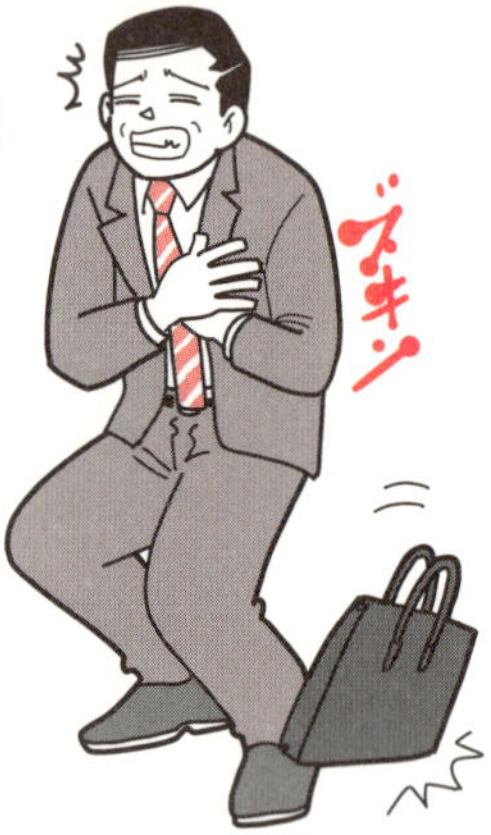

□ 突然の激しい胸痛

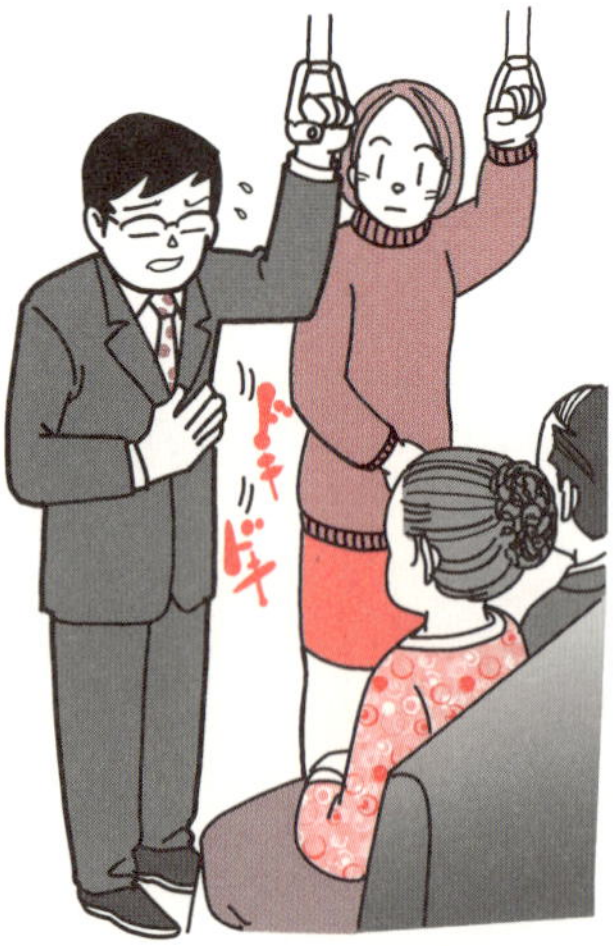

□ 継続的な動悸《どうき》を繰り返す

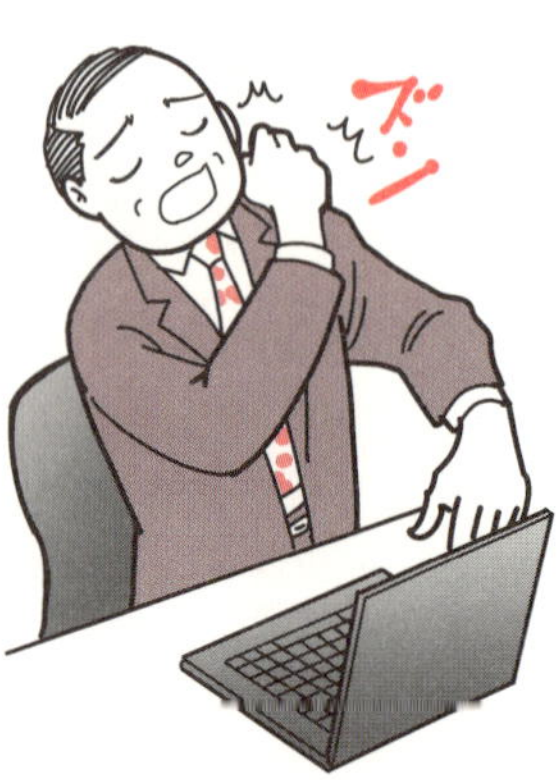

□ 左肩の痛み

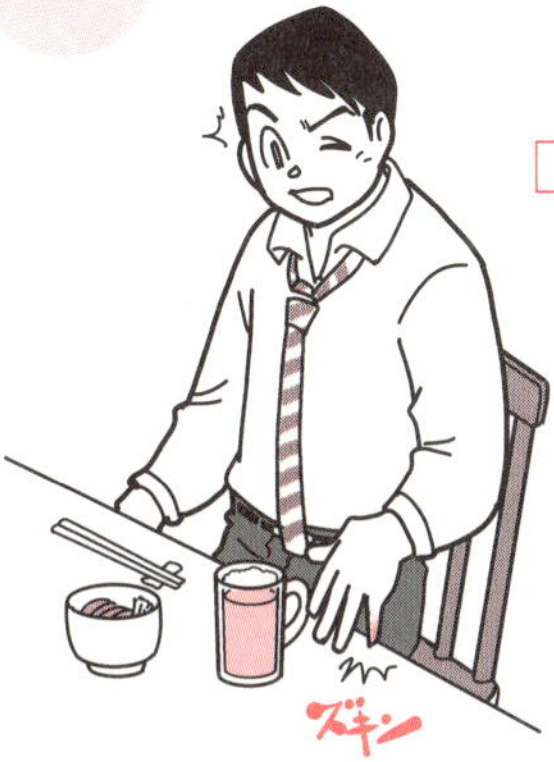

□ 左手小指の痛み

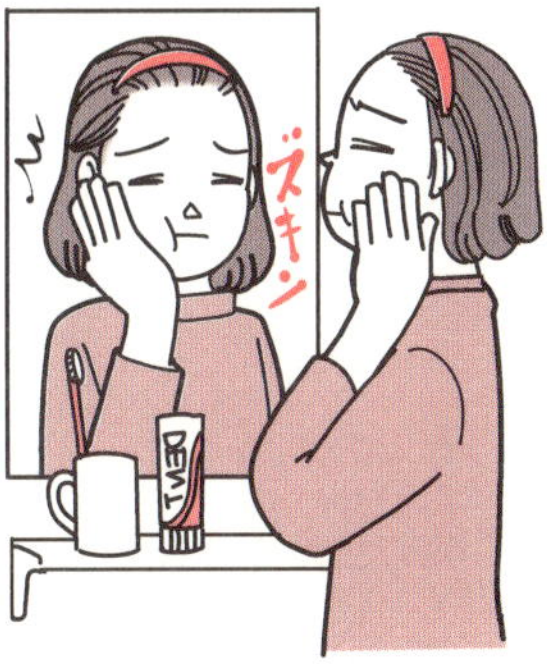

□ 奥歯の痛み

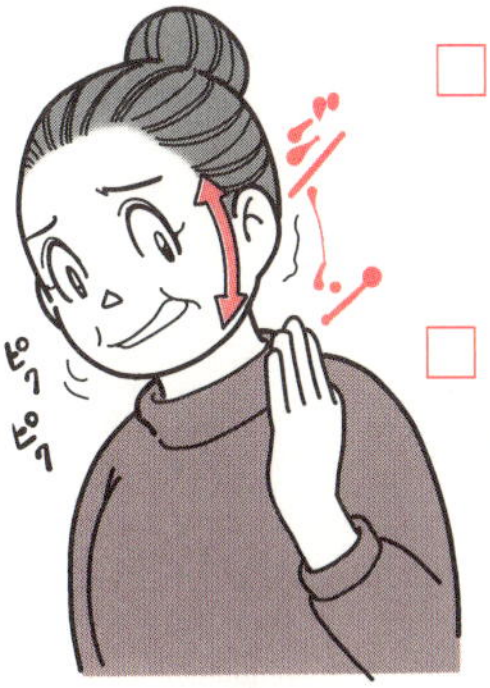

□ 耳からあごにかけての痛み
（顔が引きつる）

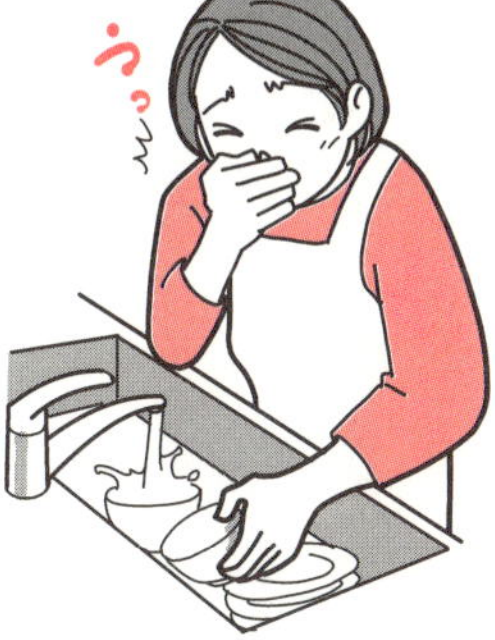

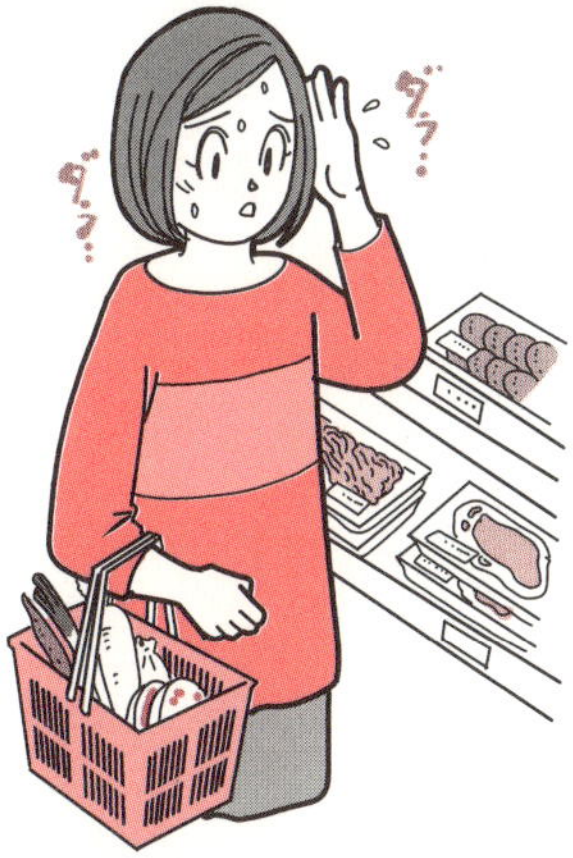

□ 吐き気・嘔吐

□ 冷や汗

〝脳卒中〟と呼ばれるのが、脳梗塞、脳出血、くも膜下出血

脳卒中とは「卒倒・中毒」を意味する、中国から渡ってきた言葉です。近代医学が発展する以前から、人々は卒中という病気があることを知っていたことの証拠といえます。脳卒中には、脳梗塞、脳出血、くも膜下出血の三つがあります。日本における発症率が高いのが、脳梗塞です。

脳の血管が動脈硬化や、ほかの部位から流れてきた血栓によってふさがってしまうことで、その先の脳組織に血液や血液によって運ばれてくる酸素、ブドウ糖などの栄養素が行かなくなり、脳の血管が詰まって脳組織が死んでしまうのが「脳梗塞」です。

一方、脳の深部の細い血管が高血圧や加齢によってもろくなり急に血圧が上昇したときなどに破裂して血が出てしまうのが「脳出血」です。また、脳の表面の太い血管に動脈瘤ができ、そのこぶが破裂して、くも膜下腔に血液がたまるのが「くも膜下出血」です。

一過性脳虚血発作を見逃さない！

脳梗塞の前ぶれとして起こる、一過性脳虚血発作（102ページ）が知られています。これは、脳卒中の症状が起こり、ふつう5～15分以内、長くても24時間以内に治まる発作です。短時間で消えてしまうために軽く考えられがちですが、放置すると約2割の人は数年以内に脳梗塞に襲われます。

治療によって脳梗塞になるのを予防することが可能です。前ぶれを見逃さず、専門医を受診してください。

ただ、発作があらわれた時点では、一過性脳虚血発作と脳梗塞とは区別できません。すぐに救急車を呼んで、専門医を受診してください。

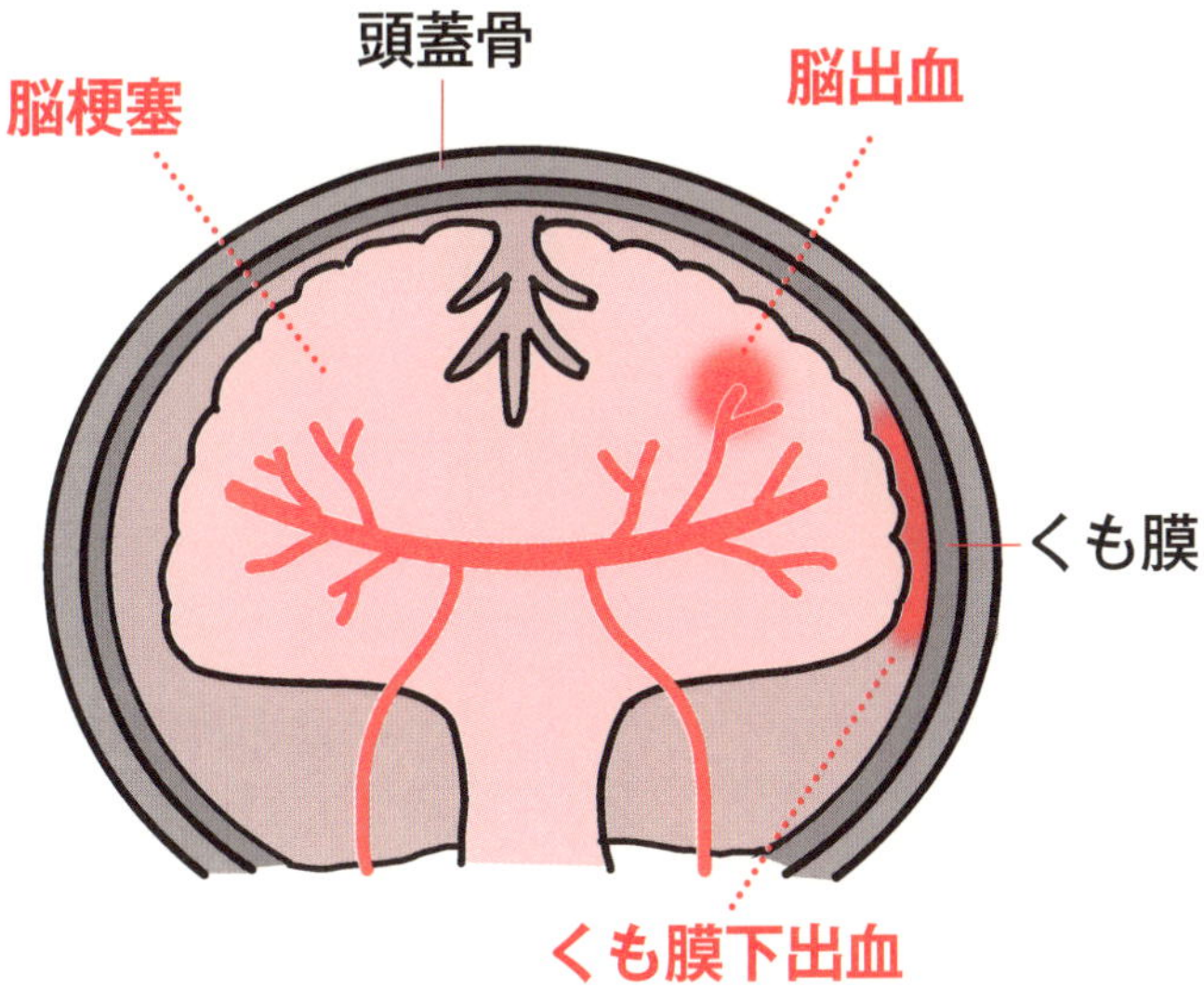

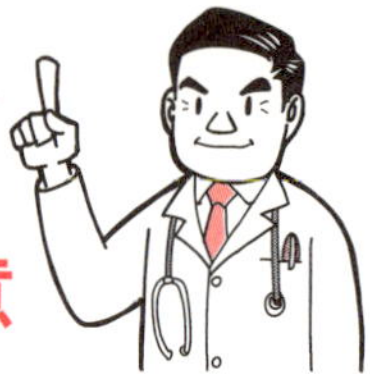

脳卒中☆
こんな前ぶれに要注意

脳卒中の場合、以下の前ぶれが知られています。
また、米国では脳卒中の警告サイン
「FAST」という言葉を広めています。
これは、FACE（顔）・Arm（腕のまひ）・
Speech（言葉の障害）・Time（発症時刻）の
四つの頭文字をとったものです。
脳卒中予防の合言葉として覚えておくとよいでしょう。

8つのチェックポイント！

□ 手足に力が入らない

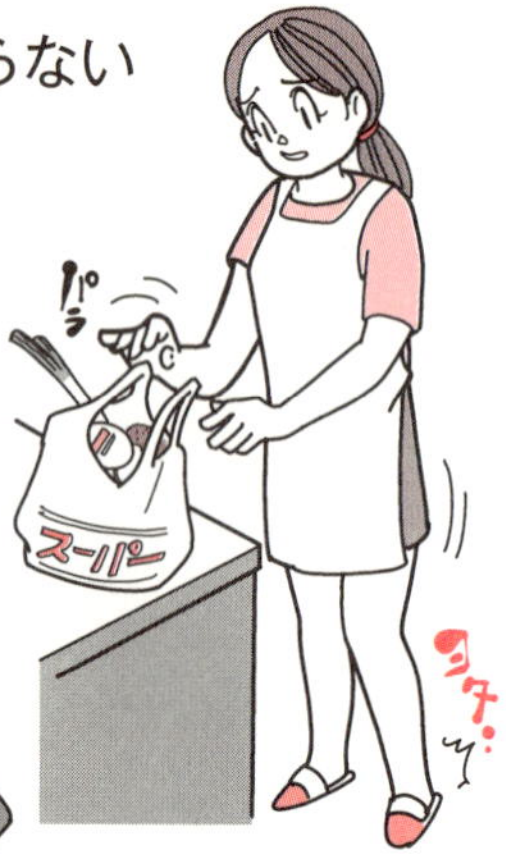

□ これまでにない
激しい痛みが突然起こる

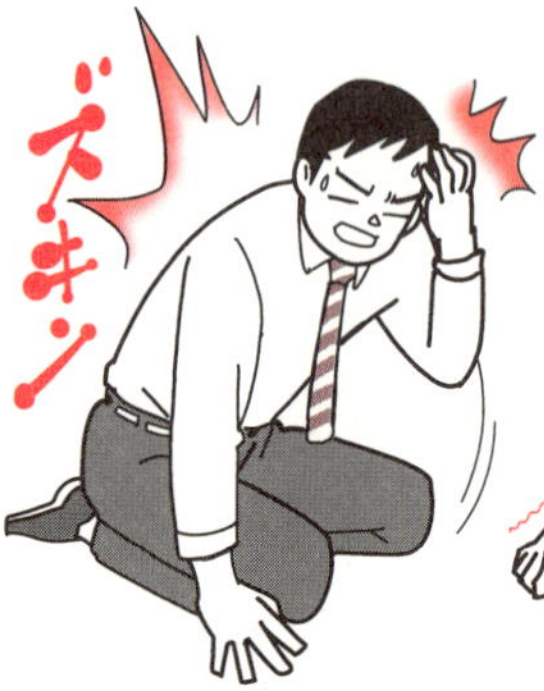

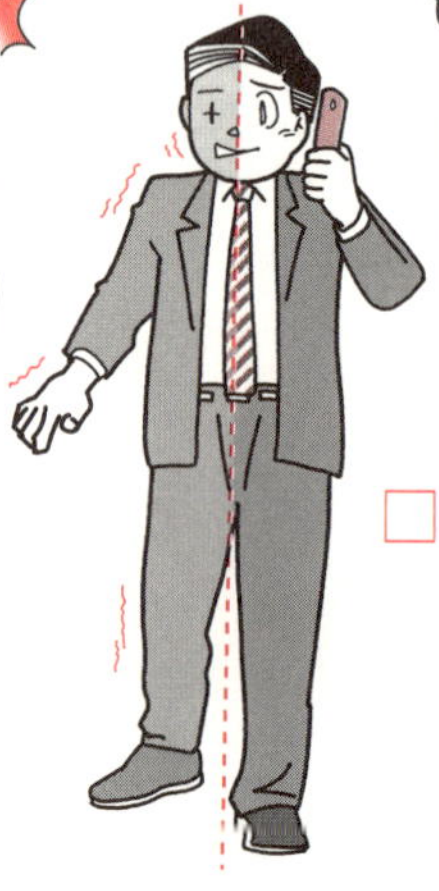

□ 顔、手脚、
体の片側が
しびれる

□ ろれつが回らない、
言葉が一瞬出てこない

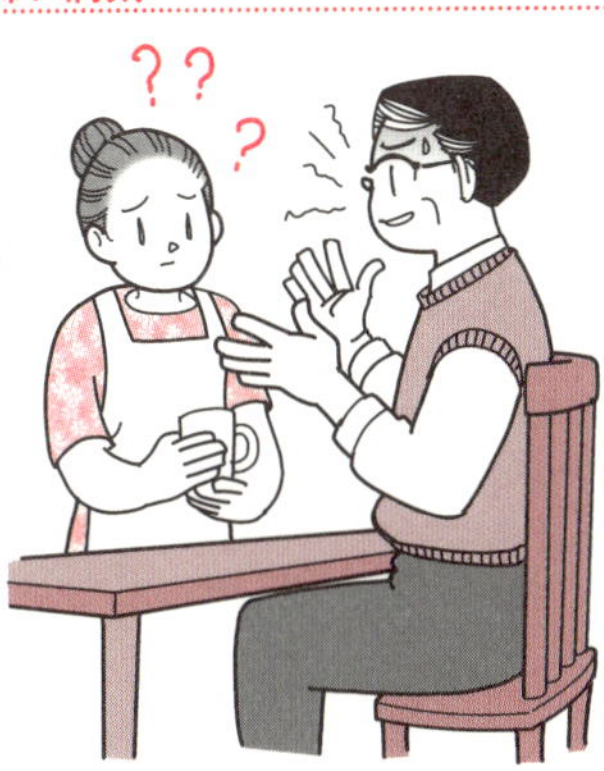

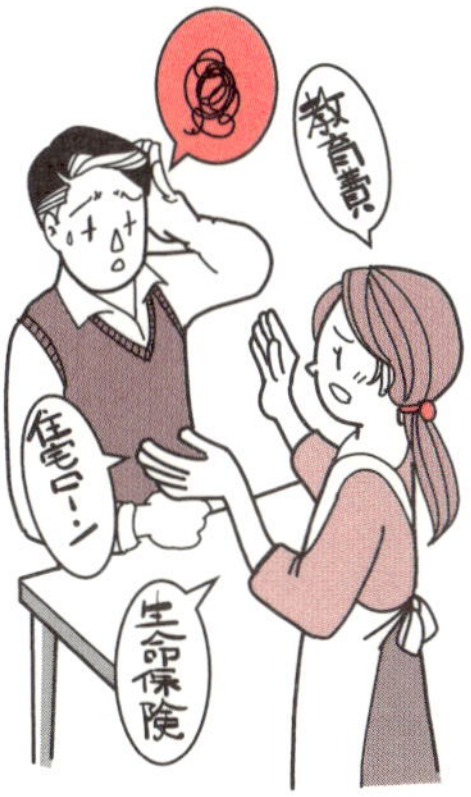

□ 相手の話を
よく理解できない

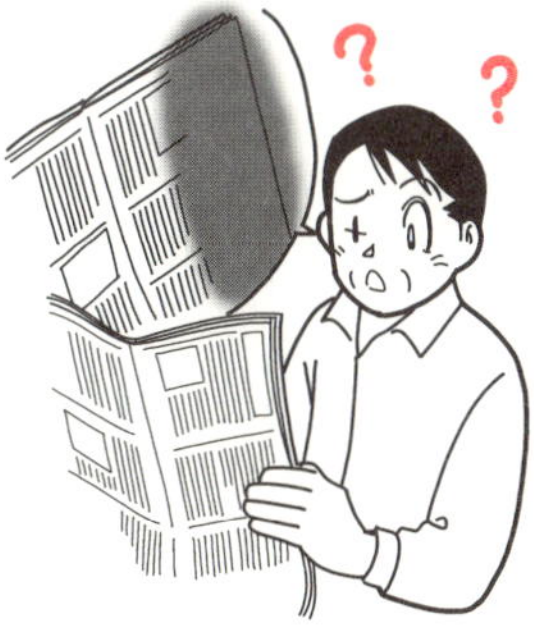

□ 片側の視野が
一時的に真っ暗になる

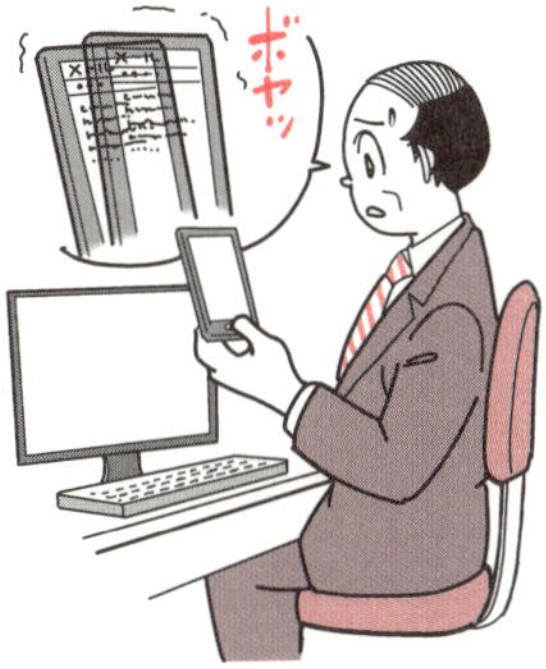

□ 物が二重に見える

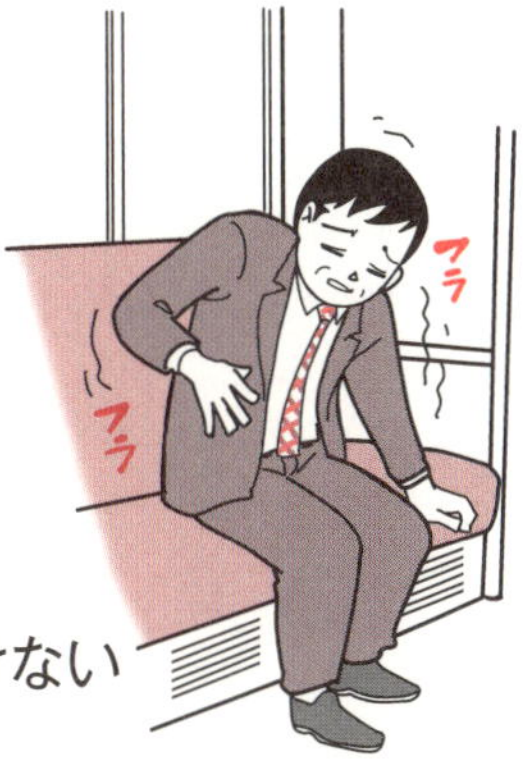

□ ふらついて立てない、歩けない

閉塞性動脈硬化症

下肢の血流障害から小さな傷がもとで切断することも

動脈硬化が原因で、主に下肢（脚部）の血流障害をきたすものを閉塞性動脈硬化症といいます。50～60歳以降の男性に多く発症します。

まず知ってほしいのは、閉塞性動脈硬化症のある人は、下肢の動脈同様、心臓や脳の動脈も狭くなったり詰まったりしていることが多いという事実です。冠動脈疾患の合併が3割の人に、脳血管障害の合併が2割の人に認められています。脚に動脈硬化があるとわかったら、全身の健康管理に目を向けて治療したり、予防したりする必要があります。

閉塞性動脈硬化症では、脚への血流不足によって痛みを伴う歩行障害が起きます。安静時の疼痛《とうつう》や潰瘍・壊死はまとめて「重症虚血」と呼ばれ、血液を足先まで流すような処置を行わないかぎり、脚を切断しなければならなくなる非常に危険な状態です。下肢切断に伴う危険性や切断後の著しい日常生活動作（ＡＤＬ）、生活の質（ＱＯＬ）の低下を考えると早期からの適切な治療と管理が重要です。

治療の目安

重症虚血に陥る原因としては未治療の糖尿病と喫煙が最も大きいのです。歩行障害や、下肢の痛みを軽くみるのは禁物です。

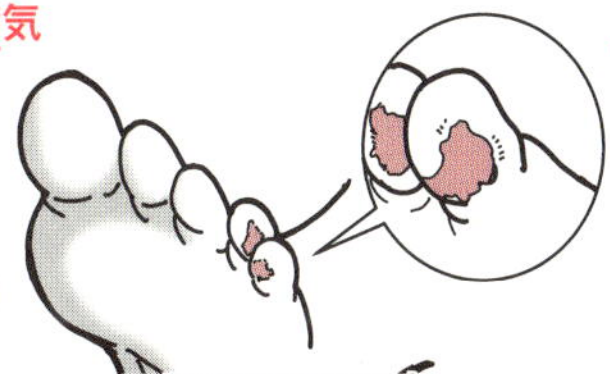

足指にできた潰瘍。
小さな傷がもとで潰瘍から壊死が起こることもある

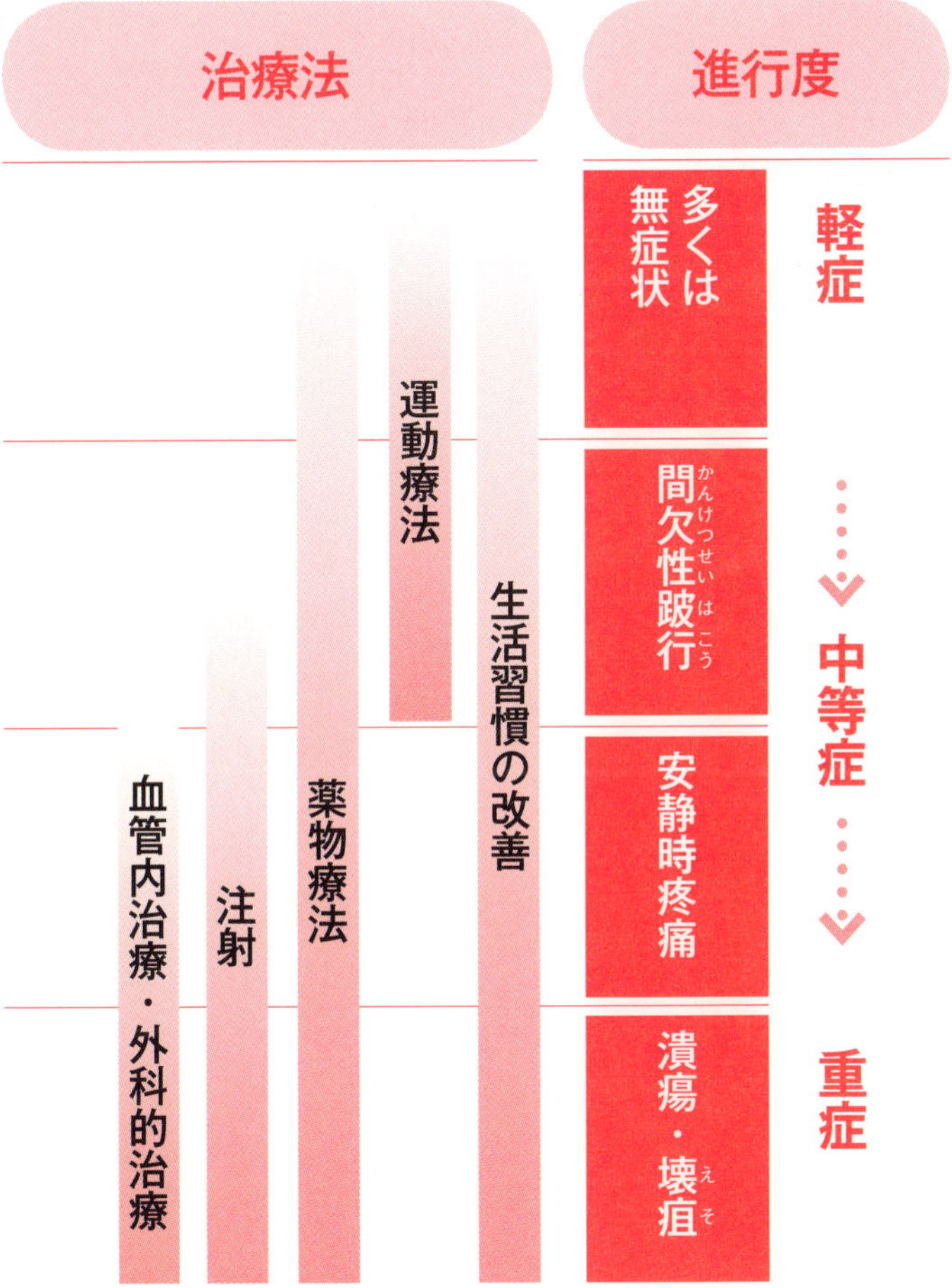

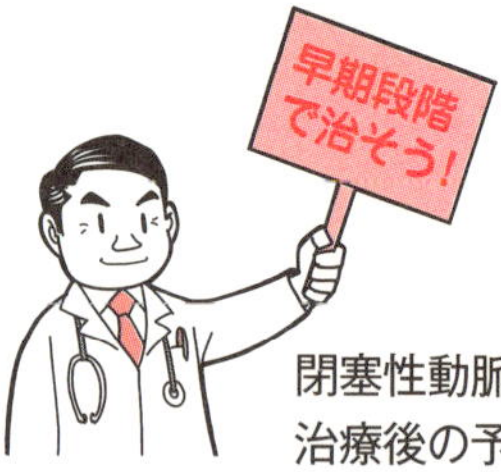

閉塞性動脈硬化症の重症度

閉塞性動脈硬化症は次の４段階に分類されています。
治療後の予後は比較的良好とされていますが、
合併症を見逃さないことが大切です。

Ⅰ度 冷感、しびれ

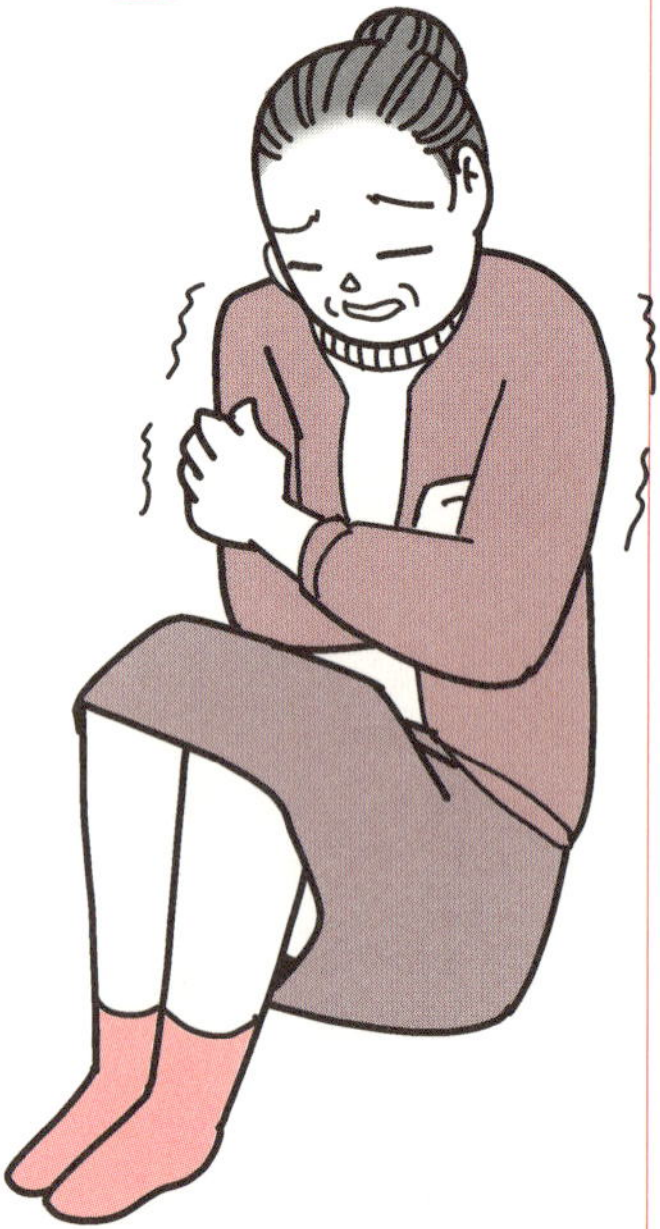

手足が冷たい・しびれる、
手足の指が青白い。

Ⅱ度 間欠性《かんけつせい》跛行《はこう》

一定距離を歩くと、ふくらはぎなどが締めつけられるように痛くなり、休まなければならない。

しかし、少し休むと回復する。

特に階段を上るのがつらい。

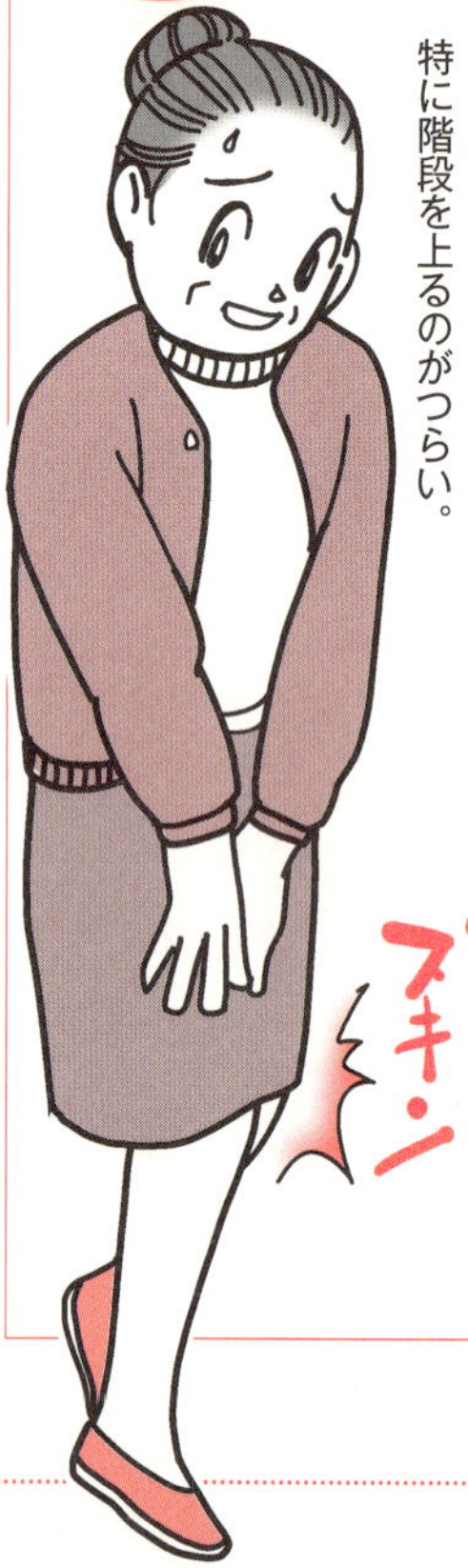

Ⅲ度

安静《あんせい》時《じ》疼痛《とうつう》

じっとしていても
脚が痛み、
夜もよく眠れない。
常に刺すような痛みが
持続している。

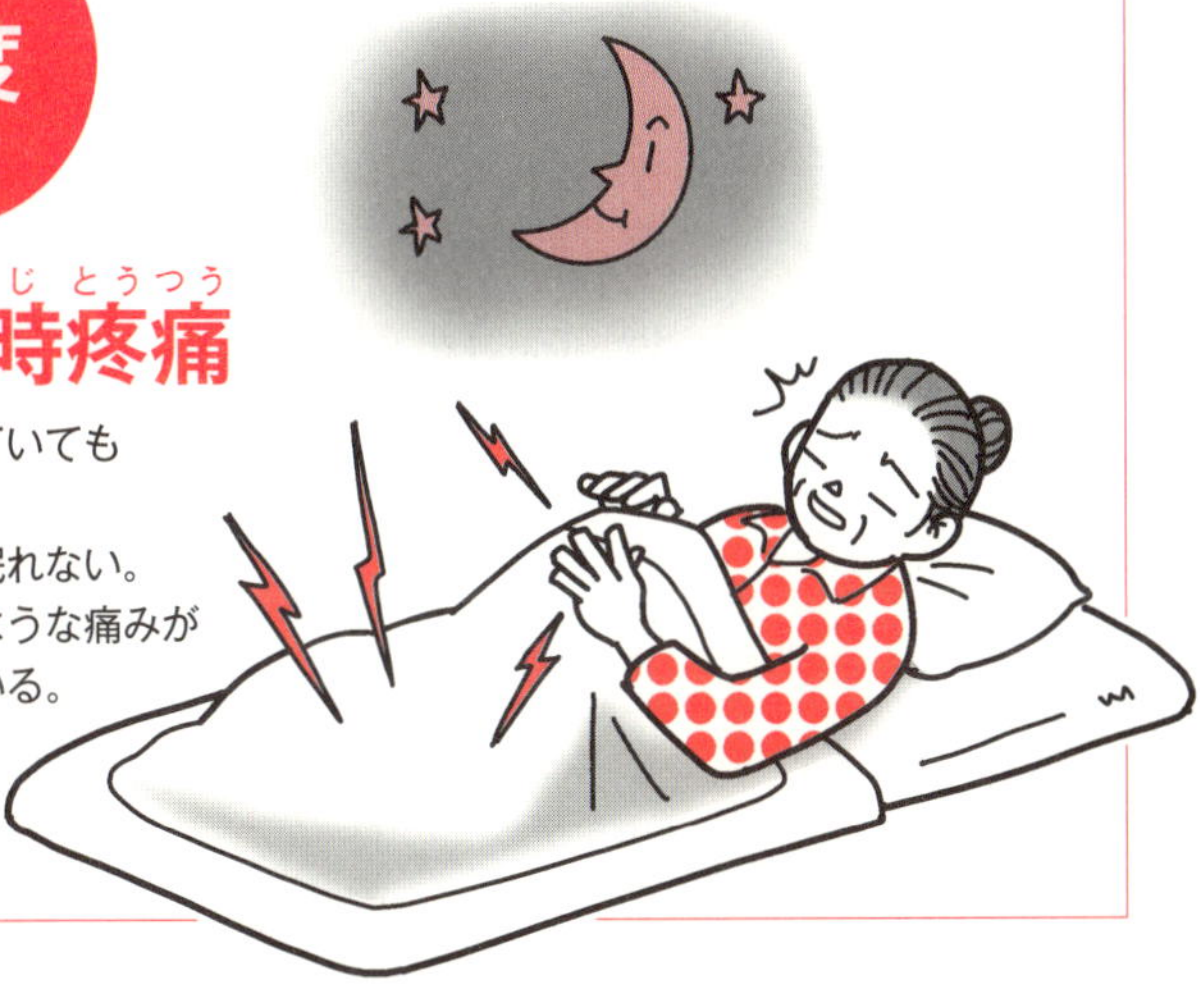

Ⅳ度

潰瘍《かいよう》、壊疽《えそ》

手足に治りにくい
潰瘍ができる。
壊疽部（死んだ細胞の傷痕）が
黒くなる。

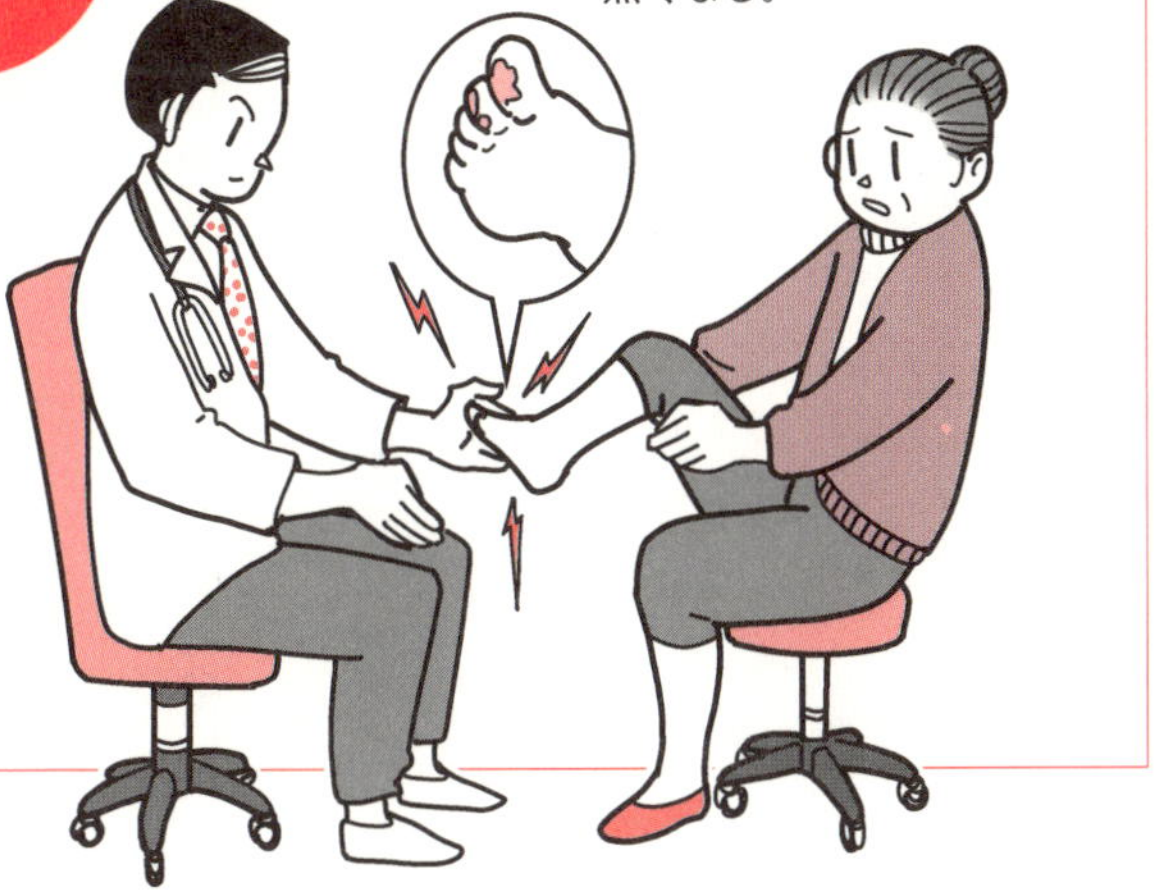

高血圧の人は要注意！血管にできたこぶが裂ける・破裂する

大動脈瘤や大動脈解離も、突然死をまねく血管事故の筆頭にあげられます。高齢社会に伴い、この大動脈瘤を持つ患者さんが心筋梗塞の患者さんと同様に増えています。中高年の方なら家族や知人に、大動脈瘤が破裂して緊急手術を受けたという人もいるでしょう。

大動脈とは、心臓から出て胸部、腹部に至る、体の中心を走る最も太い血管です。太さは胸部で直径約３㎝、腹部でも約２㎝はあります。その太い血管で動脈硬化が進むと、血管内壁の弾力性が低下し、さまざまな異常が起こりやすくなるのです。

老化してもろくなった血管内壁に高血圧、脂質異常症、喫煙などの要因が加わり、こぶのように膨らんだ状態になるのが大動脈瘤。そして、血管内壁の一部に亀裂が入り、剥離を起こした状態が大動脈解離です。どちらも放置すると、血管が破裂して大出血を起こす、命にかかわる重大な病気です。特に高血圧は、動脈硬化の原因になるだけでなく、血管が膨らんだり、亀裂が入ったりする要因ともなるので十分な注意が必要です。

大動脈瘤の好発部位

動脈瘤は、大動脈のどこにでも発生する可能性がありますが、最も多いのは腹部大動脈。残りは胸部大動脈に起こり、胸部大動脈の中では上行大動脈に最も多く発生します。

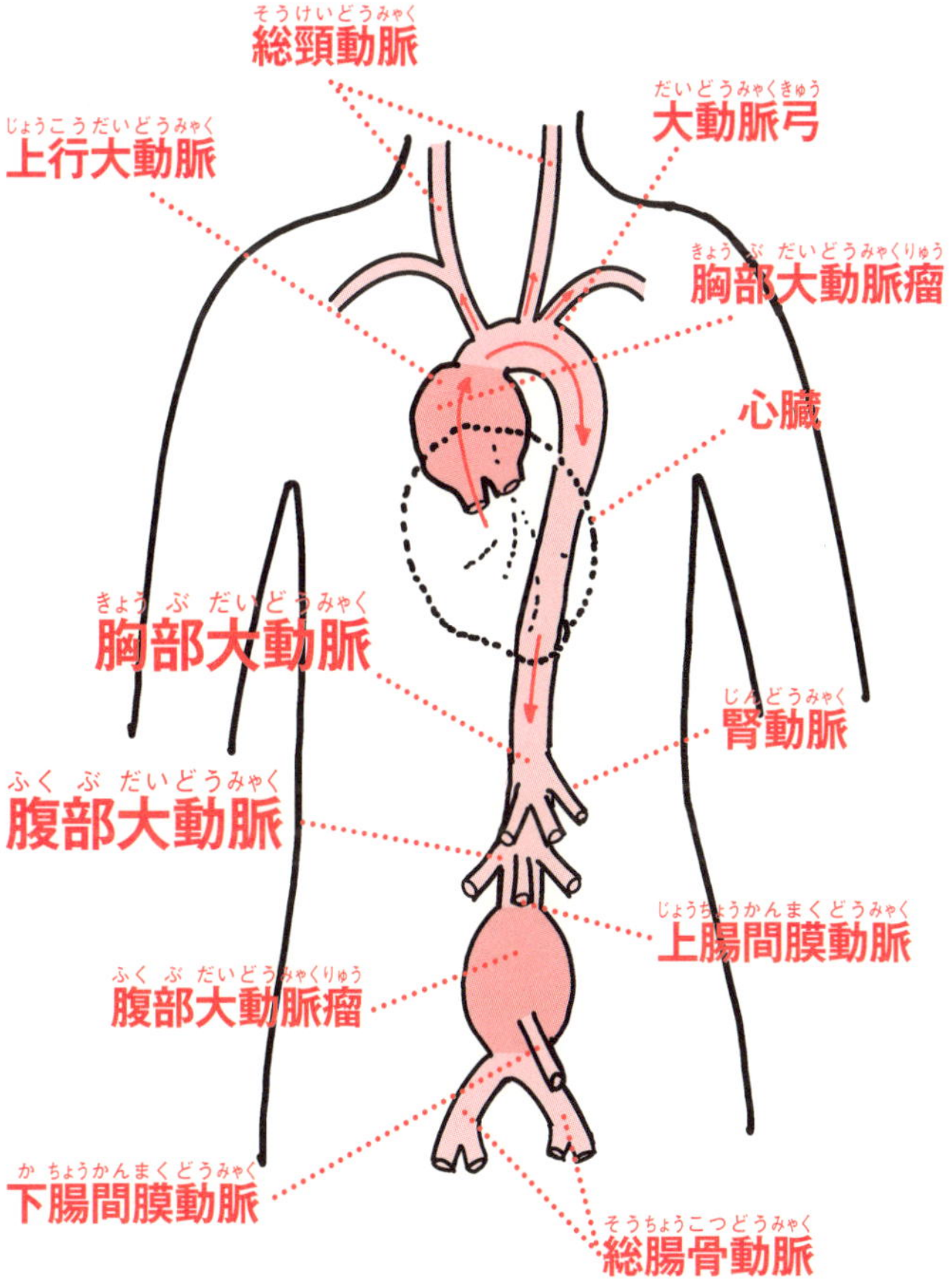

こぶのでき方による大動脈瘤の種類

こぶの状態から、次の３つの大動脈瘤に分類されています。
こぶができる危険因子は、高血圧、脂質異常症、喫煙など。
特に喫煙がこぶの破裂にかかわっています。

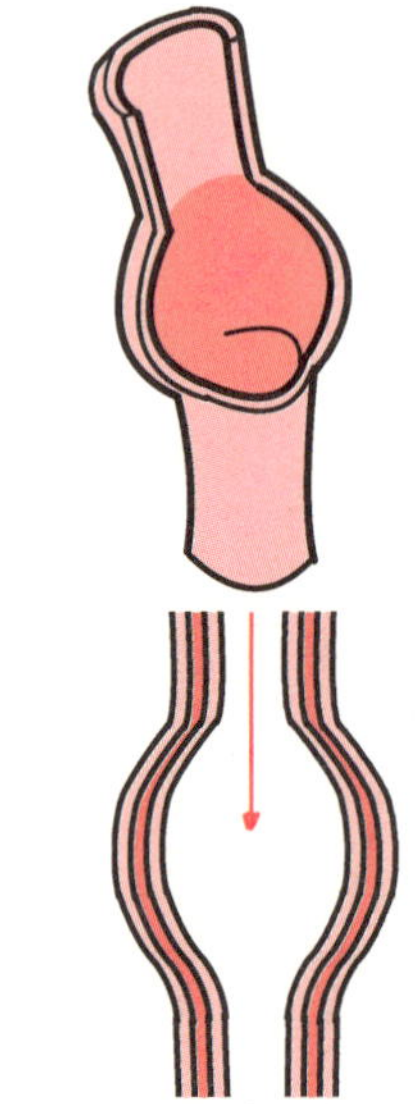

真性大動脈《しんせいだいどうみゃく》瘤

血管壁の
内膜・中膜・外膜の
３層構造が保たれたまま、
こぶ状の膨らみが
できる。

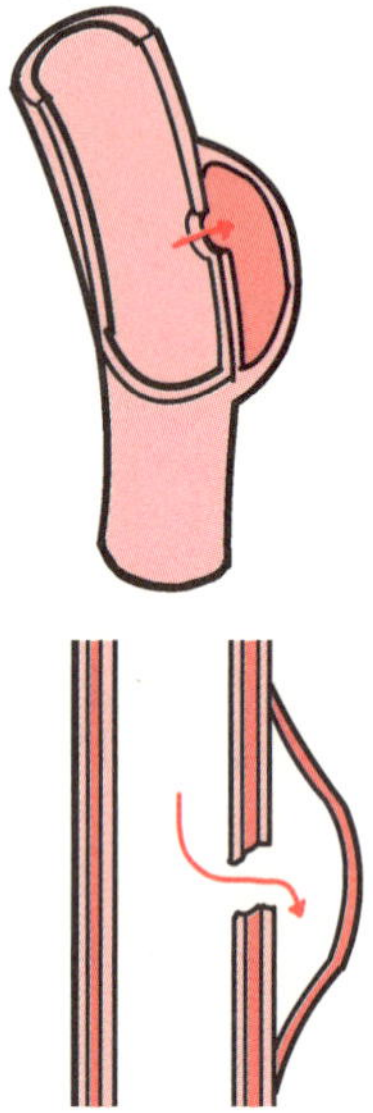

仮性大動脈瘤

血管壁の一部が
３層とも欠け、
そこから漏れた血液が
まわりの組織を圧迫し
て、こぶ状になる。
血圧が高くなると
破裂しやすくなる。

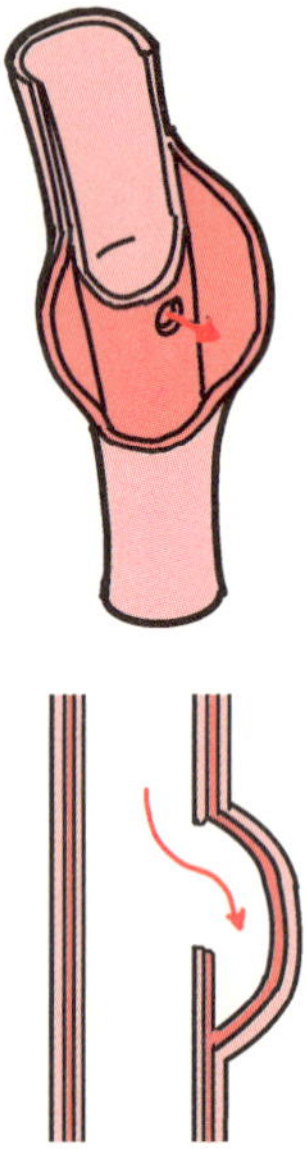

解離性大動脈瘤
（大動脈解離）

内膜に亀裂ができ、
内膜と中膜との間に
血液が入り込み、
２枚の膜の間の
はがされた部分に
血液が入り込み、
どんどん
解離（裂け目）が
広がる。

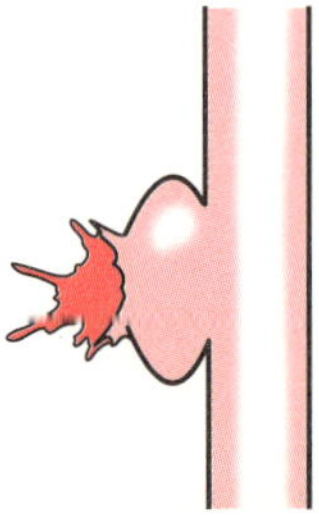

ある日突然起こる
血管事故、
大動脈瘤破裂

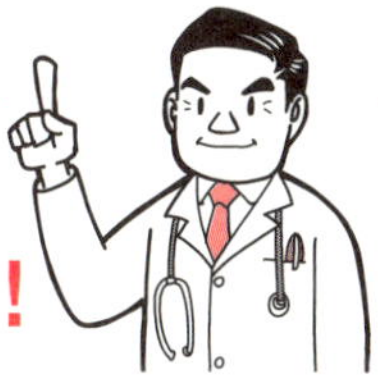

大動脈瘤☆こんなときは要注意！

最近非常に増えているのが、血管が裂ける大動脈解離です。
次のような症状がある場合は、すぐに医療機関を受診するか、
救急車を呼びましょう。

6つのチェックポイント！

- □ ものが飲み込みにくい（嚥下障害《えんげ》）
- □ かすれ声になる
- □ 咳、血痰《けったん》、喀血《かっけつ》
- □ 血便
- □ 胸や背中、腹部に激痛がある
- □ 息苦しい、呼吸困難、ショック状態

大動脈瘤 破裂

緊急手術を受けても
死亡率は30〜50%

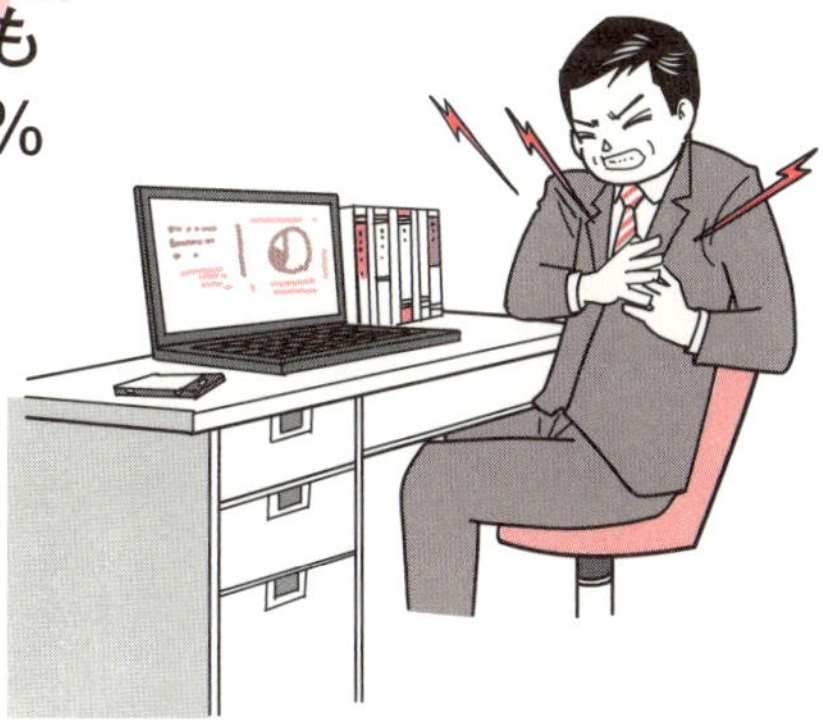

大動脈 解離

2週間
放置していると
死亡率は75%

腎硬化症

高血圧が原因で腎臓の血管に動脈硬化を起こす

腎硬化症とは、多くは長期間にわたる高血圧が原因で、腎臓の血管（腎動脈）に動脈硬化が起こることで、腎機能が低下していく病気です。

腎硬化症には、進行の遅い良性腎硬化症と、急速に症状が悪化する高血圧緊急症に伴う悪性腎硬化症があります。良性腎硬化症は、もともと高血圧症にかかっている40歳以上の人に多く、年齢とともに高血圧が進行し、腎機能が低下していきます。一方、悪性腎硬化症は30～40歳の比較的若い層に多く、急激な血圧上昇のため腎機能の低下が急速に進行します。その結果、尿毒症を起こし、死に至ることがあります。

腎硬化症が怖いのは、腎機能障害が軽度でも突然死の原因となる心筋梗塞・脳梗塞の発症リスクが飛躍的に高まることです。また、腎機能が10％以下になると、「人工透析」あるいは「腎移植」しか治療方法がなくなることです。現在、人工透析を受けている人は30万人を超え、しかも毎年激増しています。

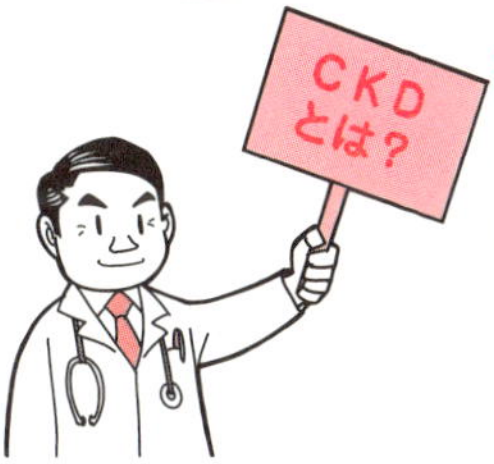

新たな国民病、慢性腎臓病

慢性腎臓病（Chronic Kidney Disease
略してＣＫＤ）は、
慢性的に腎機能が低下している状態をいう
新しい概念です。
人工透析予備軍とも呼べる新たな国民病で、
メタボリックシンドロームとともに注目される
二大疾患。検査やチェックなどをして、
早めの取り組みが大切です。

慢性腎臓病は、下記のように定義されています。

- **尿たんぱくが陽性である（腎臓に形態的変化がある場合も）。**
- **腎機能の低下を示すＧＦＲ（糸球体濾過値）が60ml/min以下である。**
- **上記のいずれかの状態が３か月以上持続していること。**

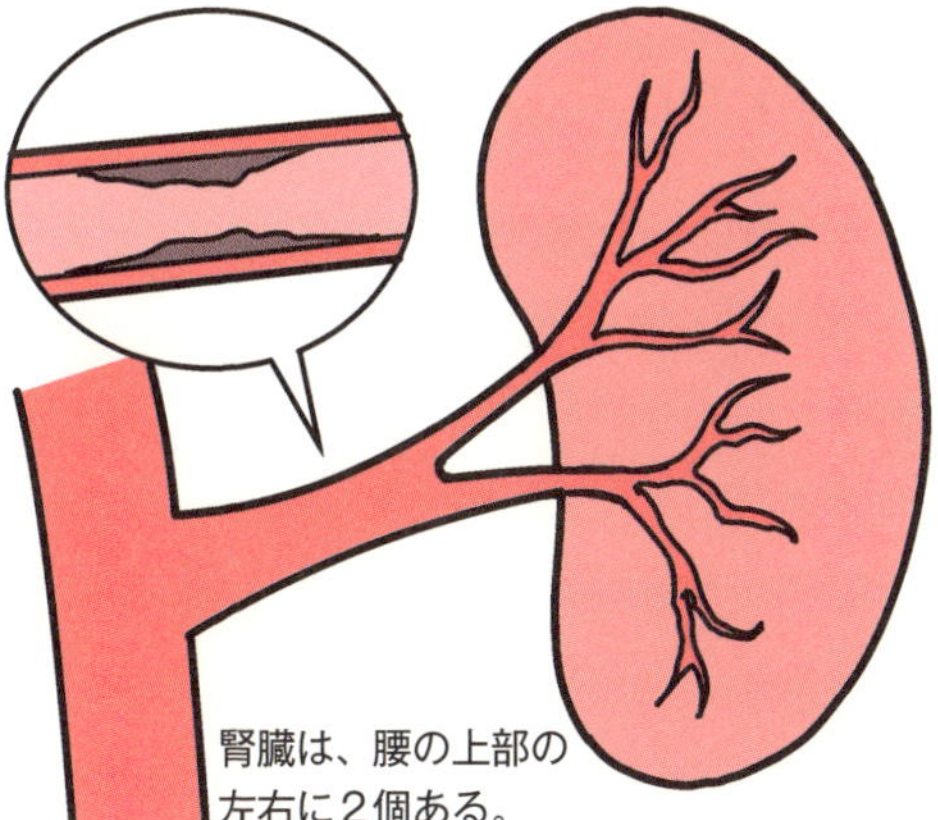

腎臓は、腰の上部の
左右に2個ある。
尿の排出、血圧の調整など、肝心要の働きをしている

腎硬化症を見極める

定期的な血液・尿検査により腎機能の評価を行うことが、
腎硬化症（良性腎硬化症・悪性腎硬化症）を
進行させないための重要なポイントです。

●良性腎硬化症

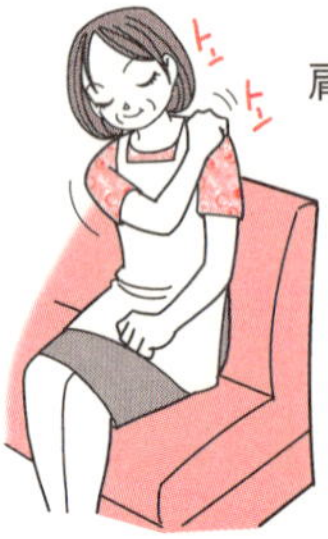
肩こり

高血圧症のある40歳以上の中高年層。
長い年月を経て、
腎臓の細動脈に動脈硬化が起こり、
年齢とともに高血圧が進行し、
腎機能が低下していく。

▶主な症状：

頭痛、動悸、肩こり、むくみ、倦怠感、
食欲不振、貧血、息切れ、たんぱく尿、
血液検査でクレアチニン値が
異常に高いなど。

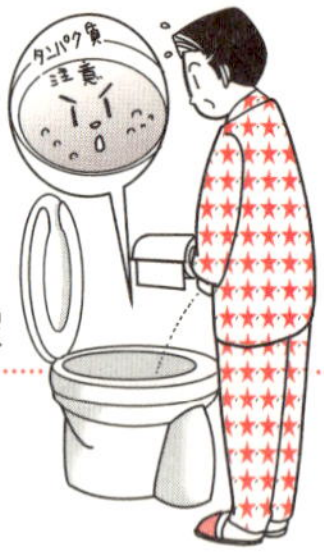

たんぱく尿

●悪性腎硬化症

30～40歳の比較的若い層。
急激な血圧の上昇（最低血圧130mmHg以上）により、
眼底網膜の細動脈の病変が進行し、
うっ血乳頭（網膜の乳頭部の浮腫）がみ
られる緊急病態。適切な治療を受けないと、
尿毒症や心不全、
脳出血を引き起こして死に至る。

▶主な症状：

激しい頭痛、嘔吐、
けいれん、意識障害、
視力低下、血尿など。

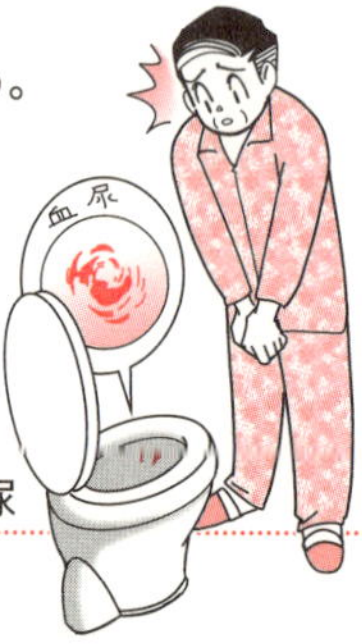

血尿

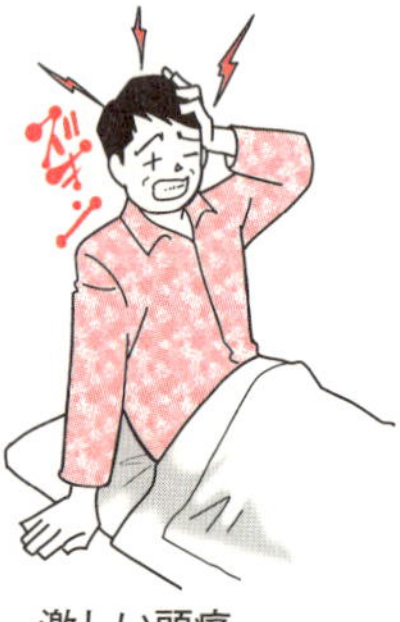
激しい頭痛

腎動脈狭窄症が疑われる症状

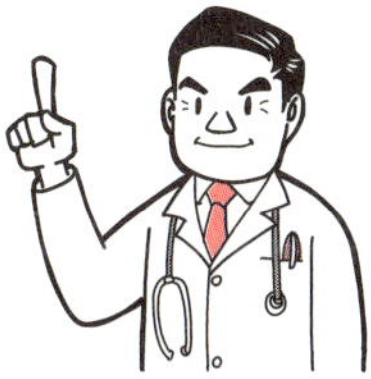

腎動脈狭窄症は、主に腎臓の動脈が
動脈硬化によって狭くなる病気です。
あまり知られていませんが、腎動脈狭窄症は高血圧を起こしやすく、
最近では狭心症や心不全の原因にもなることがわかってきました。

10のチェックポイント！

- □ 尿の異常（尿たんぱくなど）がみられる
- □ 階段を上ると息切れや動悸がする
- □ 手足が冷えやすくなった
- □ めまいを時々起こす
- □ 健康診断の結果、コレステロール値・血圧値・血糖値が高めだった
- □ 健康診断で、動脈硬化があるといわれた
- □ 50歳をすぎてから血圧が高くなった
- □ 高血圧治療をしていても改善されない
- □ 降圧薬を飲んでいるのに、急な血圧上昇がみられる
- □ 軽度の心筋梗塞や脳梗塞を起こしたことがある

結果 このうち、下の三つは腎動脈狭窄症の疑いが強く、危険性の高いサインです。

眼底出血

網膜の血管の破綻や閉塞は、失明の恐れもある

眼底出血は、網膜表面の血管が破綻・閉塞することで起こる網膜の出血です。眼底出血をきたす病気は数多くありますが、動脈硬化と関係が深いのは、次のとおりです。

まずは、高血圧・糖尿病・腎臓病などの全身病による網膜・硝子体《しょうしたい》出血です。その中でもいちばん多いのは、糖尿病による「糖尿病網膜症」で、成人の失明原因の第1位。糖尿病の人は早期から定期的な眼底検査が非常に大事で、早期治療すれば失明を免れます。

次に多いのは、高血圧症や動脈硬化症に伴う「網膜中心静脈閉塞症」です。このタイプの眼底出血を起こす人は、その後に脳血栓を起こす危険性があるので要注意です。主な症状は、視力の低下や目のかすみ、飛蚊症《ひぶんしょう》（蚊や糸くずのようなものが飛んで見える）、歪視症《わいししょう》（物が歪んで見える）などです。中心部が出血すると視力低下が起きます。

人間は目を通して得られる情報が、全体の80％だそうです。視力低下や視界が欠けるのはつらいことです。動脈硬化は意外なところにも、体の異常を引き起こす厄介な病気です。

定期的な眼底検査が不可欠

視力がどの程度まで下がるか、どの程度回復するかは、
どこに出血を起こしたかによって変わります。
動脈硬化の有無は、「眼底検査」によって容易に診断できます。

単純性網膜症

初期の糖尿病網膜症

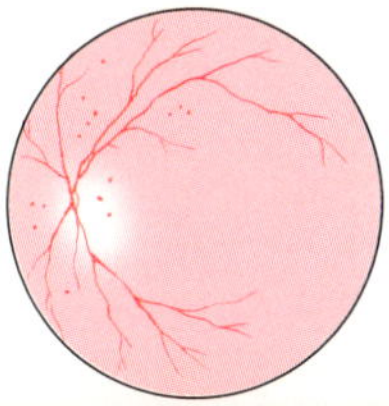

小さな出血が眼底（網膜）に点々と
見られるが、自覚症状は軽い飛蚊症くらい。
初期段階でコントロールを
よくすれば眼底出血も消えていく。

増殖性網膜症

進行した糖尿病網膜症

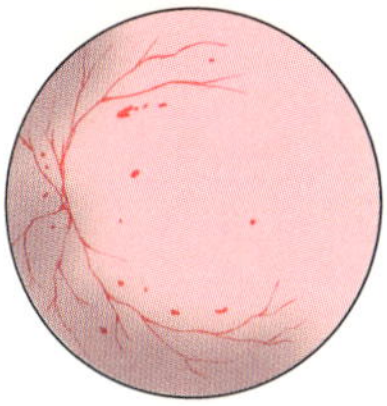

点状の出血がだんだん大きくなり、
網膜に水がたまってきて、
視力が落ちてくる。
このタイプの網膜症は増殖型と呼ばれ、
予後不良になっていく場合が
多いので要注意。

硝子体出血（眼内出血）

進行した網膜症

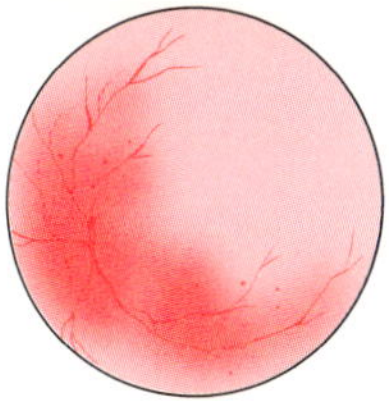

網膜だけでなく眼球内に
出血が充満（硝子体出血）。
かなり視力が落ちて目の前の手の動きが
やっとわかる程度になってしまう。
眼底もほとんど見えず、
手術が必要なこともある。

頸動脈狭窄症

脳に血液を送る頸動脈が細くなる。頸動脈エコー検査で早期発見が可能

頸動脈は、大動脈からの血液を脳に流す太い血管です。首の部分で頭の中に血液を送る血管「内頸動脈」と、顔のほうに血液を送る血管「外頸動脈」に分かれます。ここを頸動脈分岐部といい、動脈硬化の好発部位です。この頸動脈分岐部で動脈硬化が発生し、頸動脈が細くなるのが頸動脈狭窄症です。

これが原因で、脳への血流が低下します。また、狭くなった頸動脈から血栓（血の塊）や動脈硬化の破片が遊離して、脳の血管に入り込んで脳梗塞を引き起こすこともあります。頸動脈狭窄症とわかった場合は、脳梗塞を予防するため、狭くなった部分を広げる治療などが必要になることもあります。

最近は、首に超音波を当てて診断する「頸部血管エコー検査」や「ＭＲＡ検査」などが普及したため、自覚症状がないのに頸動脈狭窄などが早期に発見されるケースが増えています。頸部血管エコー検査は、外来でも容易に実施できます。

頸動脈狭窄症☆こんな前ぶれに要注意！

頸動脈狭窄症では、脳梗塞の前ぶれとなる
一過性脳虚血発作（102ページ）が起こることもあります。
これらの症状は24時間以内、
多くは１時間以内によくなるのですが、
強い障害が残ってしまう場合もあります。

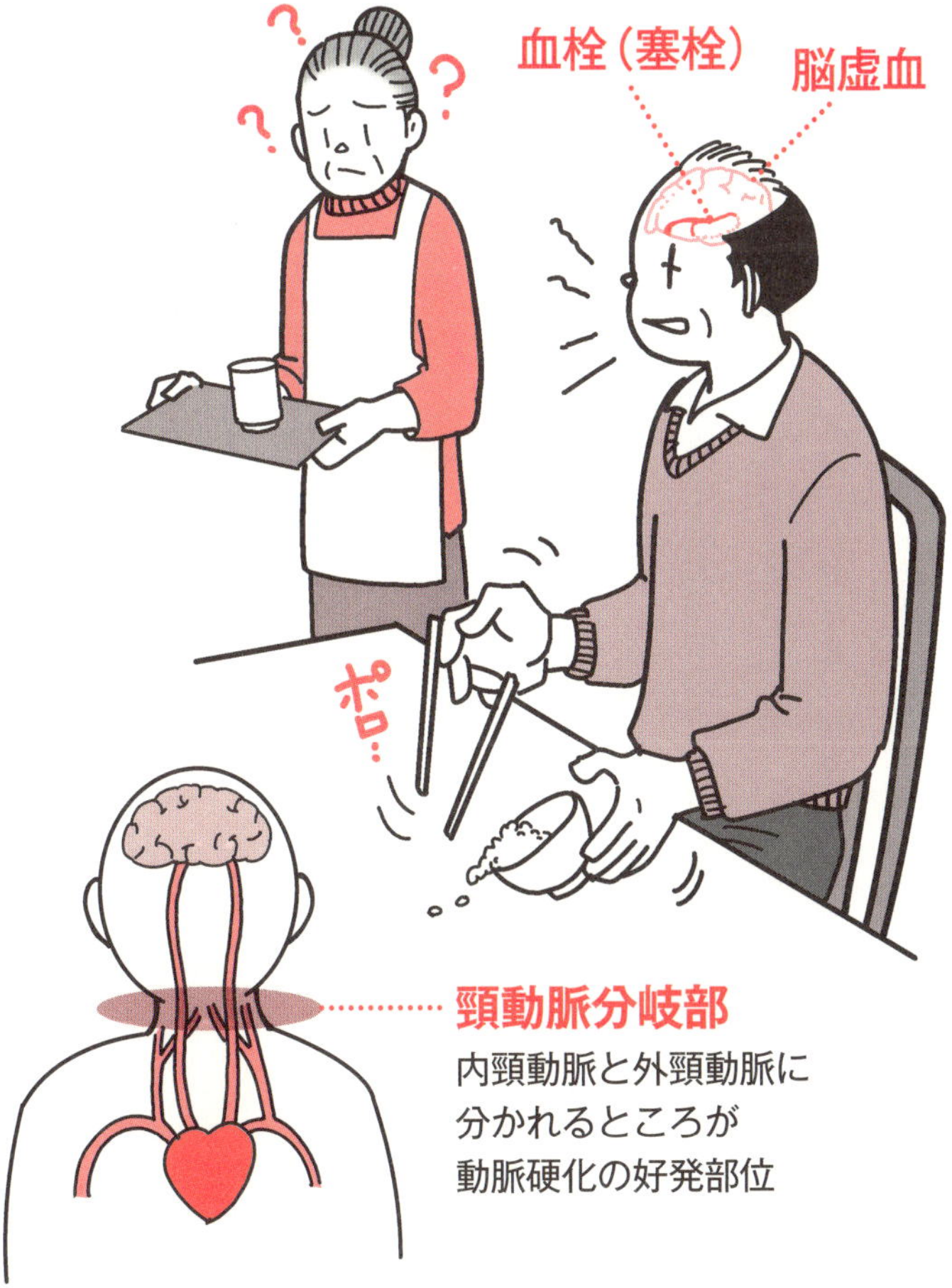

急性冠症候群

震災後の避難所生活で急増。ストレスからくる急性冠症候群

２０１１年３月の東日本大震災後、急性冠症候群が増加していたことが明らかになっています。急性冠症候群とは、急性冠動脈閉塞により引き起こされる不安定狭心症、急性心筋梗塞、心臓突然死といった心血管疾患の総称です。震災後に多発した原因としては薬剤の欠乏、寒冷な気候、海水の誤嚥《ごえん》、保存食からの塩分摂取の増加、避難所生活などでのストレスや運動不足などが続き、交感神経の活性化により血圧や脈拍が急上昇したことがあげられます。さらに、冠動脈攣縮《けいしゅく》がプラーク破綻に関与していることも指摘されています。

被災地以外でも、繰り返し流された被災地の様子や大津波の生々しい映像を目の当たりにした多くの人たちが心身への緊張がかかり、動悸や不眠、不安、恐怖症状などの急性ストレス障害を発症したのです。過度なストレスは、心筋梗塞や脳梗塞の引き金になります。震災後に血管疾患による突然死が増加したり、死に至らなくても血管疾患の患者数が増えたりすることも明らかになりました。

急性冠症候群とは？

最近は、狭心症の中でも心筋梗塞に移行しやすい不安定狭心症や、急性心筋梗塞などを合わせて急性冠症候群と呼んで、原因や病態、治療法について研究されています。

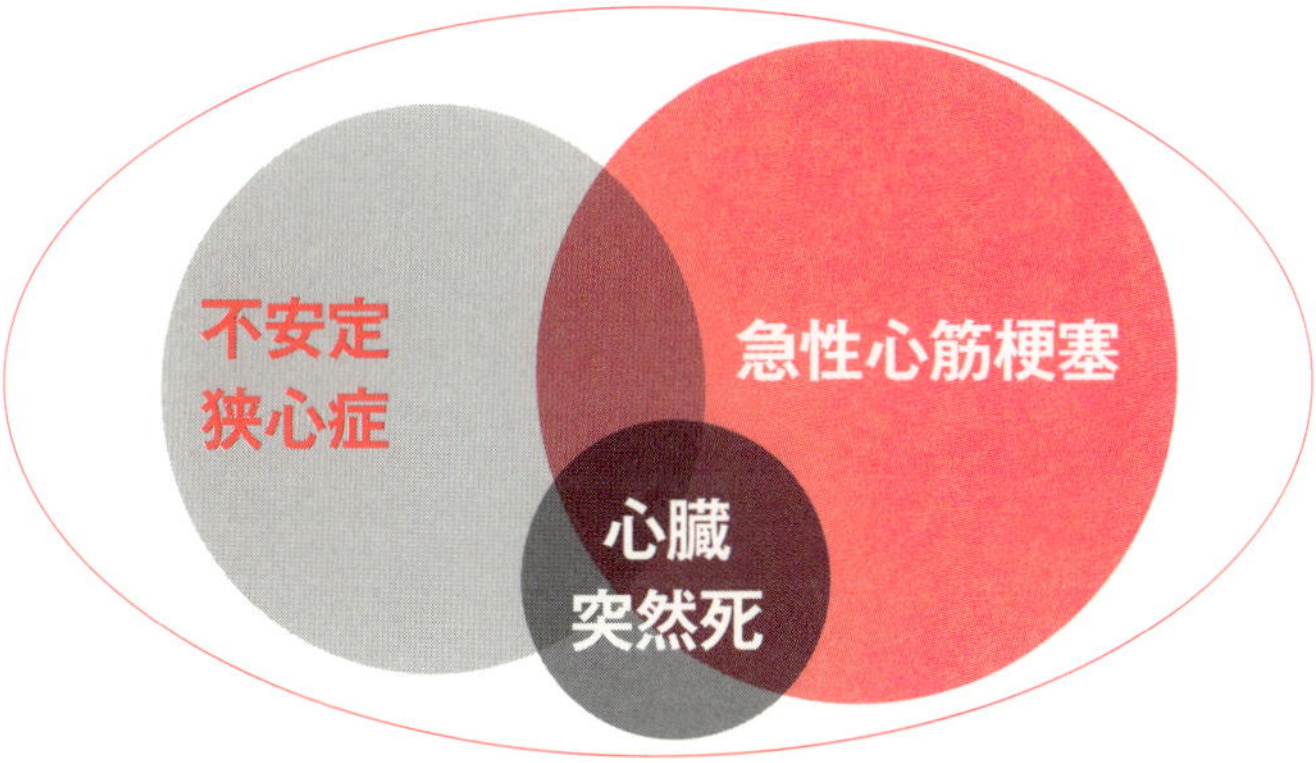

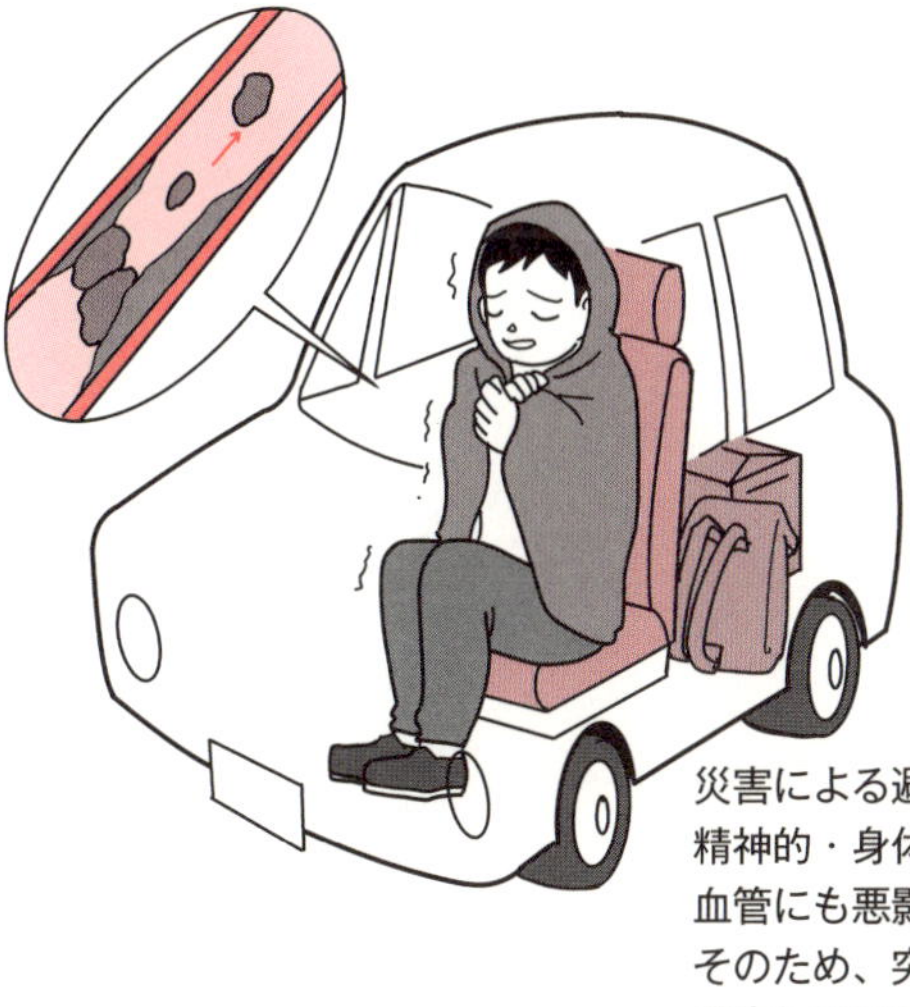

災害による避難所生活では、
精神的・身体的ストレスがたまって、
血管にも悪影響を及ぼす。
そのため、突然の血管事故が
発生している。

エコノミークラス症候群

突然死をまねくこともある。静脈を詰まらせる静脈血栓塞栓症

飛行機に長時間搭乗したのち、着陸後、立ち上がり歩き始めた瞬間に、突然、呼吸困難や胸痛などのショック症状を起こし、ひどい場合は死に至ることがあります。これが、エコノミークラス症候群の典型的なケースです。長時間、狭い椅子に座ったままの姿勢でいると、深部にある静脈の血管が詰まって、血栓（血の塊）ができやすくなります。その血栓が遊離して肺の動脈に飛び、肺の血管に詰まって閉塞するのです。

医学的に、脚や下腹部の静脈に血栓ができる場合は「深部静脈血栓症」といい、この血栓が肺に飛んで肺の血管を詰まらせてしまう場合には「急性肺血栓塞栓症」という病名がついています。最近は、まとめて「静脈血栓塞栓症」と呼ぶことも多くなっています。

また、飛行機のエコノミークラスだけでなく、ビジネスクラス以上の乗客や車の長距離運転手などにも発症することが知られてきました。つまり旅行や移動で、飛行機、新幹線、バス、車などのシートに長時間座り続けたあと誰にでも起こり得る血管事故なのです。

身近なシーンで起こる「静脈血栓」の血管事故

エコノミークラス症候群（静脈血栓塞栓症）は、
次のような身近なシーンで発症しています。
突然死をまねく病気のひとつとして、
注意が必要です。

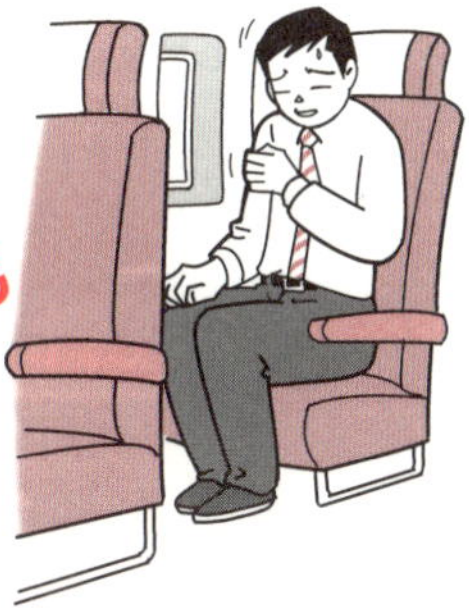

ビジネス、ファーストクラスでも

飛行機では6時間以上の
ロングフライトは特に注意したい。

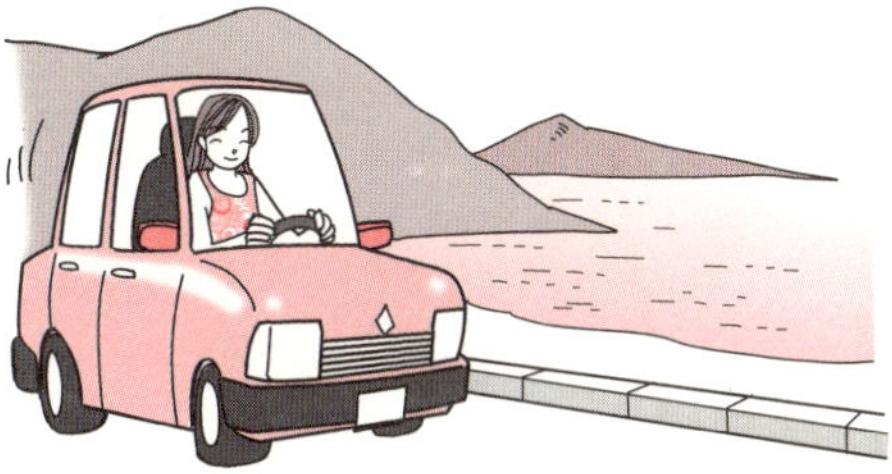

長時間のドライブ

行楽シーズンの大渋滞。
飲まず食わずの
座りっぱなしは危険。

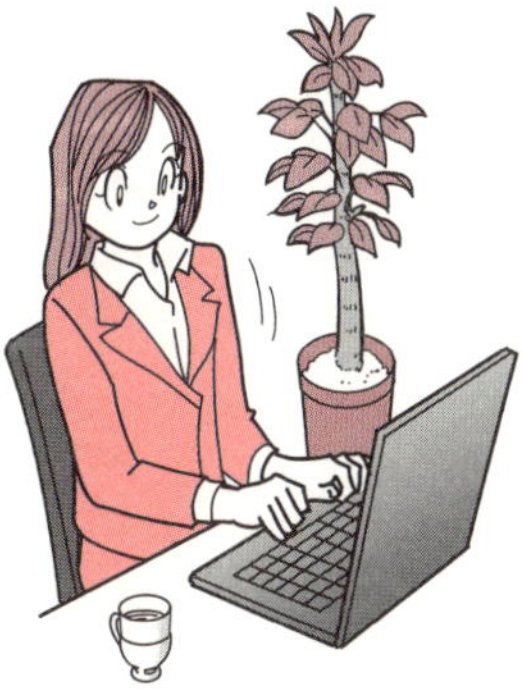

デスクワークでも可能性

冷暖房完備のオフィスの
デスクワークでも起こりやすい。

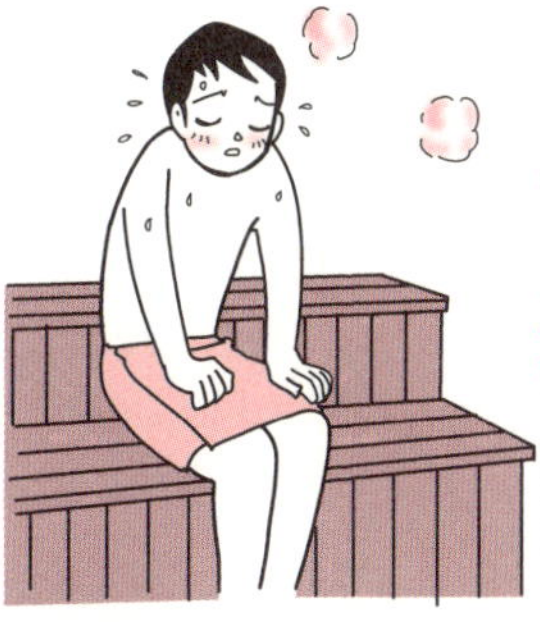

サウナやスポーツのあとも要注意

大量に汗をかいたあとの
脱水状態も危険なシチュエーション。

脚の血行障害、静脈瘤の症状

静脈の血管が詰まると、静脈瘤の症状があらわれてきます。
静脈瘤が脚に起こりやすいのは、脚が心臓から遠い位置にあることや、
人が立って生活することが関係しています。

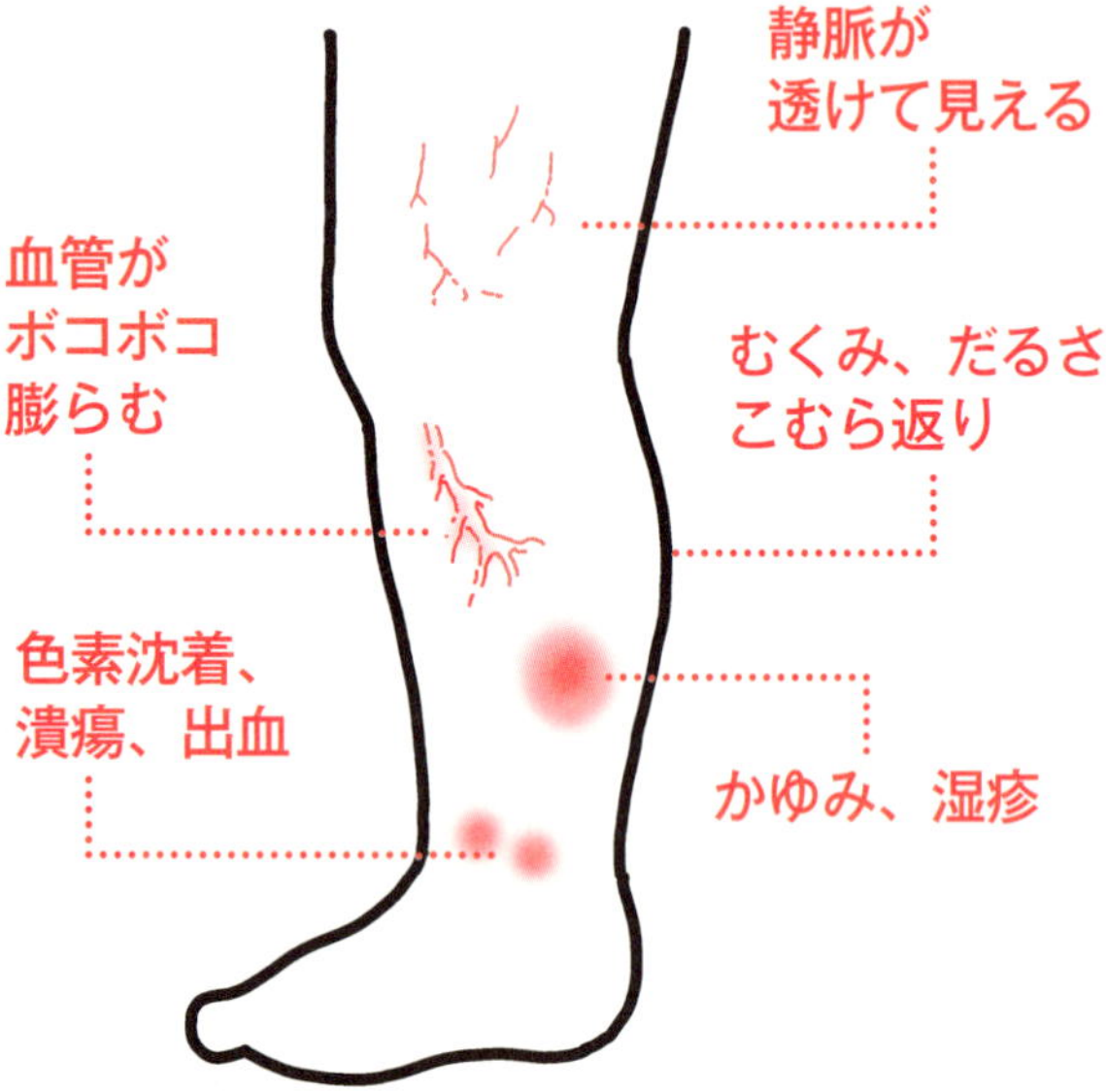

●そのほか

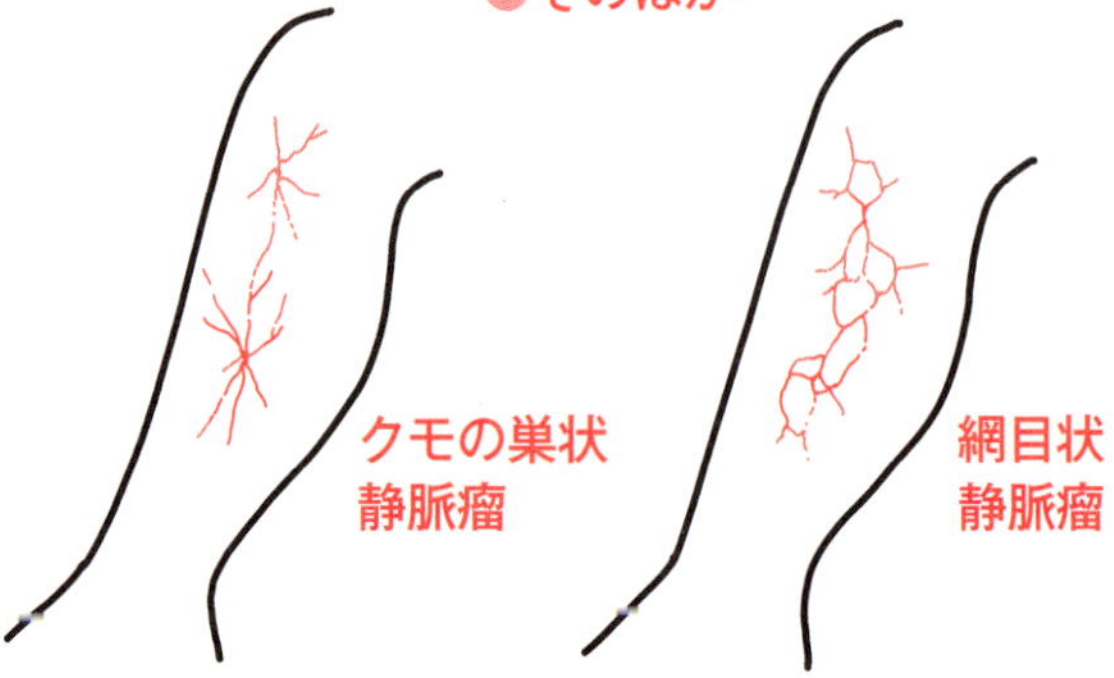

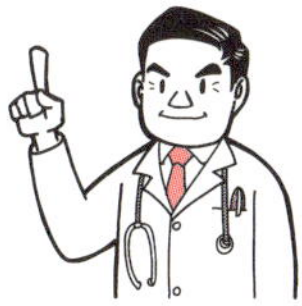

静脈血栓！ いわゆるエコノミークラス症候群を予防する

機内や車中、デスクワークなどで長時間同じ姿勢を取り続けることにより発症するエコノミークラス症候群。下肢の血行不良には、足を動かすストレッチが効果的です。

3つのチェックポイント！

- □ ゆったりした服装で
  体を締めつけないようにしよう
- □ こまめに水分を補給しよう
- □ 定期的に体や足を動かそう

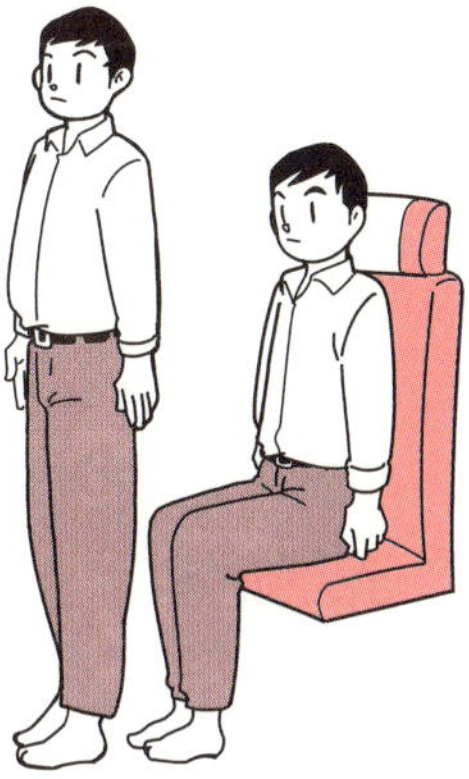

立ち姿勢

機内や車中で長時間座っていると
血液が下のほうにたまるため、
時々立ち姿勢に。
スペースがあれば、屈伸運動も行おう。

足指 グーパーストレッチ

足の指に力を入れて思い切って、
ギューッと縮めたり（グー）、
大きく開いたり（パー）を
繰り返してストレッチをする。
足の指先の血行を促進する。
冷え対策にもなる。

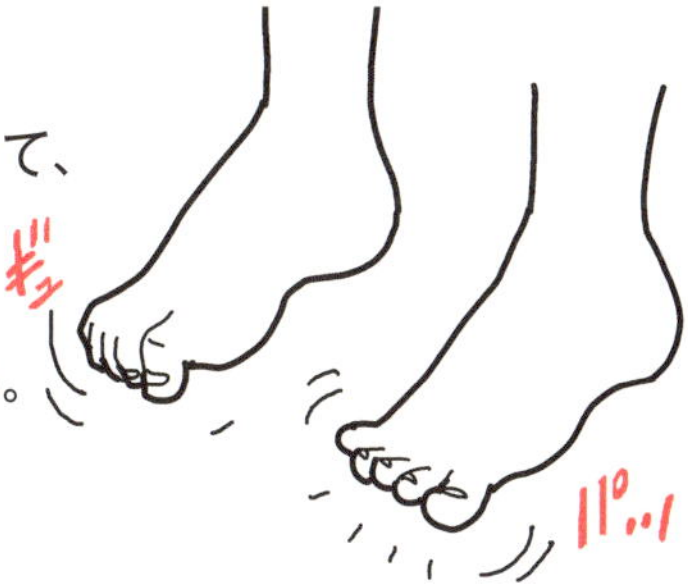

ふくらはぎストレッチ

静脈の循環に深くかかわっているのが、
静脈内の弁とふくらはぎの筋肉。座ったままでも
簡単にできるふくらはぎストレッチ。
エコノミークラス症候群（静脈血栓塞栓症）は、
ふくらはぎの筋肉を動かして予防しよう。
時々立つことも必要です。

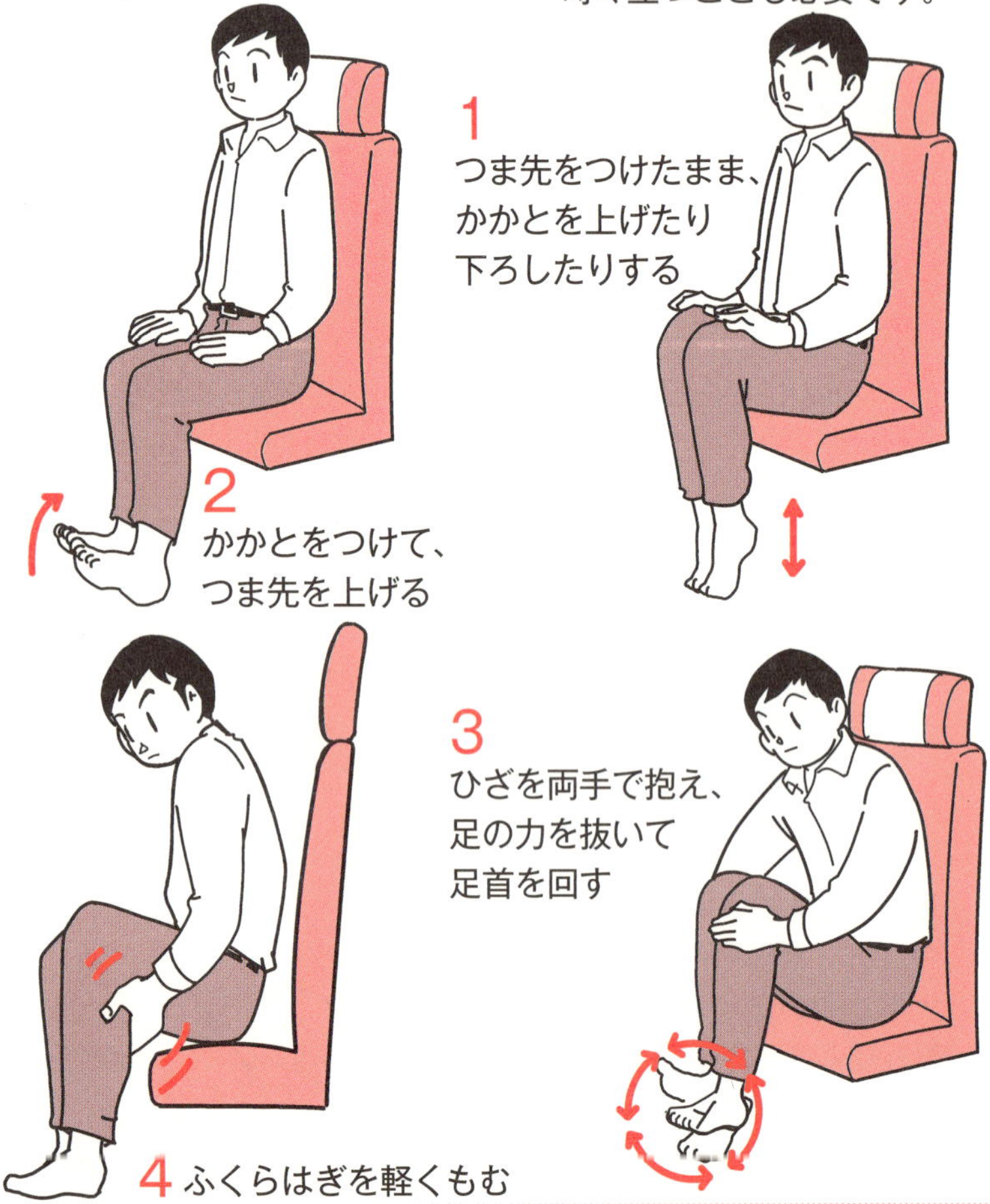

1
つま先をつけたまま、
かかとを上げたり
下ろしたりする
2
かかとをつけて、
つま先を上げる
3
ひざを両手で抱え、
足の力を抜いて
足首を回す
4 ふくらはぎを軽くもむ

第4章

動脈硬化の検査と診断、最新治療

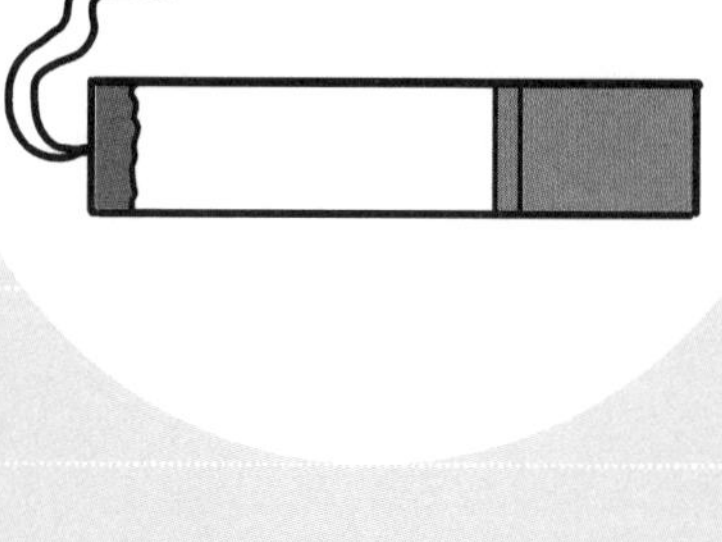

何科を受診するの？

現在、多くの健康保険組合や自治体（市区町村）で、生活習慣病の予防と早期発見・早期治療のために、年に1回以上の健康診断を受けることができます。健診によって、動脈硬化の危険因子である「高血圧」「糖尿病」「脂質異常症」などを見つけることができます。その際に、「動脈硬化が疑われる」と指摘されることもあります。健康診断で異常が見つかった場合は、速やかに医療機関を受診することが大切です。

まずは、かかりつけ医（一般内科）や総合病院では「循環器内科」を受診します。

高齢者人口の増加に伴う動脈硬化性疾患の増加に加え、糖尿病・透析合併症例の急増が下肢病変の病態を複雑化しています。そのため、単一科の診療での完結は不可能で、複数の診療科、地域医療との提携による治療が必須となっています。

最近は、血管病に関係する内科系、外科系の診療科を集約した高度専門医療を提供する「血管病センター」「心臓血管センター」「脳血管センター」なども増えてきています。

動脈硬化に関する診療科

動脈硬化は全身に起こる血管病。
どこの病院、どの診療科を受診すればよいか、迷うものです。
事前に医療機関に電話で確認するか、
総合案内受付にて相談するのが安心。

腎臓内科
糖尿病腎症、
腎性高血圧、
慢性腎臓病など

神経内科
脳血管障害、
末梢神経障害
など

循環器内科
不整脈、狭心症、
心筋梗塞、脂質異常症、
高血圧、
その他の生活習慣病

脳神経外科
脳梗塞、脳出血、
くも膜下出血などの
脳血管障害など

眼科
内眼炎、白内障、
緑内障、
網膜硝子体疾患など

心臓血管外科
虚血性心疾患、
心不全外科治療など

内分泌代謝科
糖尿病、
脂質異常症など

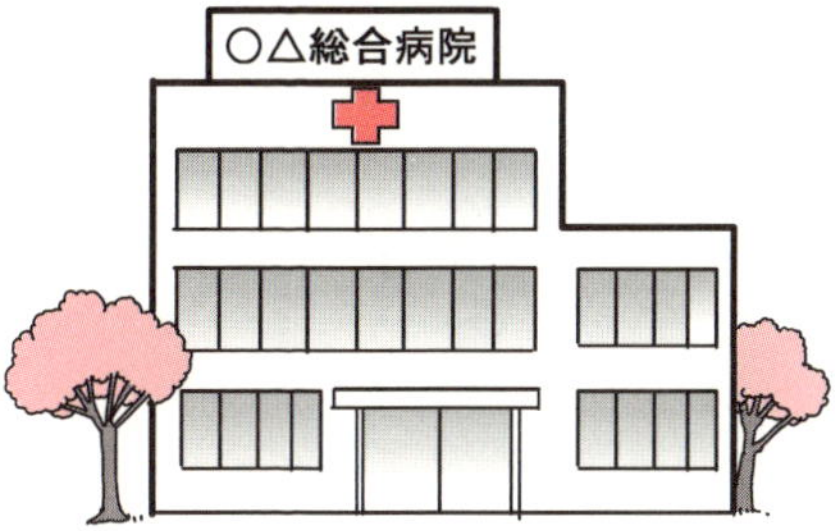

自覚症状、病歴、生活習慣……、正確な情報が診断につながる

医療機関を受診すると、診療の前に「問診票」を記入するのが一般的です。どのような症状の場合も、現在の自覚症状（健康状態）、これまでの病歴、手術・輸血の経験、服用薬の名前、アレルギーの既往、飲酒・喫煙・食欲・睡眠などの生活習慣などを記入します。合併症や事故防止の観点から、アレルギー歴の記入は重要です。

問診は、病気の診断・治療をするうえで重要な情報です。問診で診断が絞り込まれ、多くの疾患は問診だけでも診断することが可能でしょう。正しい診断にたどりつくかどうかは、患者さんの情報の伝え方にも左右されるというわけです。そのため、患者さん自身が自覚症状や生活習慣を整理して、正確に伝えることが大切です。

最近では、パソコンを使い、医療機関のホームページから問診票（ＰＤＦ）をダウンロードして印刷し、事前に記入できるシステムを導入しているところが増えています。それを受け付けの際に提出すれば、診察までの待ち時間を短縮することもできます。

情報を伝えるポイント

医師と患者さんの思いには、
ギャップが存在することもあります。
医師とのコミュニケーションを図り、
信頼関係を築くことが大切です。

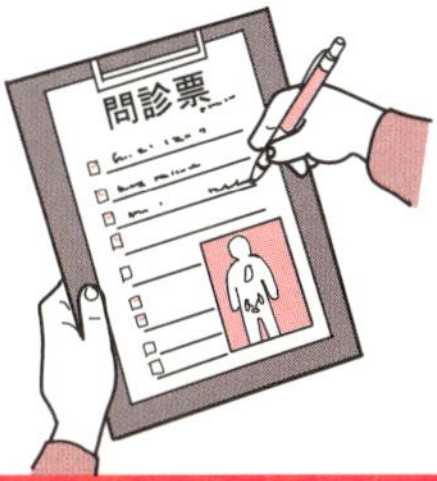

7つのポイント！

- □ いちばん困っている症状（痛み、かゆみ、不快感）を伝える
- □ 症状の正確な部位とその広がり
- □ 症状の激しさ、持続時間、回数、起こりやすい時間帯
- □ 症状の増悪・軽減因子
- □ 症状によって困っている・心配していること
- □ 自分の解釈（症状の原因や体調を崩すきっかけになった理由）
- □ 検査や薬、治療についての希望

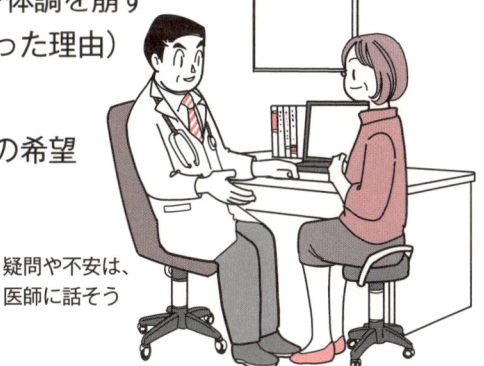

疑問や不安は、医師に話そう

検査1

動脈硬化の程度を直接みる検査、間接的にみる検査

検査の目的は、医師の診断を確実なものにすることですが、病気の進行度の確認や治療方針の決定、治療の評価としても利用します。検査は、①体の異常をみいだす検査、②病気を診断するための検査、③治療の有効性をみるための検査の三つに分類できます。

健康診断などで行われる血液検査や尿検査などは、体の異常をみいだす検査です。これらは、「ふるい分ける」という意味のスクリーニング検査です。この結果、動脈硬化が疑われる場合は、動脈硬化かどうかをみるための精密検査を行います。

動脈硬化の代表的な精密検査は、CT検査、MRI検査、超音波（エコー）検査などの画像診断検査です。これらは、血管の状態を直接みることができます。血管の硬さや血液の流れなどを間接的にみるのが、血管機能検査などです。さらに合併症を診断するためには、血管造影検査や血管内視鏡検査などが必要なこともあります。ほとんどが日帰りでできる検査ですが、体への負担が大きい場合は入院検査となります。

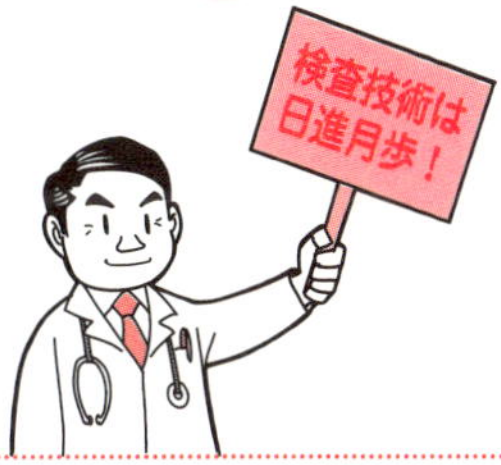

スクリーニング検査と精密検査

どんな検査ができるかは
医療施設によって異なります。
希望する検査がある場合は、
事前に確認しましょう。

●スクリーニング検査

●血圧測定　●血液検査　●尿検査
●胸部X線検査　●心電図検査　●眼底検査など

●血管の状態（厚さ・狭さ）を知る精密検査

●ＣＴ検査　●ＭＲＩ検査
●超音波（エコー）検査など

●血管の機能（硬さ）を知る精密検査

●心臓足首血管指数（ＣＡＶＩ）
●脈波伝播速度（ＰＷＶ）
●血管年齢検査（加速度脈派加齢指数）
●足関節上腕血圧比（ＡＢＩ）
●血流依存性血管拡張反応検査（ＦＭＤ）など

●診断するための精密検査

●血管造影検査　●血管内超音波検査（ＩＶＵＳ）
●血管内視鏡検査　●血管シンチグラフィー
●カテーテル検査など

検査2

血管壁の厚み、血管内の狭さを写しだす頸動脈超音波検査

負担なく簡単に動脈硬化がわかるのが、頸動脈超音波*（エコー）検査です。首の頸動脈に超音波を当て、動脈壁の厚み、血管内の狭さ、プラークの有無や程度を調べる検査で、動脈硬化を直接見て診断する方法です。

頸動脈は、耳の斜め下くらいにあって、ドクドクと脈打っている血管です。比較的太い血管であるにもかかわらず、自分で触ってわかるくらい浅い位置を通っているため、ほかの血管部分と比べて、超音波検査でみいだしやすい血管です。

加えて、頸動脈はアテローム動脈硬化の好発部位。そのため、頸動脈を血管の窓として、全身の動脈硬化の進行を把握する有用な情報となり得るのです。自覚症状がなくても、頸動脈超音波検査を行うことで、動脈硬化の早期発見が可能になります。頸動脈の動脈硬化が進んでいるほど、ほかの部位の動脈硬化も進んでいると考えられ、命にかかわる心筋梗塞や脳卒中を発生しやすいと推測できます。

＊超音波：人間の耳には聞こえない高周波の音波を体に当たときに、反射してくる音波エコー

簡単！　頸動脈超音波（エコー）検査

動脈硬化が心配な人は、
ぜひ一度、
頸動脈超音波検査を受けてみてください。
定期的に検査を受けることで、
命にかかわる
心筋梗塞や脳卒中などの
リスクの回避に
つながります。

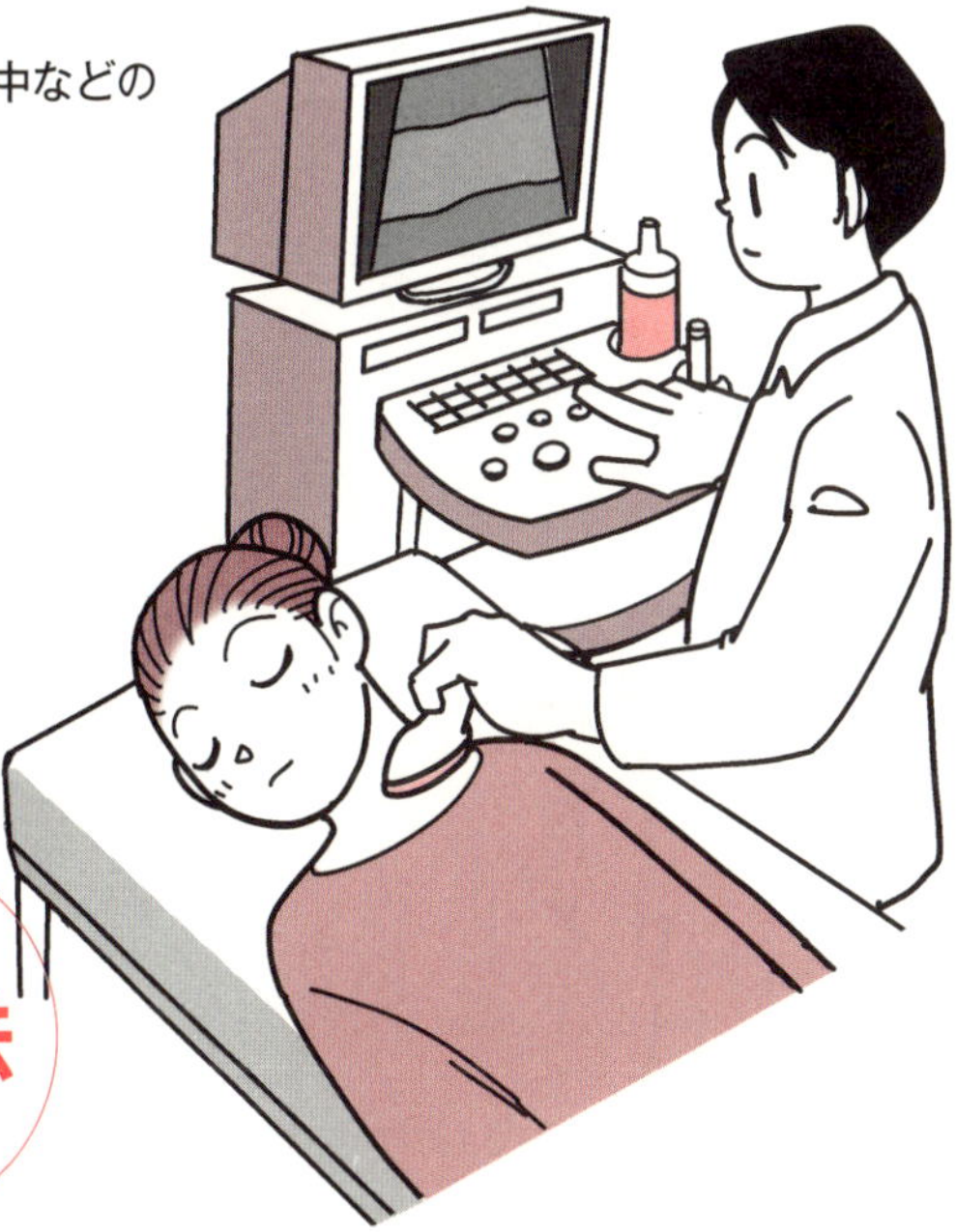

検査法

枕のない状態で仰向けになり、
あごを軽く上げます。
首の部分に、ゼリーのついた
プローベ（超音波発振器）を当て、頸動脈の様子を観察。
左右合わせて数分程度で終わり、
痛みもありません。

エコーの画像を見ると、動脈硬化をリアルに理解できる

頸動脈でいちばんプラークができやすい部位が、頸動脈分岐部。総頸動脈と呼ばれる血管が首の上部あたりで、内頸動脈と外頸動脈に分かれる部分です。

そこが破れるか、プラークの一部に穴が開く潰瘍ができると血栓ができ、血栓がはがれて脳内に流れると脳梗塞になります。

また、プラークが大きくなり、頸動脈が詰まってしまうことがあります。血管の狭窄率が60％以上あり、潰瘍ができるなどすると危険な状態です。脳外科で血管にこびりついたプラークを削り取る手術を行います。

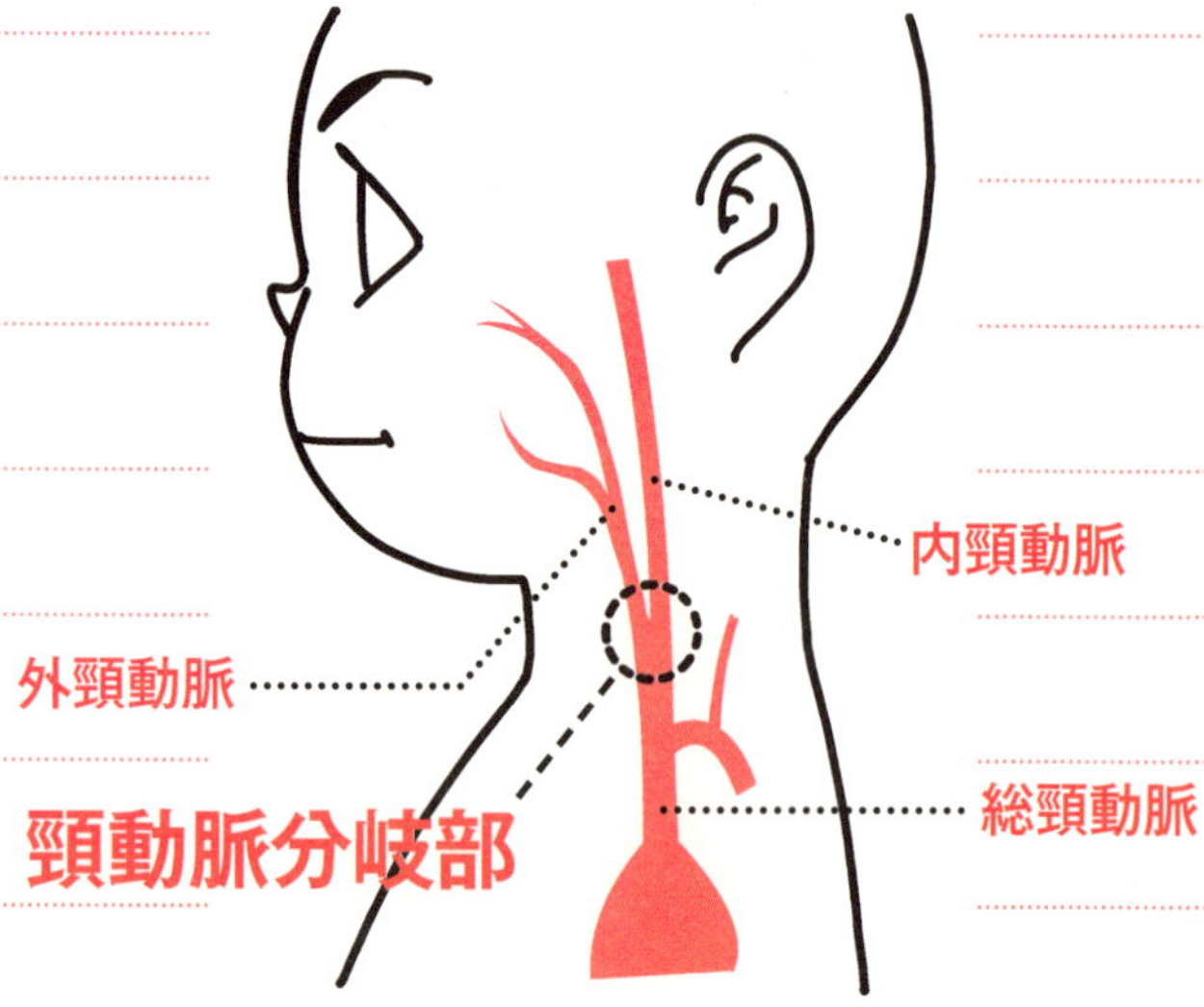

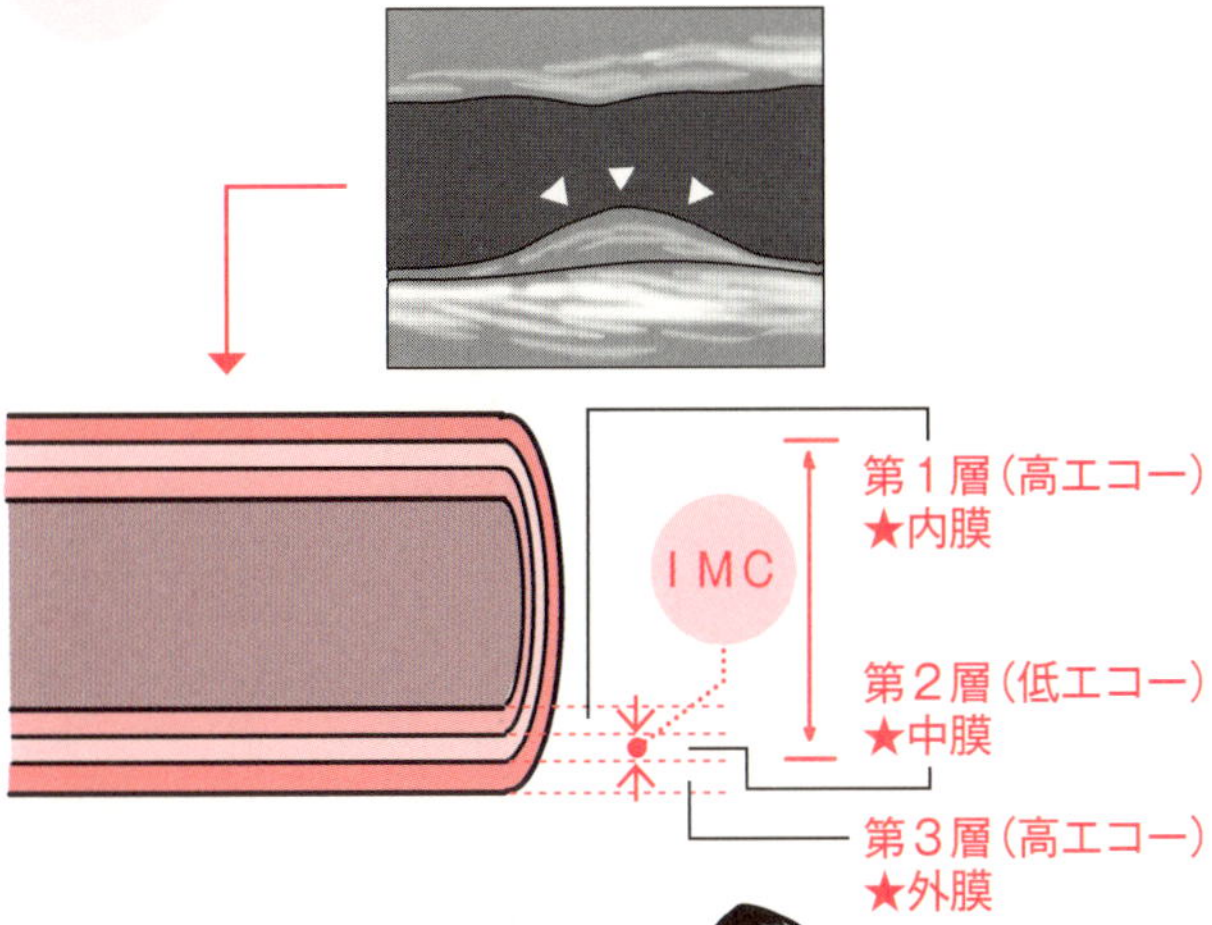

チェックポイント！

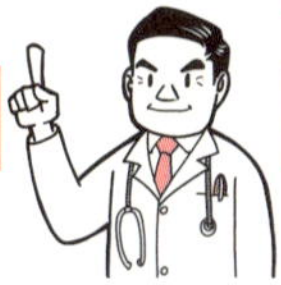

●動脈硬化の有無

血管壁を観察して、動脈硬化の有無を調べます。
血管壁は図のように３層あります。
第1層と第２層をＩＭＣ（内中膜複合体）と呼び、
その厚さを測ります。ＩＭＣの厚さは通常１mm未満。
ＩＭＣは加齢とともに肥厚し、
１mmを超えると動脈硬化が示唆されます。

●血管の詰まり具合の観察

頸動脈の血管腔を観察します。
総頸動脈の血管径は通常５～９mm。
動脈硬化があると、血管が詰まったり、狭くなったりします。

●プラークの観察

エコーでは、プラークの大きさ、形状、
表面、内部の硬さなどを観察します。
プラークは１mmを超えると破裂する可能性があります。

検査3

動脈硬化の状態を知るCT検査、MRI検査

CT検査もMRI検査も断層撮影画像を得る検査法ですが、画像収集の原理に大きな違いがあります。CTではX線が用いられますが、MRIの場合はX線を使わず、強力な磁石による外部磁場と電磁波を組み合わせて画像を収集します。

CT検査は、体のまわりを360度回転しながらX線を照射して、体を輪切りにした断面画像を撮影します。画像では、大きい骨や血腫は白く表示され、X線吸収が小さい水や空気は黒く表示されます。そのため、外傷や脳出血、石灰化などといった症状に適しているといえます。

MRI検査は、病巣部分の形だけでなく代謝産物の量（濃度分布）などを知ることができます。脳梗塞では形の変化としてあらわれる前に脳細胞の新陳代謝の異常が起こりますが、これを画像で確認することができます。そのため早期発見が可能となります。

検査を受ける際は、事前に検査についての詳しい説明を受ける必要があります。

ＣＴとＭＲＩの比較

ＣＴ検査やＭＲＩ検査にはそれぞれ長所・短所があります。
検査目的などの条件により、選択することになります。

検査名	ＣＴ検査	ＭＲＩ検査
英名	Computed Tomography	Magnetic Resonance Imaging
和名	コンピューター断層撮影	核磁気共鳴画像
撮影方法	Ｘ線を用いた撮影	核磁気共鳴による撮影
長所	検査時間が短く（１～２分程度）簡便。骨、石灰化の状態がわかる	放射線被曝《ひばく》がない、造影剤を使用しない
短所	放射線被曝があり、子どもや妊婦は検査不可。造影剤の副作用がある	心臓ペースメーカーを装着している人は検査不可（機種による）。検査時間が長く（１５～２０分程度）、閉塞感がある
得意な部位	肺や気管支などの胸部、肝臓、腎臓など	脳、脊髄、下腹部、四肢（関節）など

検査4

入院せずに冠動脈疾患の診断ができる最新のマルチスライスCT検査

CT検査の撮影技術は進歩しましたが、それをさらに飛躍させたのが、最新のマルチスライスCT検査（MSCT）です。

これまでのCTは1回転で断面画像は1枚しか撮影できませんでしたが、MSCTは1回転で複数枚の断面画像を撮影します。これにより心臓のような動きの激しい部位も短時間で詳細な立体画像の表現が可能になりました。

また、「冠動脈疾患が起きているか否かを最終的に診断する「血管造影検査」や「血管内視鏡検査」では、血管の中にカテーテルを通して直接調べるなど、体への負担が大きいために検査入院をします。しかし、MSCT検査により日帰りの外来検査で最終的な診断を下すことも可能になってきています。

ただし、通常のX線検査やCT検査などに比べて、被曝量は大きく、発がん性の問題が危惧されています。今後は被曝量が低減されることが期待されています。

マルチスライスCT検査

造影剤を使う点では、
心臓カテーテル検査と同じですが、
動脈に針を刺してカテーテルを
入れていく必要がないため、
検査に伴う合併症の
リスクは高くありません。

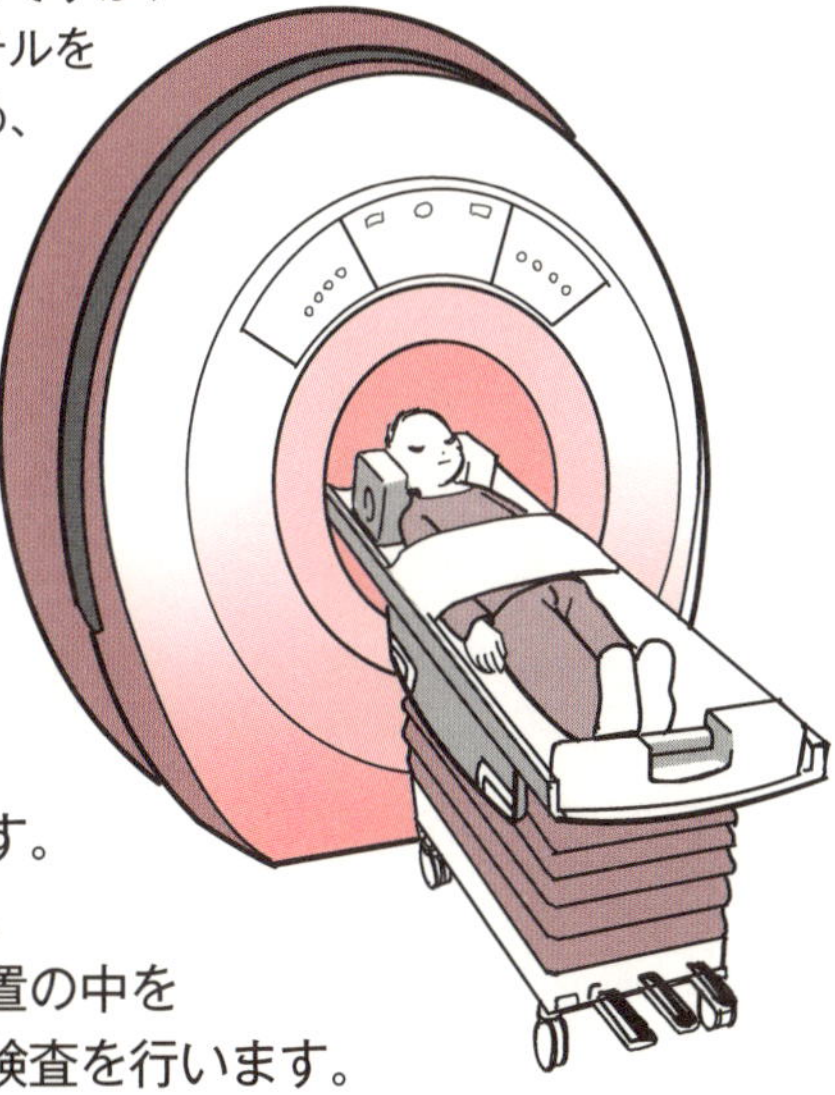

検査法

検査着に着替え、
検査台に仰向けに寝ます。
ガントリーと呼ばれる、
大きなドーナツ状の装置の中を
ゆっくり移動しながら検査を行います。

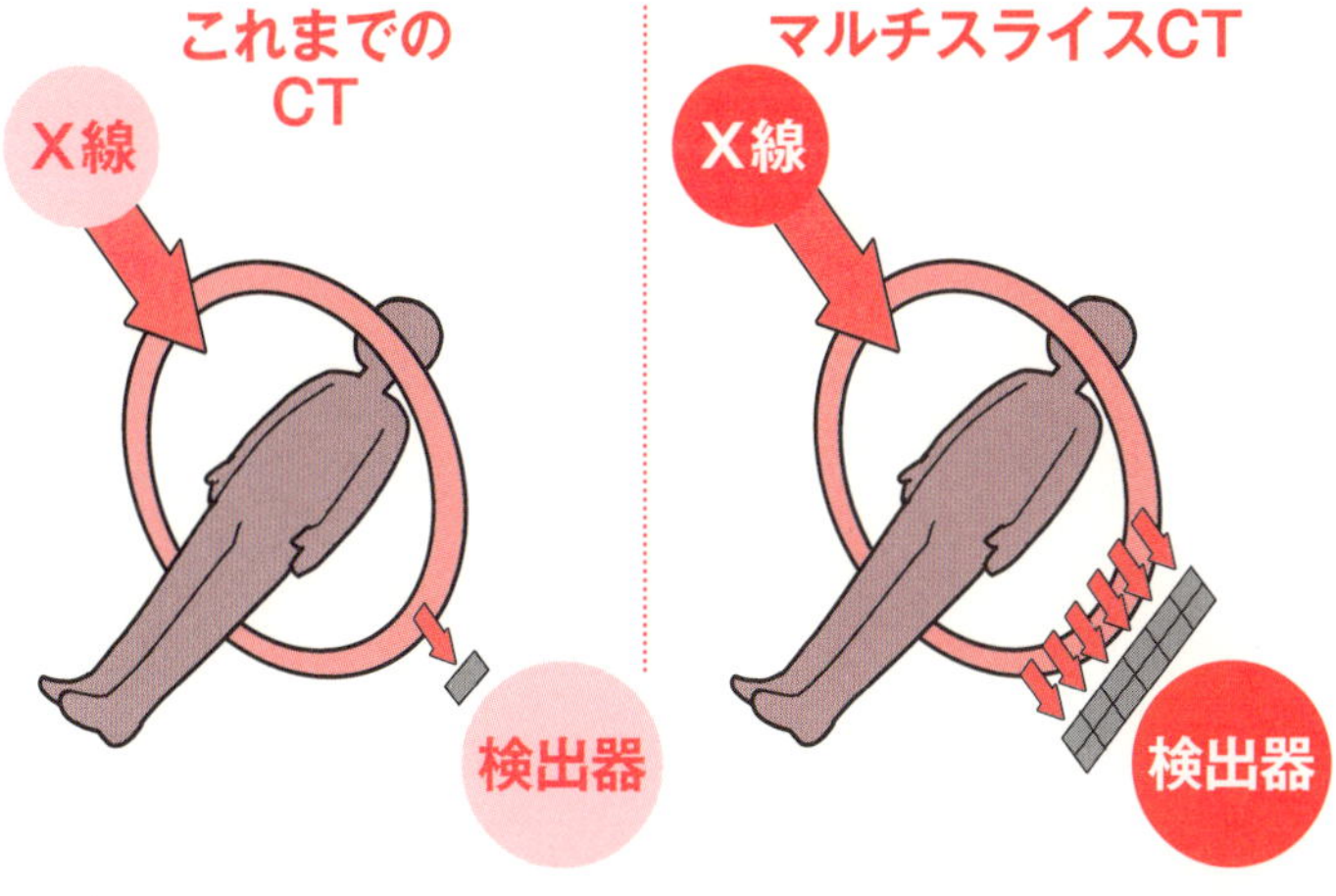

検査5

血管の硬さ・狭さがわかる血管脈波検査

動脈硬化の診断では、血管の機能を調べる「血管脈波検査」も行われます。血管の機能とは、血液を体の隅々に送り届けること。この検査では、心臓足首血管指数（CAVI、キャビィ）と、足関節上腕血圧比（ABI、エービーアイ）を測定します。

CAVIは、動脈の硬さをあらわす指標です。動脈は、全身に血液を送るポンプの働きをしていますが、血圧が変化した際の血管の膨らみ方をみることで動脈の硬さがわかります。血管の硬さは、これまで脈波伝導速度で評価されていましたが、この値は測定時の血圧に影響を受けやすく、再現性が悪いことが問題となっていました。測定時の血圧の影響を受けることなく、血管の硬さ自体がわかるということで普及が進んでいます。

ABIは、下肢の動脈の狭さ（狭窄）や詰まり具合（閉塞）を評価する指標です。上腕と足首の血圧から算出されます。簡単な検査ですが、これは腕・脚の血管が詰まりかけている閉塞性動脈硬化症の早期発見に威力を発揮します。

ＣＡＶＩとＡＢＩを同時に測定する

血管脈波検査では、
ＣＡＶＩ（心臓足首血管指数）と
ＡＢＩ（足関節上腕血圧比）を
同時に測定します。
その結果、おおよその
血管年齢がわかります。

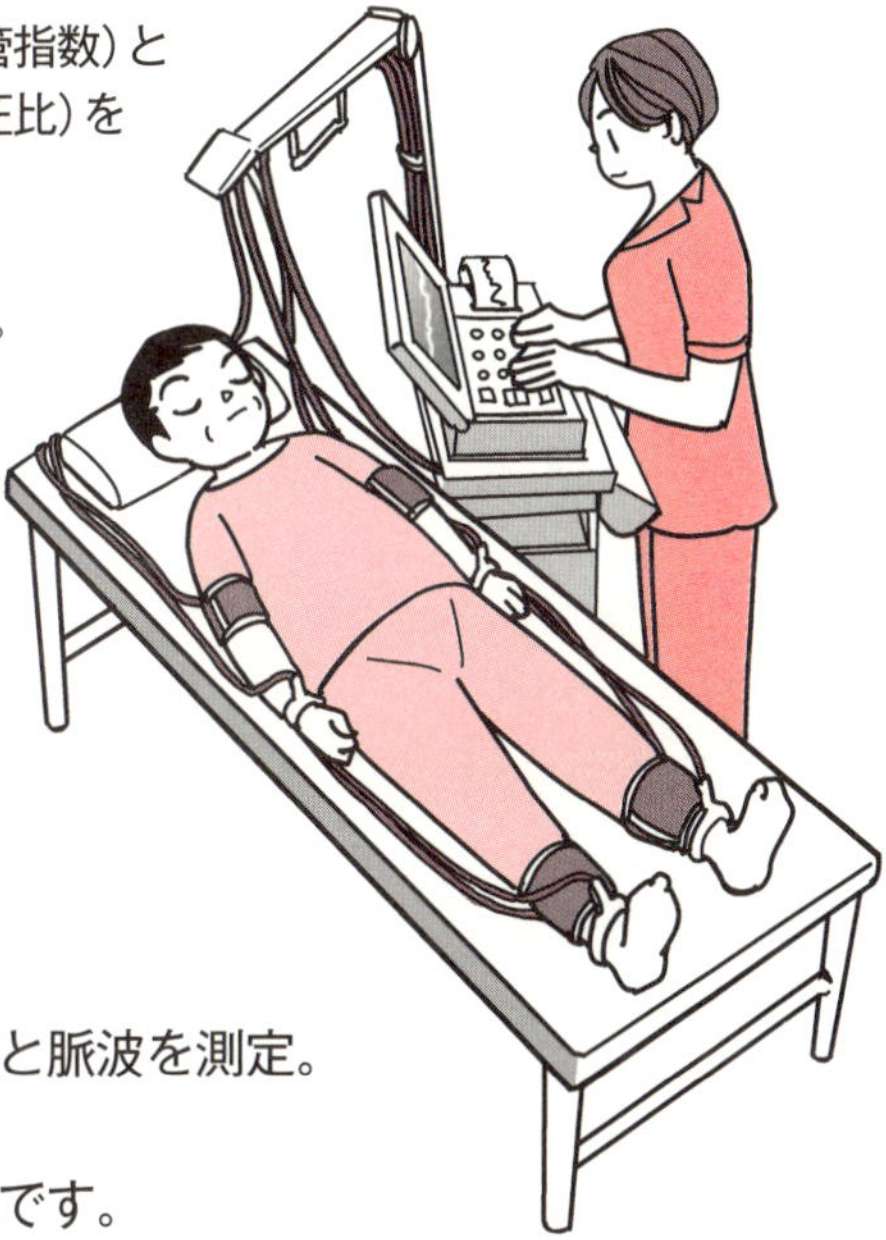

検査法

仰向けの状態で
両腕・両足首の血圧と脈波を測定。
時間は５分程度で、
血圧測定と同じ感覚です。

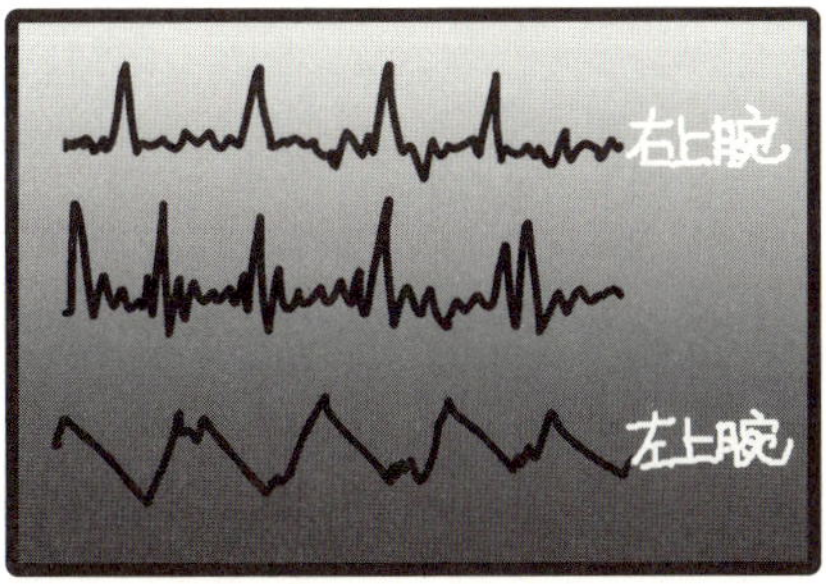

画面には、
右上腕、左上腕、
右足首、左足首の
脈波が
映し出される。

心臓から足首までの動脈の硬さがわかるCAVI（キャビィ）

動脈硬化が進行すると、CAVIの数値は高くなります。
その数値が9.0を超えると、約50%の人に
脳動脈あるいは冠動脈（心臓の動脈）に
動脈硬化が起こっていると考えられます。

●血管がしなやかな場合

健康な血管は、
ゴムチューブのように
弾力性があるため、
拍動（脈波）が血管壁で
吸収されて、
ゆっくりと伝わる。

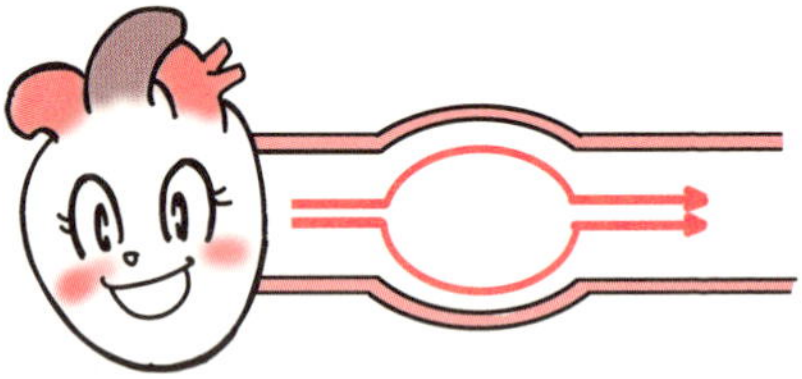

●血管が硬くなっている場合

血管が土管のように硬くなると、
拍動（脈波）は
血管壁で吸収されないため
速く伝わり、
血管や臓器に
ダメージを与える。

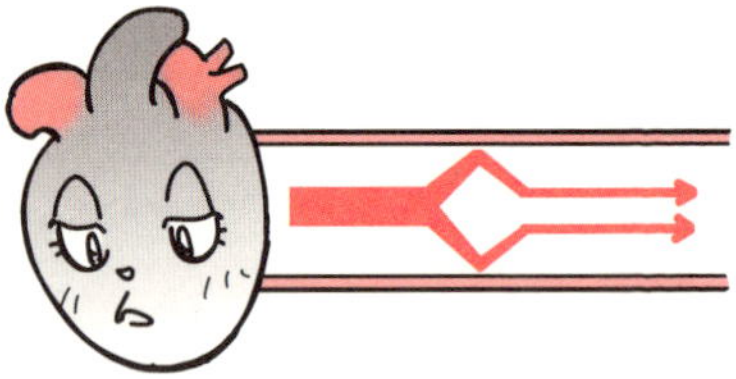

基準値の目安：CAVI＜8.00

下肢動脈の狭さと詰まり具合がわかる足関節上腕血圧比（ABI）

足関節上腕血圧比は、
下肢動脈の狭さと詰まり具合を評価します。
足首と上腕の血圧を測定し、その比率を計算します。
一般に、健康な人は1.00～1.29の範囲を示します。
低値の場合は、足に向かう動脈の内径が
狭くなっていることが疑われ、
高値の場合は血管壁が硬くなっていることが疑われます。

$$\text{ABI} = \frac{\text{足関節最高血圧}}{\text{上腕最高血圧（左右高いほう）}}$$

基準値の目安：ＡＢＩ＜0.90

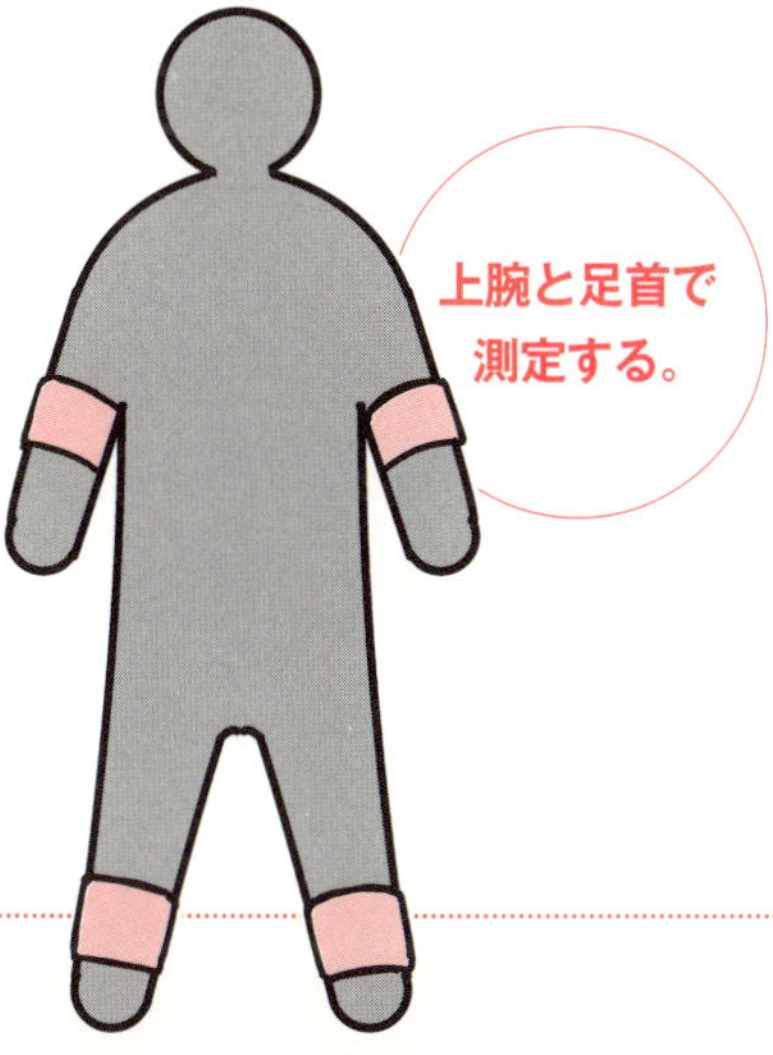

検査6

スクリーニング検査で、動脈硬化の兆候がわかることもある

狭心症や心筋梗塞、脳卒中といった動脈硬化性疾患は、困ったことになかなか自覚症状があらわれず、自覚症状が出たときには、すでに手遅れということが少なくありません。自覚症状がなくても、「血圧が高めだな」「脂っこい食事が多いな」など、健康状態に不安がある人は、血管の専門検査を受けることが大切です。

また、動脈硬化の危険因子である高血圧、脂質異常症、糖尿病といった生活習慣病を予防するには、年1回実施されている「一般健康診断（住民健診・職域健診）」や「特定健康診査（メタボ健診）」を受けて、血圧・脂質・血糖などをチェックしましょう。

血圧測定、血液検査、尿検査などのスクリーニング検査は、生活習慣病を発見する手がかりになります。検査数値は、基準値だけで判断するのではなく、見落としがちなグレーゾーンに当たる境界値もチェックしてください。このグレーゾーンこそ、生活習慣病の兆候をとらえる重要な手がかりになります。

心臓病の診断に欠かせない血圧測定

高血圧は、心臓に負担をかけるばかりでなく、
動脈硬化を引き起こす危険因子です。
そのため、血圧測定は重要な指針となります。
病院で測定する「診察室血圧」だけでなく、
自分でも「家庭血圧」を測り、
正確な血圧値を知ることが大切です。

成人の高血圧の目安（収縮期血圧/拡張期血圧）

●家庭血圧の基準値：

≧135　かつ
≧85 mmHg

●診察室血圧の基準値：

≧140　かつ
≧90 mmHg

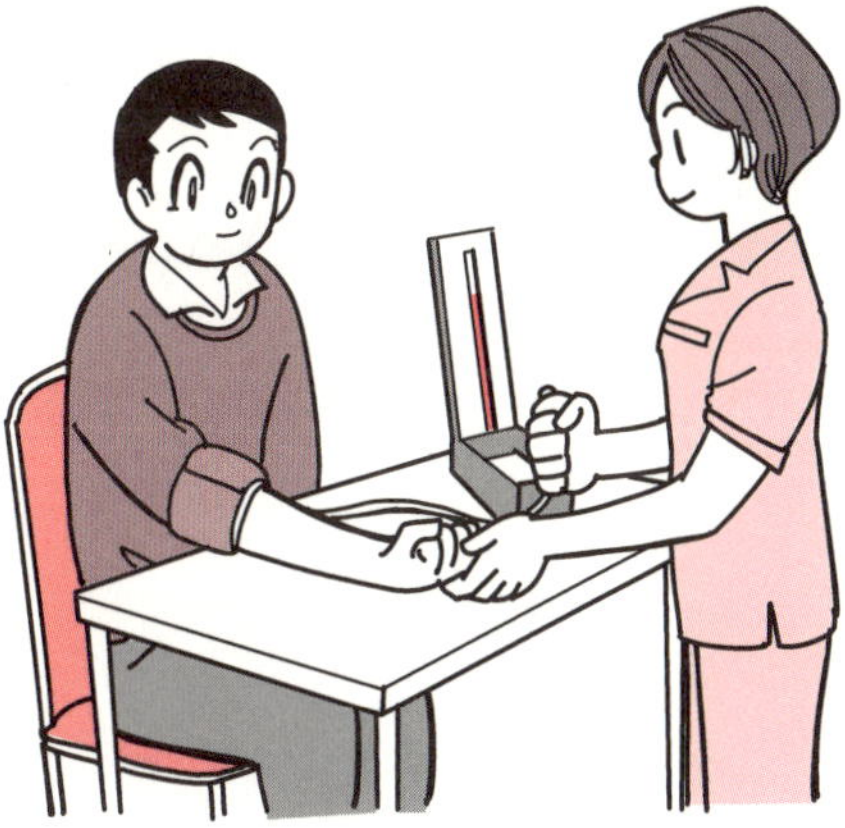

診察室血圧の基準値は、家庭血圧の基準値よりも高くなる。

唯一、血管の状態がみられる 眼底検査

眼底の網膜は人体で唯一、血管の状態を
直接観察することができる部分です。
眼科領域だけでなく、動脈硬化や糖尿病、高血圧、心臓病に伴う
血管に影響があらわれる内科領域にも重要な検査です。
瞳孔を広げる散瞳薬を使うことがあるため、
終了後はしばらくの間まぶしい状態が続きます。

検査法

眼底カメラを用いて、
瞳孔の奥にある
眼底を片目ずつ
検査します。

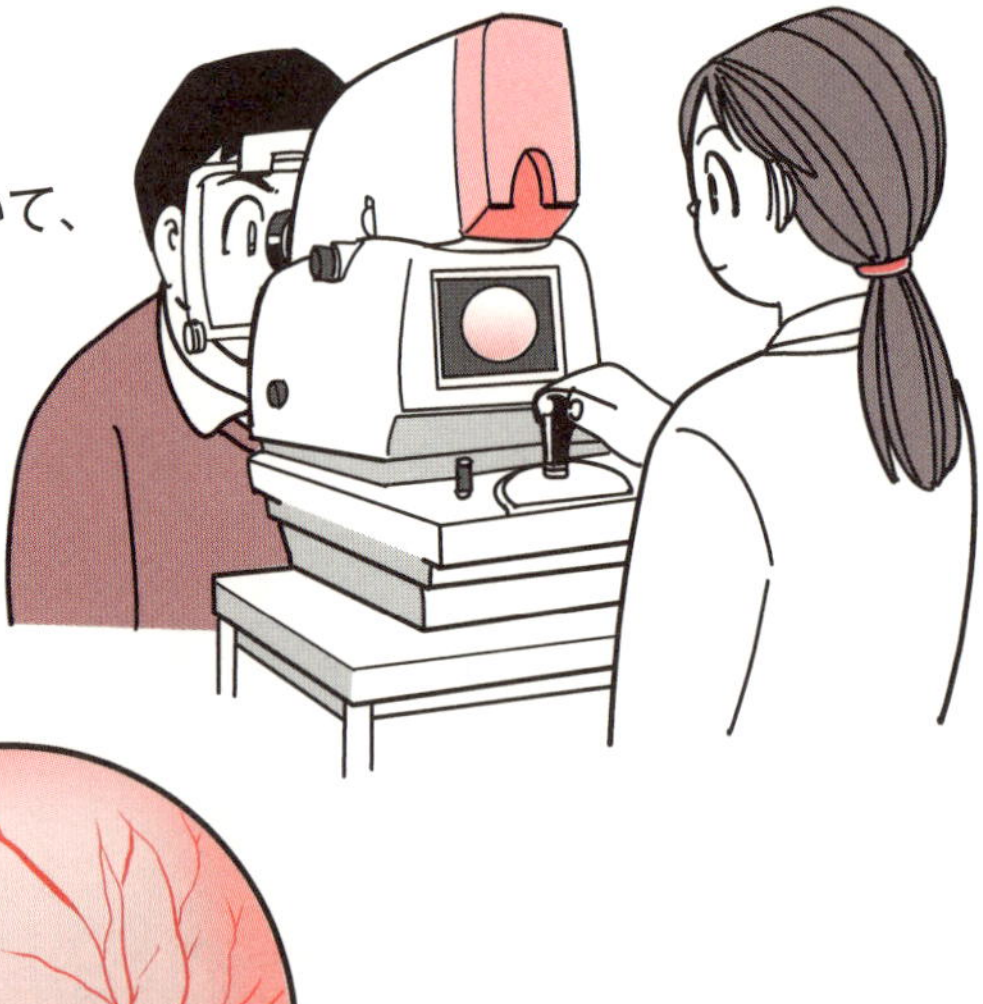

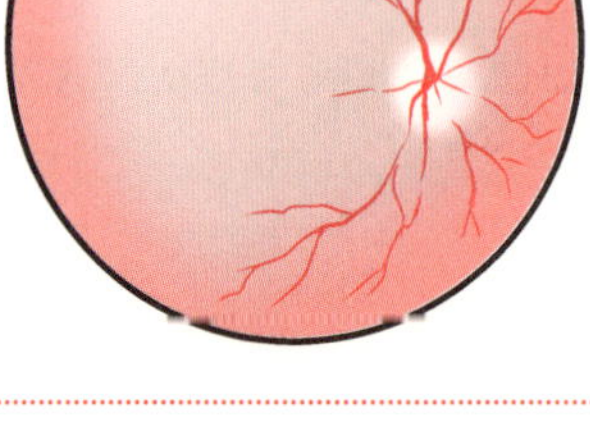

小さな瞳から
全身の血管の状態を
知ることができる。

心臓の異常を読みとる心電図検査

心臓が発するかすかな電気の変化を、
時間を追って記録して波形としてあらわします。
波形から拍動や刺激伝達形の状態、心房や心室の肥大の有無、
不整脈や狭心症、心筋梗塞の有無がわかります。
詳しく調べる場合は、
24時間ホルター心電図検査が
行われます。

検査法

仰向けの状態で、
胸部6か所と
両腕、両足首に
電極をつけて、
数秒間計測します。

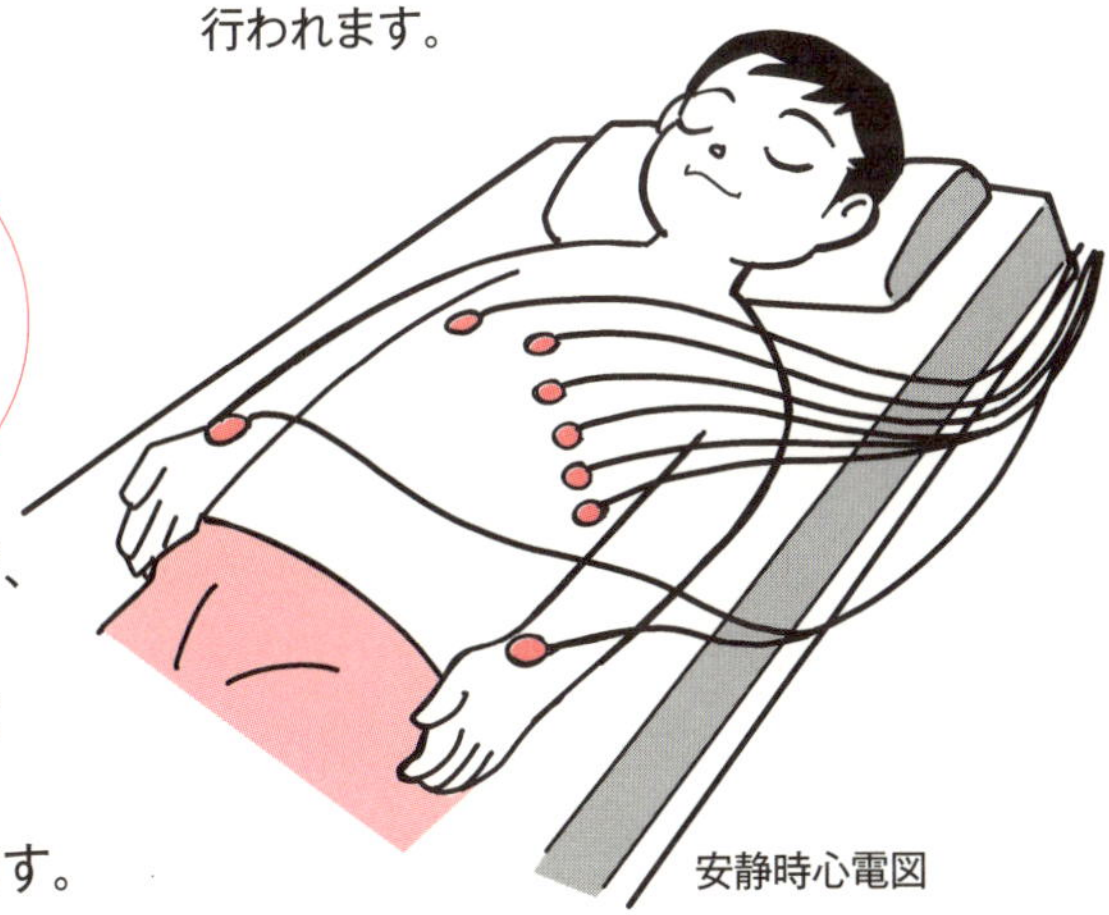

安静時心電図

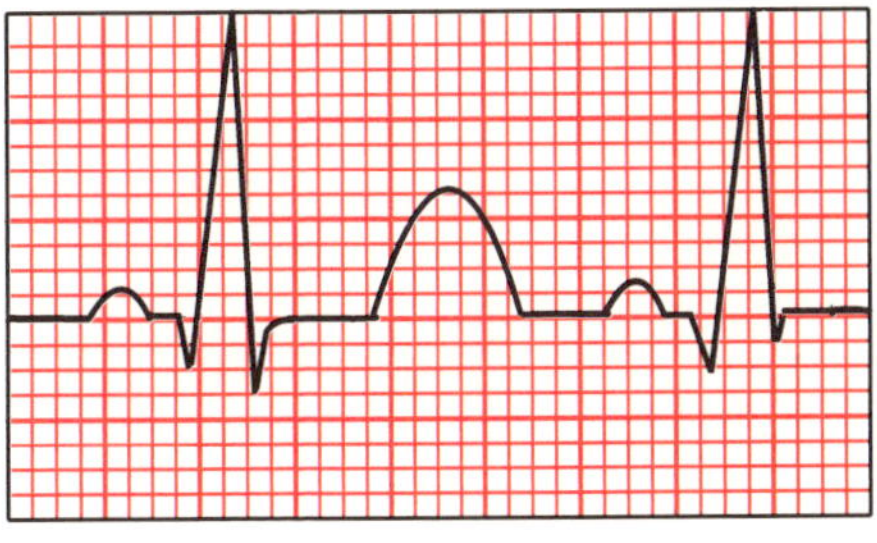

正常な心臓は
規則正しい波形を
示す。

検査7

動脈硬化の治療には、脂質異常症の血液検査が必要

動脈硬化を治療するためには、脂質異常症の検査と診断が必要です。狭心症や心筋梗塞、脳梗塞などの動脈硬化性疾患を引き起こす危険因子である脂質異常症を治療すれば、その発症や進行を予防することができます。

脂質異常症には、高ＬＤＬコレステロール血症、低ＨＤＬコレステロール血症、高中性脂肪血症の３種類があり、血液検査でそれぞれの診断を行います。脂質異常症は診断できますが、動脈硬化の程度や合併症のリスクがわかるわけではありません。これまでの大規模な研究により、脂質異常症が動脈硬化を進行させ、狭心症や心筋梗塞の発症に関係があることや、これらを治療すると発症予防につながることがわかっています。

血液は全身を隅々まで巡っているため、さまざまな情報を教えてくれる貴重な情報源です。血液検査は、健康状態を知るうえで基本となる重要な検査なのです。定期的に血液検査を行い、脂質異常症をコントロールしていくことが肝心です。

血液は貴重な情報源、血液検査で何がわかる？

血液検査では、主に脂質異常症、
糖尿病、腎臓・肝臓の異常、貧血の有無などがわかります。

成分	内容	主な病気
総たんぱく アルブミン	血清中に含まれる たんぱく	↑脱水症 ↓栄養不良、肝硬変
GOT（AST）	たんぱく質を 分解する酵素	↑肝炎、心筋梗塞
GPT（ALT）	〃	↑肝炎、胆道疾患
γ-GTP	〃	↑アルコール性肝障害
尿素窒素	肝臓で合成される 老廃物	↑腎炎、消化管出血、 脱水
クレアチニン	腎臓から尿中に 排泄される	↑慢性腎炎、腎不全、 脱水
総コレステロール	ＨＤＬとＬＤＬを 合わせた脂質	↑動脈硬化 ↓甲状腺機能亢進症
ＨＤＬ コレステロール	善玉の コレステロール	↓動脈硬化、低ＨＤＬ コレステロール血症
ＬＤＬ コレステロール	悪玉の コレステロール	↑動脈硬化、高ＬＤＬ コレステロール血症
中性脂肪	脂質	↑動脈硬化、 高中性脂肪血症 ↓栄養不良、 甲状腺機能亢進症
血糖	血液中のブドウ糖	↑糖尿病　↓低血糖
尿酸	痛風の原因物質	↑高尿酸血症、 痛風、痛風腎
鉄	体内の鉄分	↑再生不良性貧血 ↓鉄欠乏性貧血

治療計画

食事療法と運動療法で、肥満を解消することが根幹

血液検査の結果、脂質異常症と診断されても、すぐに薬物療法を開始するということではありません。また、画像診断検査の結果、動脈硬化が進んでいて血管に狭窄や閉塞が見つかっても、ただちに外科的治療を行うわけではありません。

動脈硬化の基盤となるのは、脂質異常症の治療です。まずは、崩れた脂質バランスを整えることで動脈硬化の進行を抑え、命にかかわる心筋梗塞や脳梗塞といった〝血管事故〟を予防します。血管の狭窄や梗塞が顕著になった場合は、血管外科治療を行います。

生活習慣を見直し、改善することが肝心です。

具体的には、①禁煙、②食事の是正、③適正体重の維持、④運動の増加、⑤ストレスの軽減です。この中でも、特に重要なのが食事療法です。脂質異常症の温床となる〝内臓脂肪型肥満〟の原因は、食べすぎと運動不足です。食事療法だけでも体重を減らすことはできますが、運動をしないと体脂肪とともに筋肉量も減り体力低下になるのです。

脂質異常症の治療方針

治療目標については、
一次予防（狭心症や心筋梗塞などの
冠動脈疾患を起こさないための治療）と、
二次予防（冠動脈疾患を再発させないための治療）に分かれます。

血液検査（脂質異常症）、問診、身体所見、検査所見

冠動脈疾患の経験がない人（一次予防）

ＬＤＬコレステロール値以外の危険因子

- □ 加齢（男性45歳以上、女性55歳以上）
- □ 高血圧
- □ 糖尿病
- □ 喫煙
- □ 家族に冠動脈疾患の経験者がいる
- □ 低ＨＤＬコレステロール血症

危険因子の数・カテゴリー

０個（低リスク）
１～２個（中リスク）
３個以上（高リスク）

冠動脈疾患の経験がある人（二次予防）

脂質管理目標値の設定

一次予防：生活習慣の改善 → 目標達成の評価 → 薬物治療の考慮

二次予防：生活習慣の改善 → 薬物治療の考慮

日本動脈硬化学会『動脈硬化性疾患予防ガイドライン』より

薬物療法
1

生活改善の効果がないときは、脂質低下薬を用いる

薬物療法は心筋梗塞や脳梗塞などの動脈硬化性疾患を予防するために、血液中の脂質を下げる脂質低下薬を用いた治療法です。食事療法や運動療法を3か月程度続けても、LDLコレステロールや中性脂肪が思うように下がらない場合は薬物療法を考慮します。

薬物療法を始めるにあたっては、単にコレステロールや中性脂肪の数値で薬剤の種類や量が決まるのではなく、患者さんの年齢や性別、合併症、遺伝的な素因、喫煙習慣、狭心症や心筋梗塞を発症したことがあるか否か、家族歴などに応じて方針が決まります。

ただし、遺伝的素因による「家族性高コレステロール血症」の人は、動脈硬化のリスクが高いため、食事・運動療法と同時に、薬物療法もすぐに開始します。

治療薬は、主治医の指示どおりに服用することが大切です。一時的に検査値が正常になっても、それは薬の効果によるもの。薬をやめれば元に戻るケースがほとんどです。薬物療法と同時に、食事・運動療法をきちんと続けることで薬の効果もより期待できます。

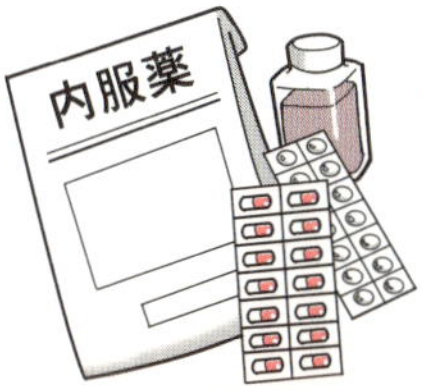

脂質異常症の主な薬

脂質異常症の主な治療薬は以下のとおりです。

コレステロール値を下げる薬

●スタチン（HMG-CｏA還元酵素阻害薬）

肝臓でコレステロールの合成を抑制する薬。

●レジン（陰イオン交換樹脂）

小腸でのコレステロールの吸収を抑える薬。

●エゼチミブ（小腸コレステロールトランスポーター阻害薬）

小腸からコレステロールが吸収されるのを防ぐ薬。

●プロブコール

肝臓で再吸収されたコレステロールを胆汁酸にして、
体外に排泄するのを促進する薬。

中性脂肪値を下げる薬

●ニコチン酸誘導体、フィブラート系薬

肝臓での中性脂肪合成を抑制し、血液中の中性脂肪の
分解を促進して、中性脂肪値を下げる薬。

●ＥＰＡ製剤（イコサペント酸エチル）

肝臓での中性脂肪合成を抑制し、
血液中の中性脂肪の分解を促進する。
イワシ、サバなどの青背の魚に含まれる
不飽和脂肪酸の一種で、血栓をできにくくするなど、
動脈硬化の抑制作用が期待できる薬。

薬物療法
2

脂質異常症の三つのタイプで薬も違う

脂質異常症の治療薬は、高LDLコレステロール血症、高中性脂肪血症、あるいは混合型によって、若干異なります。

心筋梗塞や脳卒中をまねく危険性の高い、高LDLコレステロール血症には、スタチン、レジン、エゼチミブ、プロブコール。高中性脂肪血症には、ニコチン酸誘導体、フィブラート系薬。混合型の場合は、スタチンを中心にフィブラート系薬やEPA製剤などが追加されることもあります。低HDLコレステロール血症の薬はまだ確立されていませんが、高中性脂肪血症の治療をすると、HDLコレステロール値が正常になることもあります。

最も使用されるスタチン（HMG-CoA還元酵素阻害薬）は、動脈硬化性疾患の発症や再発予防に効果があることがわかっています。しかし、副作用として肝機能障害などがみられることもあります。妊娠中の女性は原則として使用することができません。薬の副作用には、個人差があります。おかしいと感じたら、すぐに主治医に相談してください。

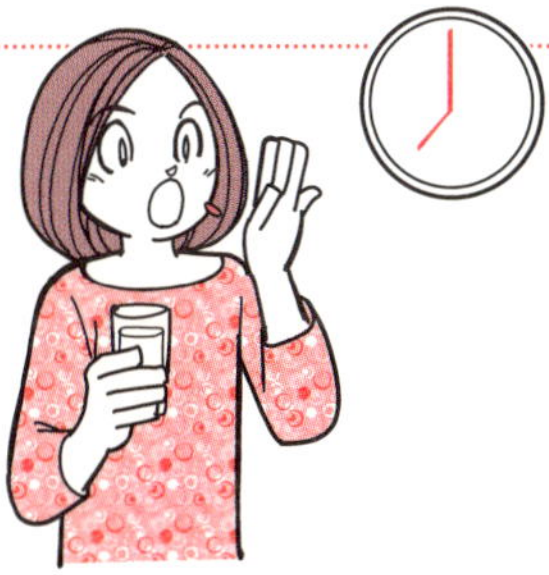

薬の正しい飲み方

薬の効果を最大限に引き出すのは、
正しい服用です。
次の5つのポイントを守りましょう。

●正しい「タイミング」

薬を飲む時間は、主に三つのタイミングがあります。
食前*1、食後*2、食間*3、頓服*4など、
決められた時間に服用します。

＊1：食事の60〜30分前に飲む。
＊2：胃の中に食べ物が残っている状態で飲む。
＊3：食事から1時間ほど後の空腹時に飲む。食事の最中という意味ではない。
＊4：発作時や症状のひどいときなどに飲む。

●正しい「量」

自己判断で飲む量を調整するのは厳禁。
減らしたい場合は主治医に相談しましょう。

●正しい「期間」

自己判断で服用を中止するのも禁物。
指示があった期間は、服用を続けるのが基本です。

●正しい「方法」

飲み薬はコップ1杯の水で飲むのが原則。
水なしで飲むと、喉や食道にひっかかり、
食道炎などを起こすこともあります。

●正しい「飲み合わせ」

一緒に飲んではいけない薬、
食べ合わせがよくない食品があります。
事前に主治医に確認しましょう。

カテーテル治療

狭くなった血管を広げるカテーテル治療

動脈硬化によって血管が狭くなると血液の流れが悪くなったり、アテローム（粥腫）が破れて血栓が詰まったりします。その場合は血管を広げる「カテーテル治療」を行います。もう一度、血液が十分に流れるように回復させるのが目的です。

太もものつけ根、手首、肘などに小さな穴を開けて、カテーテルという細い管状の器具を血管に挿入し、異常のある部位まで到達させます。カテーテルの中には、さらに細い針金（ガイドワイヤー）が通っていて、この針金を使って治療します。

カテーテル治療には、いくつかの種類があります。最近主流となっているのは、左ページの「ステント留置術」です。このほか、アテローム（粥腫）が変性して骨のように石灰化して硬くなってしまった血管の内腔を広げる「ロータブレーター」や、デバイスという筒状の器具を使い、冠動脈にできたアテロームを削り取る「方向性冠動脈粥腫切除術（DCA）」などがあります。

ふたつのカテーテル治療

カテーテル治療は小さな穴を開ける程度の傷だけですむので、回復も早く、患者さんへの負担を軽くすることができます。局所麻酔を行い、入院期間は数日程度。

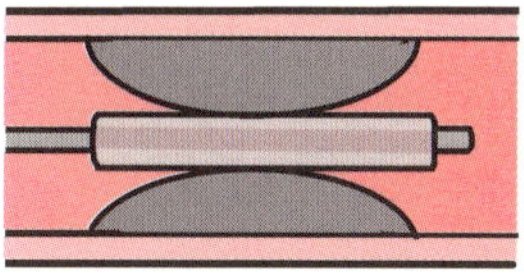

バルーン拡張術

狭くなった血管内にバルーン（風船）のついたカテーテルを挿入する。

バルーンを膨らませ、血管を広げる。

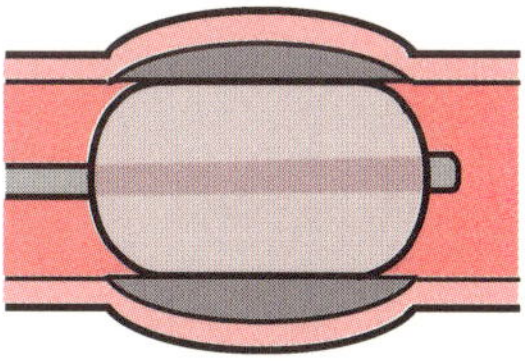

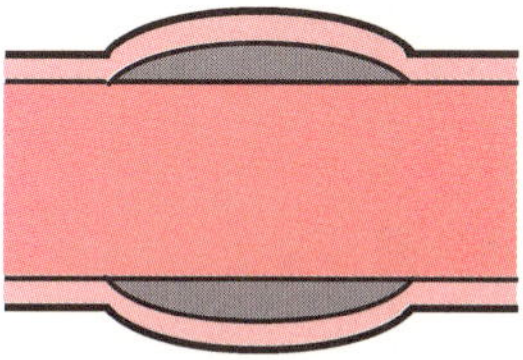

血管が十分に拡張したら、バルーンをしぼませて抜き取る。

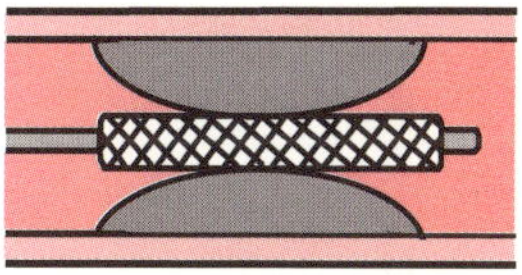

ステント留置術

ステント（金属を網の目状にした筒状の器具）をかぶせたバルーンカテーテルを挿入する。

バルーンを膨らませてステントを広げ、血管壁に押しつけるようにして植え込む。

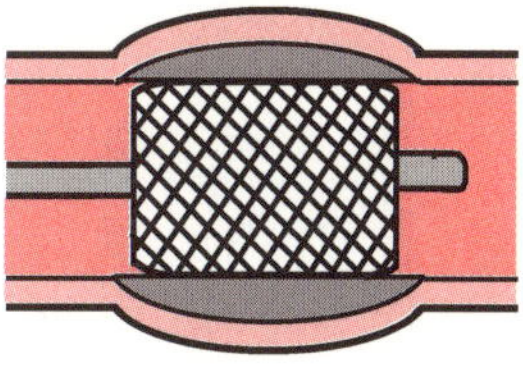

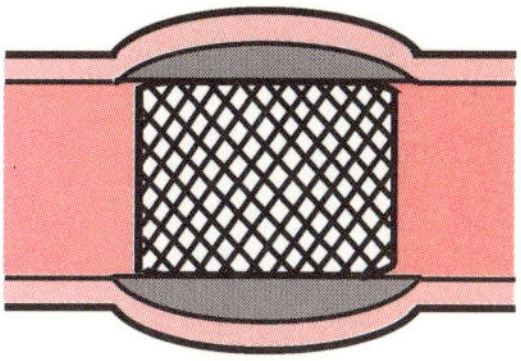

バルーンをしぼませ、抜き取ると、ステントだけが留置される。

別の通り道をつくるバイパス手術

血管外科治療のひとつがバイパス手術です。狭窄・閉塞のある冠動脈に、冠動脈以外の血管をつなげて迂回路、新たな道（バイパス）をつくることにより、心臓への血液供給を増加させるための手術です。バイパスをつくるには患者さんの胸、胃、腕、脚などの血管を用いるのが一般的です。血管を切除しても体に悪影響を及ぼすことはありません。

ただ、直径1・5～2㎜の血管をつなぐという細かい作業であることから、手術は執刀医の腕によって差は出てくるでしょう。また、手術時間が長くなると合併症を加速度的に増加させるため、スピードも要求されます。

天皇陛下が受けられた冠動脈バイパス手術は、国内では、年間約1万6000件の実施例がある代表的な心臓外科手術のひとつで、成功率は高いものです。手術後は集中治療室（ICU）に移り、安定した後に外来病棟に移り回復を待ちます。入院の期間は、心臓の状態や年齢などにより異なりますが、通常2～3週間は必要とされます。

“グラフト”が命綱になる

冠動脈バイパス手術において、
バイパスに用いられる血管は「グラフト」と呼ばれます。
このグラフトにより狭心症は改善され、
心筋梗塞を防ぐことができます。

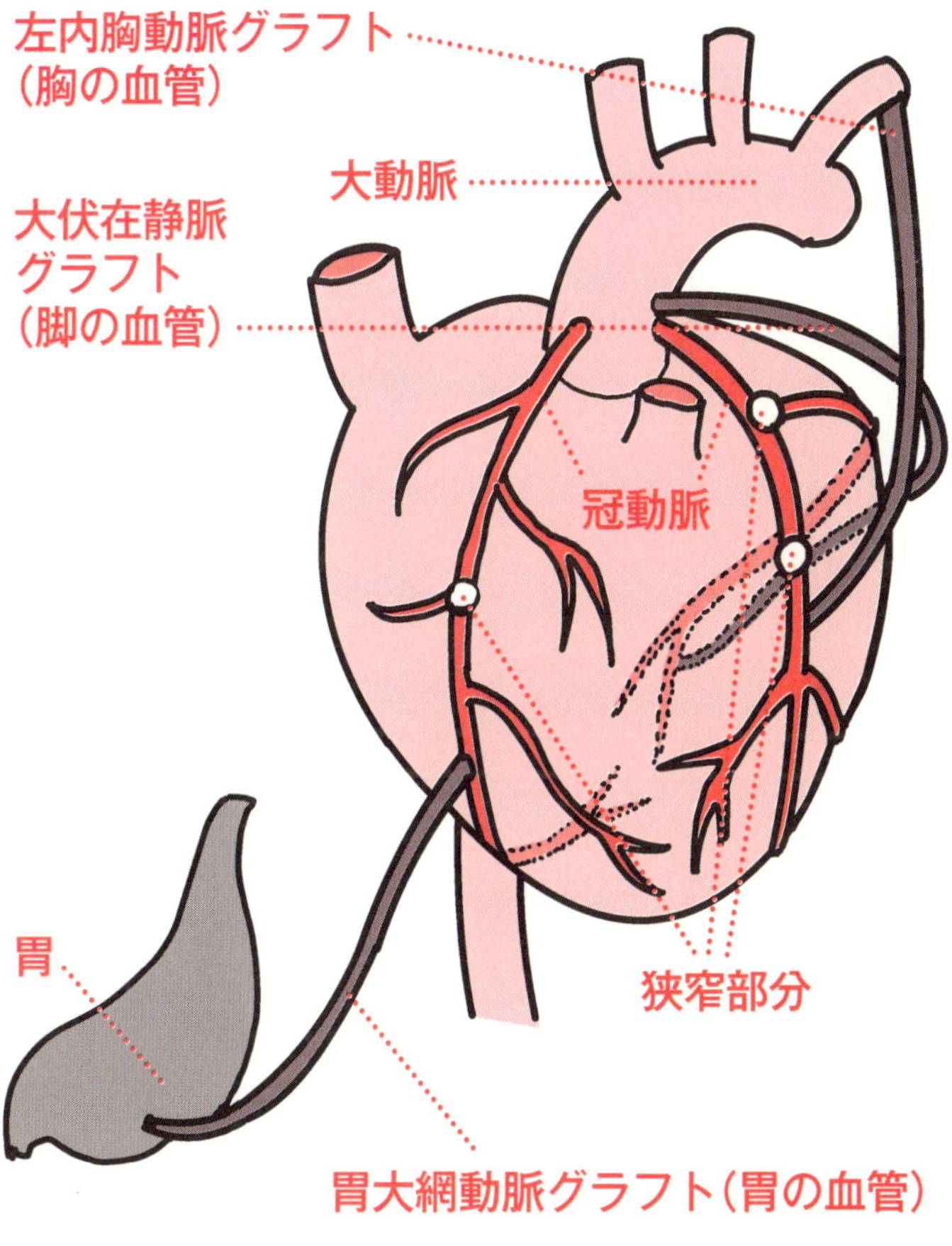

最先端治療

末梢動脈疾患に適している血管再生療法

超高齢社会に伴い末梢動脈疾患（閉塞性動脈硬化症およびバージャー病）は、年々増加しています。その治療として危険因子の除去、食事・運動療法による生活習慣の改善、薬物治療、血管外科治療が行われています。しかし潰瘍・壊疽が認められる場合、末梢血管（細い血管）のための血管外科治療を行うことができない場合もあり、やむを得ず下肢切断を要するケースもあります。そのような重症例に対する新しい治療法として、血管再生療法が期待されています。

血管再生療法では、患者さんの血液や骨髄液から単核球細胞を採取し、これを血流の悪い脚の筋肉内に注射します。これは白血病治療のための骨髄移植で健康な人から細胞を集める方法と似ています。血管再生療法では、自分自身の細胞を使うため拒絶反応はなく、安全であることが最大の特徴です。ただし残念ながら、まだ限られた医療施設でしか受けることができません。

自家骨髄単核球細胞移植

全身麻酔をして腰の骨から骨髄液を採取します。
その中から血管の元になる細胞（単核球細胞）を分離して、
ふくらはぎに注射します。
約２週間で治療部位の皮膚温の上昇や痛みの改善がみられます。

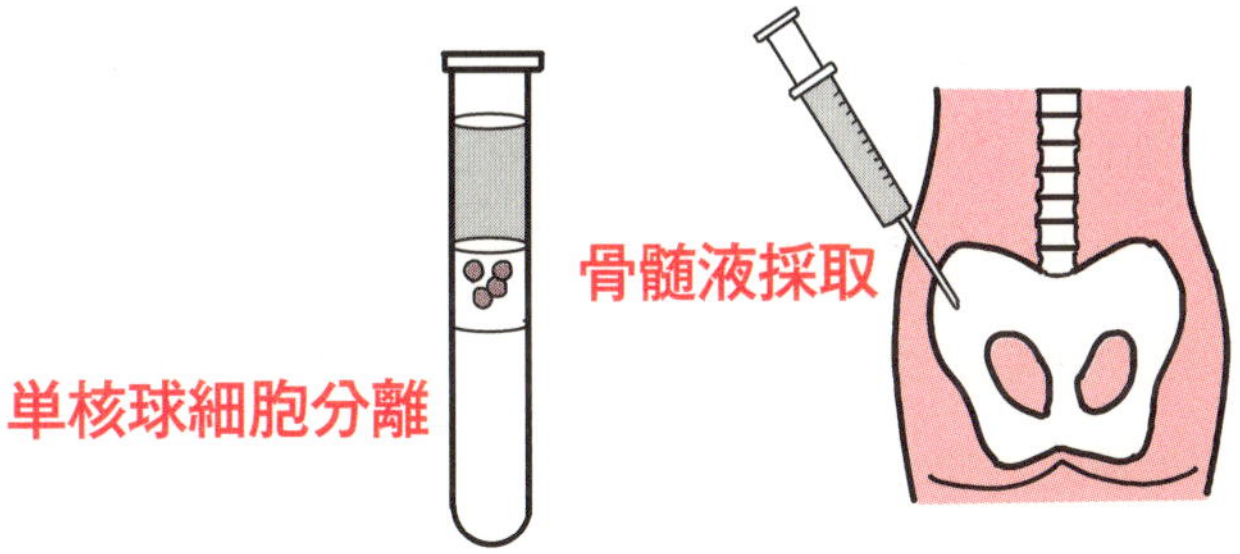

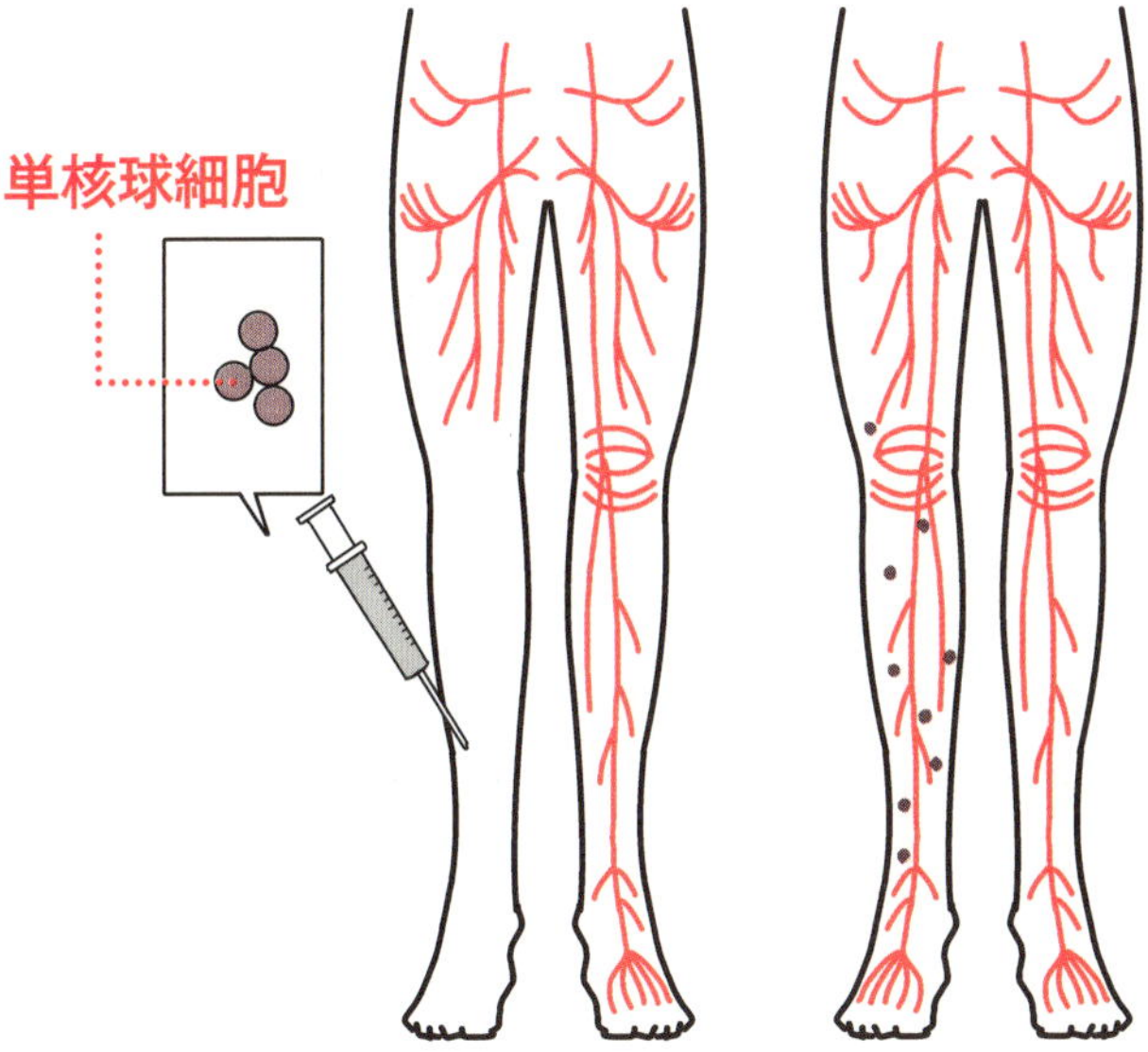

column
2

血管が気になる人は、定期的に血液検査を受けよう

血管年齢を若返らせ、動脈硬化を予防・改善するためには、日々の生活習慣の見直しが基本です。ただ、なかには理想的な生活を送っていても高血圧、脂質異常症、糖尿病などになったり、これらの病気が改善されなかったりする人もいます。こうしたケースには遺伝的要因などが絡んでいることが考えられます。

それを見極めるためにも、１年に１回は健康診断を受けることが不可欠なのです。自分の血圧、脂質、血糖の値をはじめとした臓器の状態や変化を把握することが、健康管理の基本と心得ましょう。

また、食事療法や運動療法、禁煙などで様子をみている人は、治療中にも定期的にチェックすることが必要です。治療の効果や副作用の有無を調べます。この場合はふつう２～３か月ごとに血液検査を行います。効果的で安全な治療を行うために、医師の指示どおりに受診することが大切です。

第5章

動脈硬化は、この生活習慣で予防・改善する

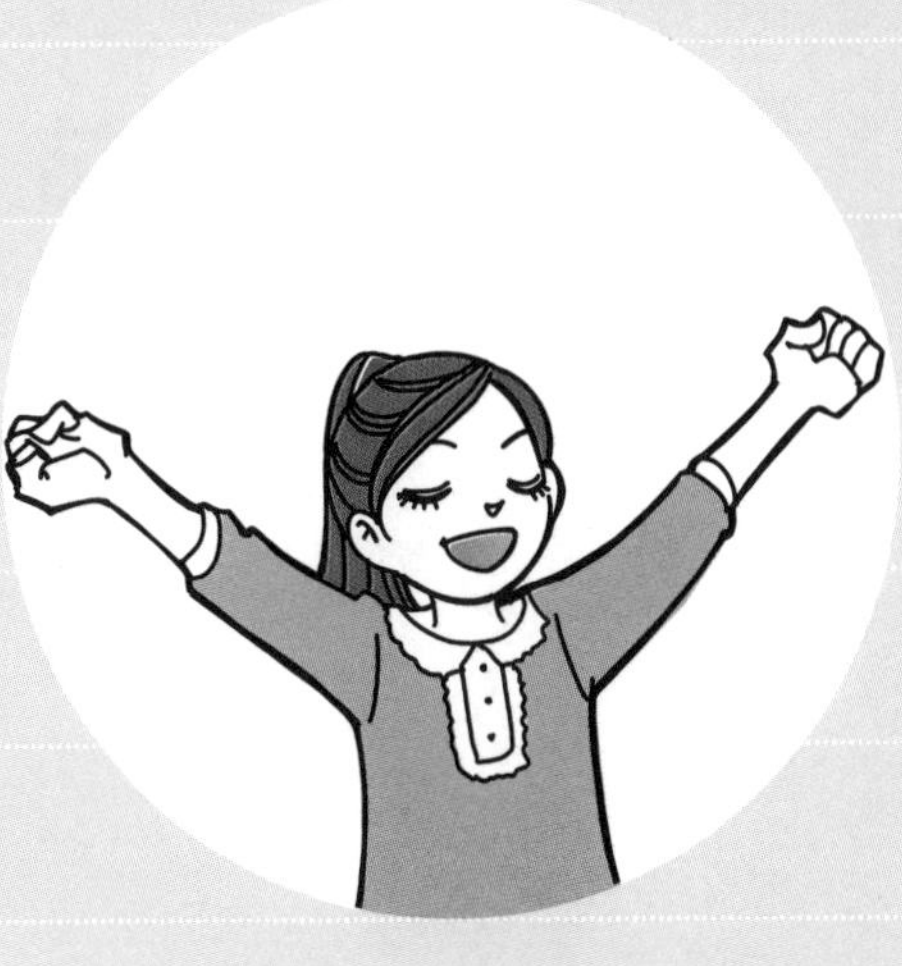

100歳まで切れない、詰まらない、タフな血管をつくる

血管年齢は基本的に加齢とともに高くなっていくのが普通です。実年齢よりも血管年齢が高い（血管が硬い）場合、その原因として考えられるのは、①血管の素材そのものが硬くなる「器質的原因」と、②血管が機能的に硬くなる「機能的原因」のふたつです。

まずは、自分にとっての原因が何かを考えることが肝心です。

動脈硬化の危険因子は遺伝的な要因もありますが、高血圧、糖尿病、脂質異常症、喫煙、ストレスといった、いずれも毎日の生活習慣と密接にかかわっています。そのため生活習慣を改善することで、血管年齢は若返らせることが可能なのです。すでに動脈硬化が進行している中高年者であっても、生活習慣を改善することで心筋梗塞や脳卒中などによる〝突然死〟を防ぐことも可能です。動脈硬化とは〝血管の老化〟ですから、血管が硬くなることは防ぎようのない自然現象なのです。しかし、血管が硬くても、健康長寿を実践している元気な人たちはたくさんいます。うまく使えば血管年齢は若返るのです。

血管年齢を若返らせる5か条

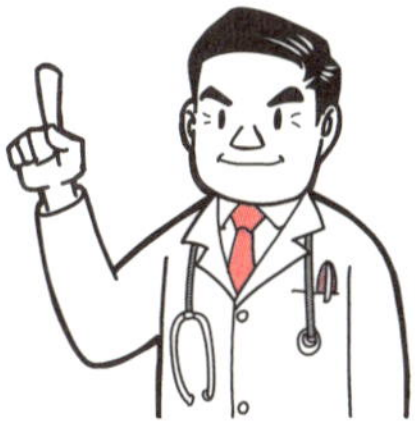

この章では、血管年齢を若返らせる５か条とその実践法を具体的に紹介していきましょう。100歳まで切れない、詰まらない、タフな血管をつくりましょう。

1か条 ● 野菜中心・野菜優先、腹八分目の食事

2か条 ● 週２回、１日20分のウオーキング

3か条 ● 良質な睡眠をとる

4か条 ● 禁煙する

5か条 ● ストレスをためない

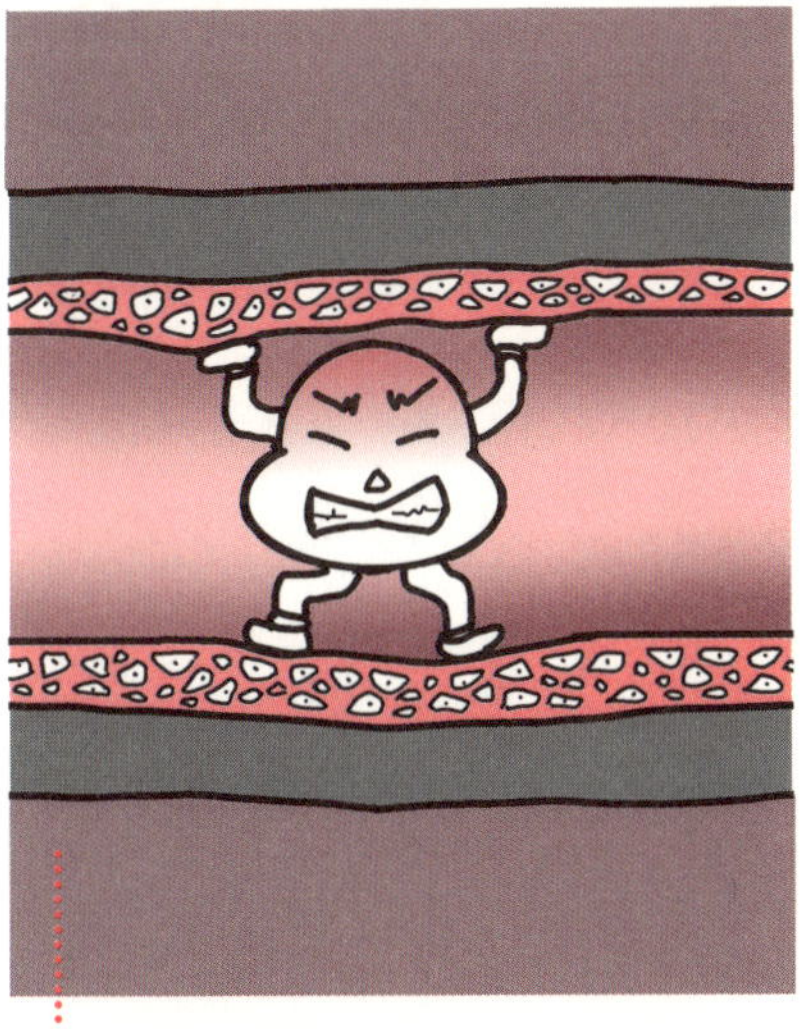

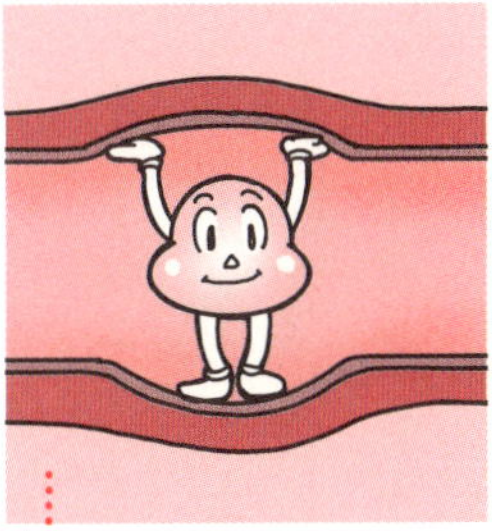

柔らかく・しなやかな血管

血圧が上がると大きく膨らむ

動脈硬化を起こした血管

血圧が上がっても膨らみは小さい

食事
1

野菜中心・野菜優先の食事が、血管年齢を若返らせる

高血圧は「塩分」、糖尿病は「糖質」、脂質異常症は「脂質」のとりすぎも原因のひとつです。そこで、医師は「塩分、糖質、脂質をとりすぎるな！」という指導になるわけです。

ところが、「〜するな」というネガティブな言葉は、患者さんの「食生活を見直そう」という気持ちを萎えさせてしまう恐れがあります。さらにネガティブな言葉は、ストレスと緊張をまねいて血管を収縮させるため、血圧を上昇させてしまう危険もあるのです。

私が提案したいのは、「〜しましょう」というポジティブな指南です。

手始めに「野菜中心・野菜優先」の食事を心がけてみましょう。野菜中心とは、野菜料理が主役になるような食事。野菜優先とは、食事は野菜から先に食べるということです。

野菜中心・野菜優先の最大のメリットは、食事全体が薄味になり、塩分、脂質、カロリーが抑えられることです。結果的に内臓脂肪型肥満を防ぎ、健康的なダイエットにつながります。ルールはシンプルなほど守りやすいので、この機会に実践してみましょう。

野菜中心・野菜優先の6つのメリット

「野菜中心・野菜優先」にするだけで、
次の6つのメリットが得られます。
柔らかくしなやかな血管になり、動脈硬化を予防・改善します。

- 腹八分目を実行しやすい
- 塩分、脂質、カロリーを抑える
- 食後高血糖を避けられる
- カリウムでナトリウム（塩）を排泄する
- 余分な脂質を排泄する
- 体に効くファイトケミカルがとれる

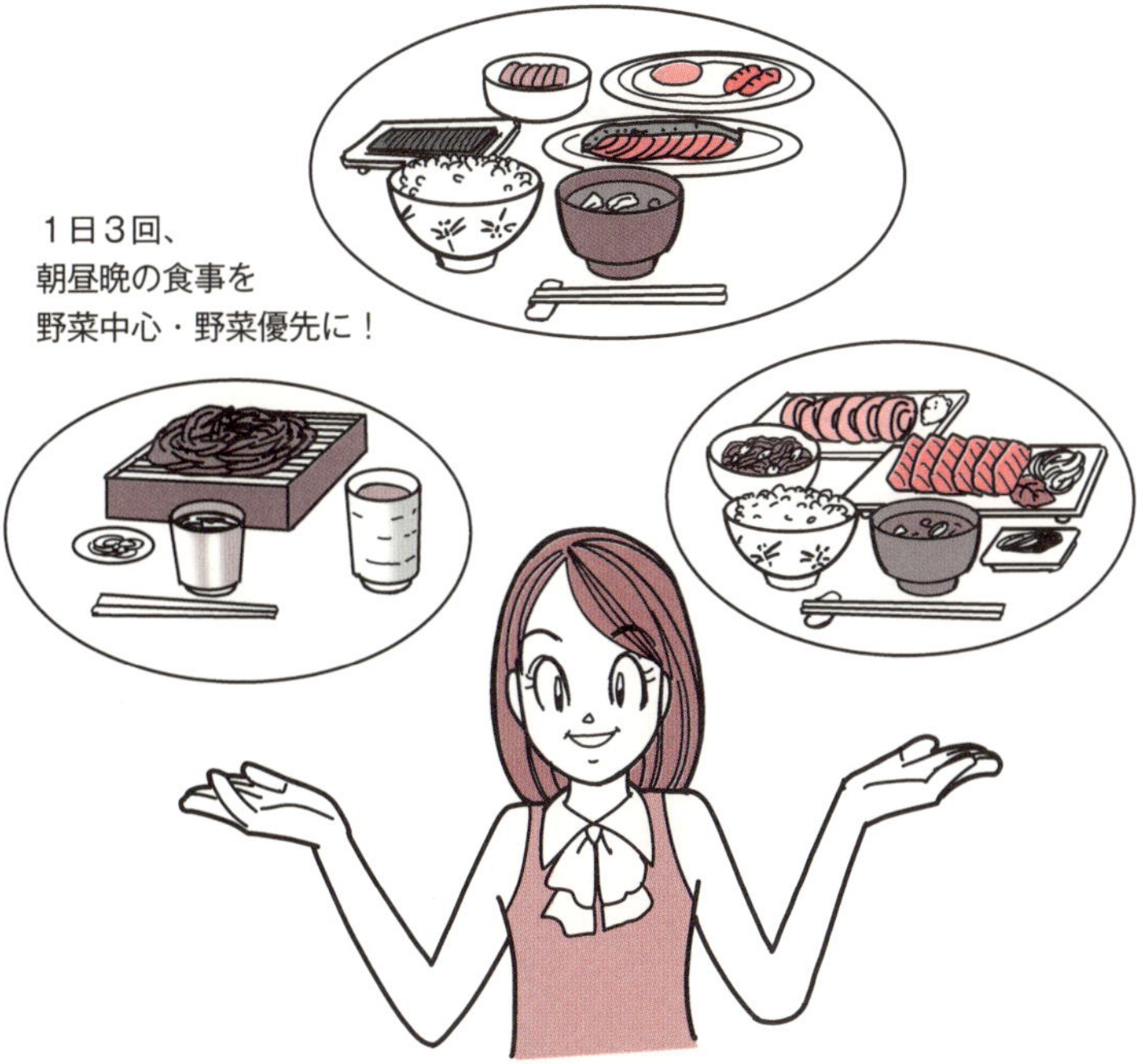
1日3回、
朝昼晩の食事を
野菜中心・野菜優先に！

食事
2

野菜優先は、食後の高血糖を避けられる

野菜中心・野菜優先には、血管の老化の誘因となる食後の血糖値の上昇を抑えるというメリットもあります。糖尿病とその合併症の予防には、血糖値のコントロールが重視されていますが、野菜優先は特に役に立ちます。

主食のごはんやパン、めん類、いも類、果物、甘味料など、糖質の多い食事をとりすぎると食後に血糖値が急上昇します（食後高血糖）。しかし、野菜を先に食べると、野菜に含まれる食物繊維の作用により、血糖値の上昇を緩やかにすることができます。食物繊維は、人の消化酵素では消化されない性質を持っています。そのため食物繊維の多い食品を食べると、消化吸収がスローダウンします。そして、糖質も緩やかに吸収されるため、食後高血糖を避けられるというわけです。

日本の懐石料理では、ごはんと水菓子（果物）は食事の最後に出てきます。昔の人は食事の後半に糖質をとることのメリットを知っていたのかもしれません。

血糖コントロールにも役立つ

野菜中心・野菜優先は、
食後の血糖値の急激な上昇を抑え、
内臓脂肪型肥満を防ぐだけでなく、
糖尿病の予防・改善につながります。

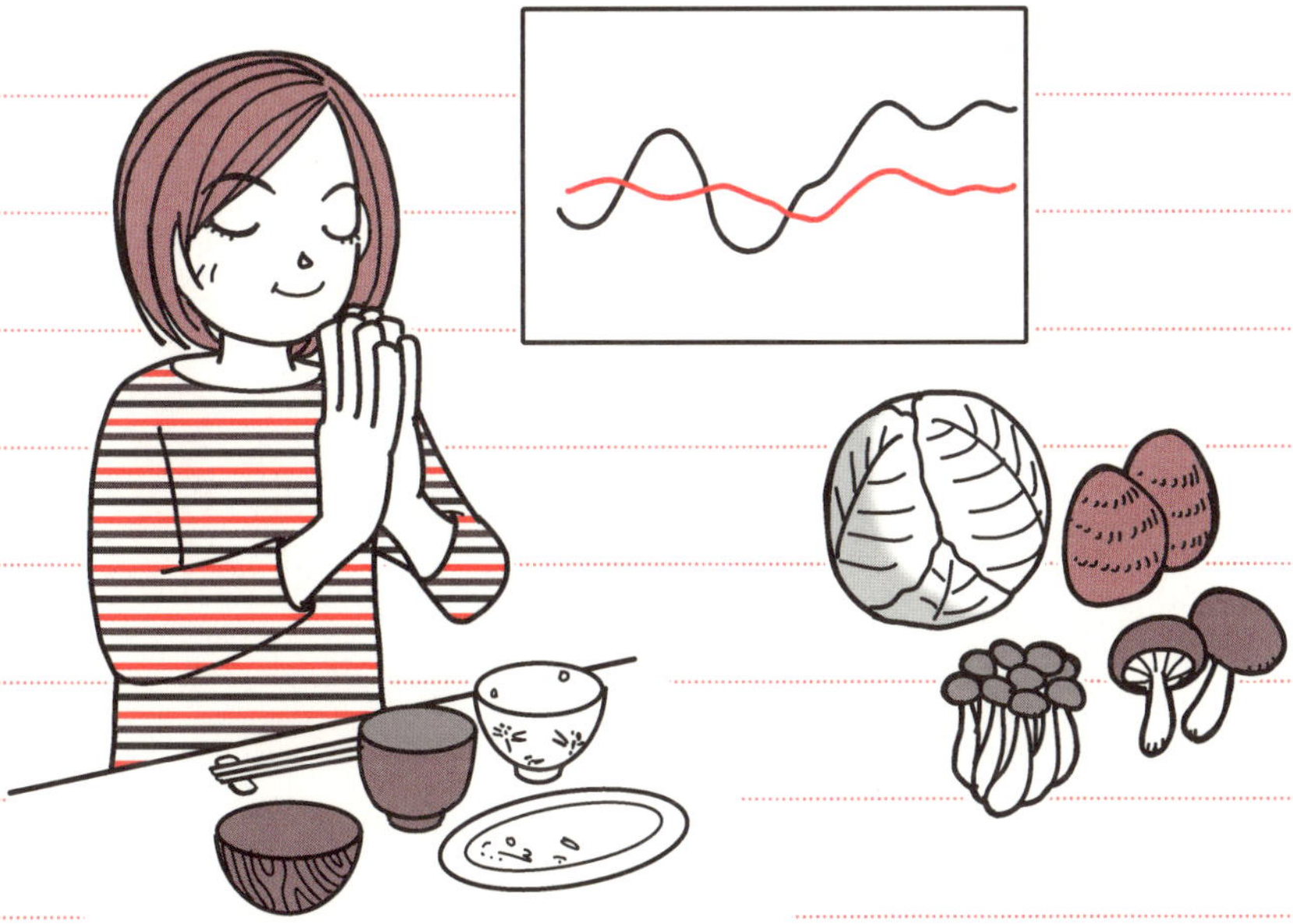

野菜優先にすると、野菜の食物繊維により食後の血糖値の上昇が緩やかになる。

食事
3

食べすぎは万病のもと！腹八分目が寿命を延ばす

太りぎみの高血圧の患者さんに「これからは腹八分目を心がけてください」とアドバイスすると、私の顔を恨めしそうに見る方もいらっしゃいます。

食べすぎは〝万病のもと〟ですが、食べることは〝人生の楽しみ〟のひとつでもあるのです。食事量を半分に減らしたり、肉類は食べてはいけないというように食事内容を制限されたりするのは、つらいものがあるでしょう。しかし、野菜中心・野菜優先を習慣づけると、カロリーが低い野菜で一定の満腹感が得られるので、肉類や油物、ごはんやめん類などの早食い・大食いを抑えられ、今までと同じ量を食べていても、自然にカロリーは80％ぐらいになります。楽しく食事することは精神的なリラックスを生みますが、常にカロリーを気にして我慢するのは、ストレスとなって血管を収縮させてしまい逆効果です。

昔から「腹八分に医者要らず」というように、腹八分目で健康寿命を延ばしましょう。

早食いにブレーキ！

めん類、どんぶり物、ハンバーガーなどのファストフードは、
柔らかく喉越しがよいため、かまずに
かき込むことができるので、つい早食いになりがちです。
満腹中枢が刺激されて満腹感を得るのは、
食べ始めてから15～20分後。
食事は15分以上かけて食べましょう。
よくかめば咀嚼《そしゃく》する時間がかかり、
早食いにブレーキをかけることができます。

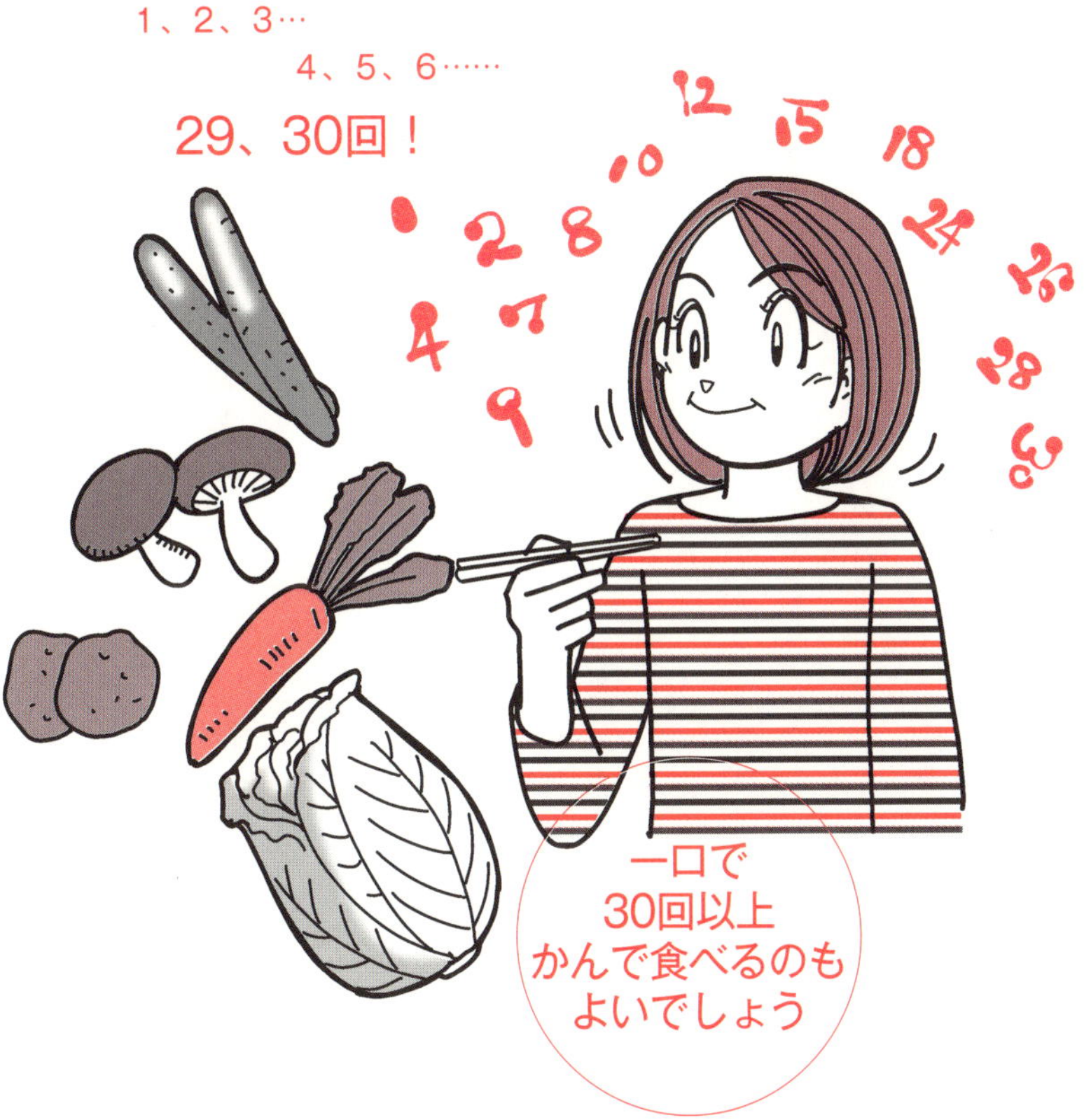
1、2、3…
4、5、6……
29、30回！
一口で
30回以上
かんで食べるのも
よいでしょう

食事
4

塩分は血管の天敵！まずは、塩八分目をめざそう

「野菜中心・野菜優先」の次に取り組みたいのは、塩分を減らす「減塩」です。

食塩は生命の維持に欠かせないナトリウムと塩素からできています。ナトリウムは体内の水分量を常に適切な状態に調節したり、神経や筋肉を正常に動かしたりしています。

一方、塩素は胃液などの成分になります。しかし、ナトリウムをとりすぎると血管の内側をなめし革のようにして、動脈硬化を進めます。さらに、血圧を上げるホルモンの分泌も増やすので血管の天敵です。

現在、日本人の1日あたりの食塩摂取量は、成人男性12g、成人女性10gとなっています。減塩の意識は高まって減少してきていますが、世界的にみると高水準です。

塩味は料理のおいしさを左右するため、急な減塩により食欲をなくしてしまうのは問題ですが、もっと減塩に切り替えていく必要があります。高血圧の予防・改善の観点からは、1日6g未満が理想的です。まずは10g以下をめざしましょう。

減塩の秘訣

加工食品のパッケージにある「栄養成分表示」を見て、
塩分（食塩相当量）をチェックしましょう。
ナトリウム量と表示されている場合は、
「ナトリウム量（mg）×２．５４÷１０００＝食塩相当量（g）」で
換算します。

Point 1　食塩が多い食べ物を控えよう

めん類の汁を飲み干さない、
漬け物を控えるだけで減塩できます。
油断できないのが弁当、菓子類、ハム、
ソーセージ、干物などの加工食品。
食塩以外に化学調味料が
含まれている場合もあります。

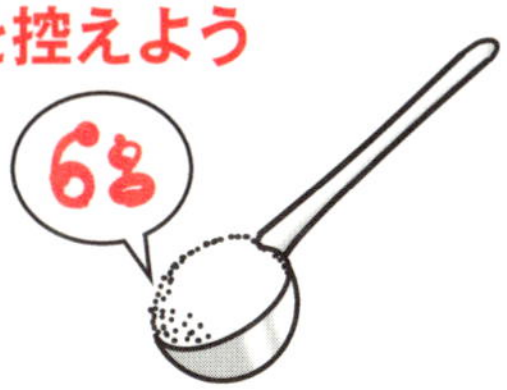

高血圧の人は１日６g未満が目安！

Point 2　調味料を控えよう

しょうゆ、みそ、ソースなどの調味料の量を控える、
減塩調味料に切り替える、
料理の下味に食塩を使わないだけでも減塩できます。

Point 3　塩を使わなくてもおいしい料理を作る

ハーブや香辛料、柑橘類、
酢などを利用することで、
薄味でもおいしい料理が仕上がります。
酢の効用は古くから認識されていて、
血圧の上昇を抑えたり、
血液の流れをよくしたりします。

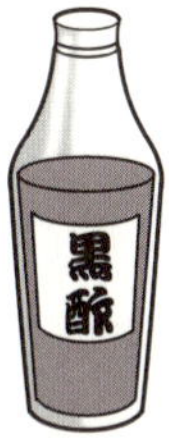

酢を
うまく取り入れる。

Point 4　カリウムを多く含む食品をとる

余分なナトリウムは、カリウムを一緒にとることで
体外への排出を促します。カリウムは、アボカド、バナナ、りんご、干し柿、レーズン、オレンジなどに多く含まれています。
ただし、カロリーが高いので食べすぎに注意します。

食事
5

血管年齢を若返らせる「EPA」。青魚、えごま油を積極的にとろう

動脈硬化を食い止める栄養素として注目されているのが、イワシやサバなどの青魚に多く含まれている「EPA（エイコサペンタエン酸）」という脂肪酸です。

EPAは、血液を固める血小板の凝集を防いだり、余分なコレステロールや中性脂肪の代謝を促進したりします。さらに傷ついた血管の機能を回復し、柔らかくしなやかな血管の状態に戻すといわれています。青魚にはEPA以外にも、「DHA（ドコサヘキサエン酸）」も含まれています。DHAは成長期に脳の神経細胞を発達させるのに不可欠な脂肪酸で、大人でも神経細胞を正常に保つために欠かせないとされています。

最近の研究では、EPAに匹敵するほど効果があり、青魚より効率的に摂取することができると脚光を浴びているのが「えごま油」です。えごま油に含まれるα－リノレン酸は体内に入ると、EPAやDHAに変換される性質があります。2015年、厚生労働省が定めた必須脂肪酸「α－リノレン酸」などの摂取基準では、1日約2gを奨励しています。

えごま油はスプーン１杯でOK

現代人に不足しがちな
必須脂肪酸の摂取基準は１日約２ｇ。
青魚にするとイワシの刺身は８切れ、
アジの干物なら２尾、
サンマなら１尾。
えごまは大さじ１（7g）、
えごま油は小さじ１（4g）。
毎朝スプーン１杯飲めばOK。

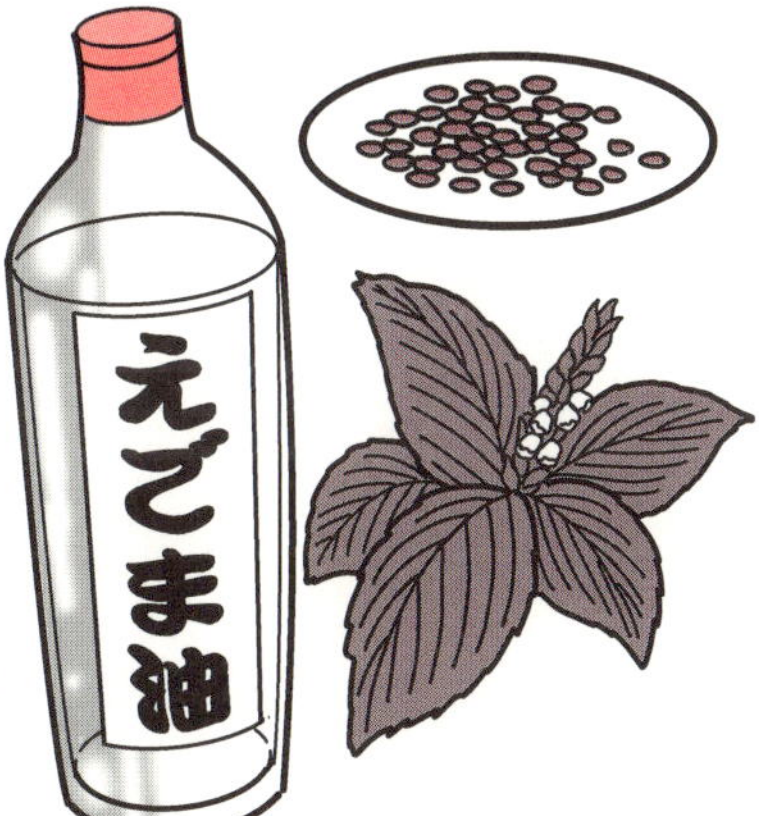

えごまは、
シソ科の植物。
体内に入ると
ＤＨＡやＥＰＡに
変換される。

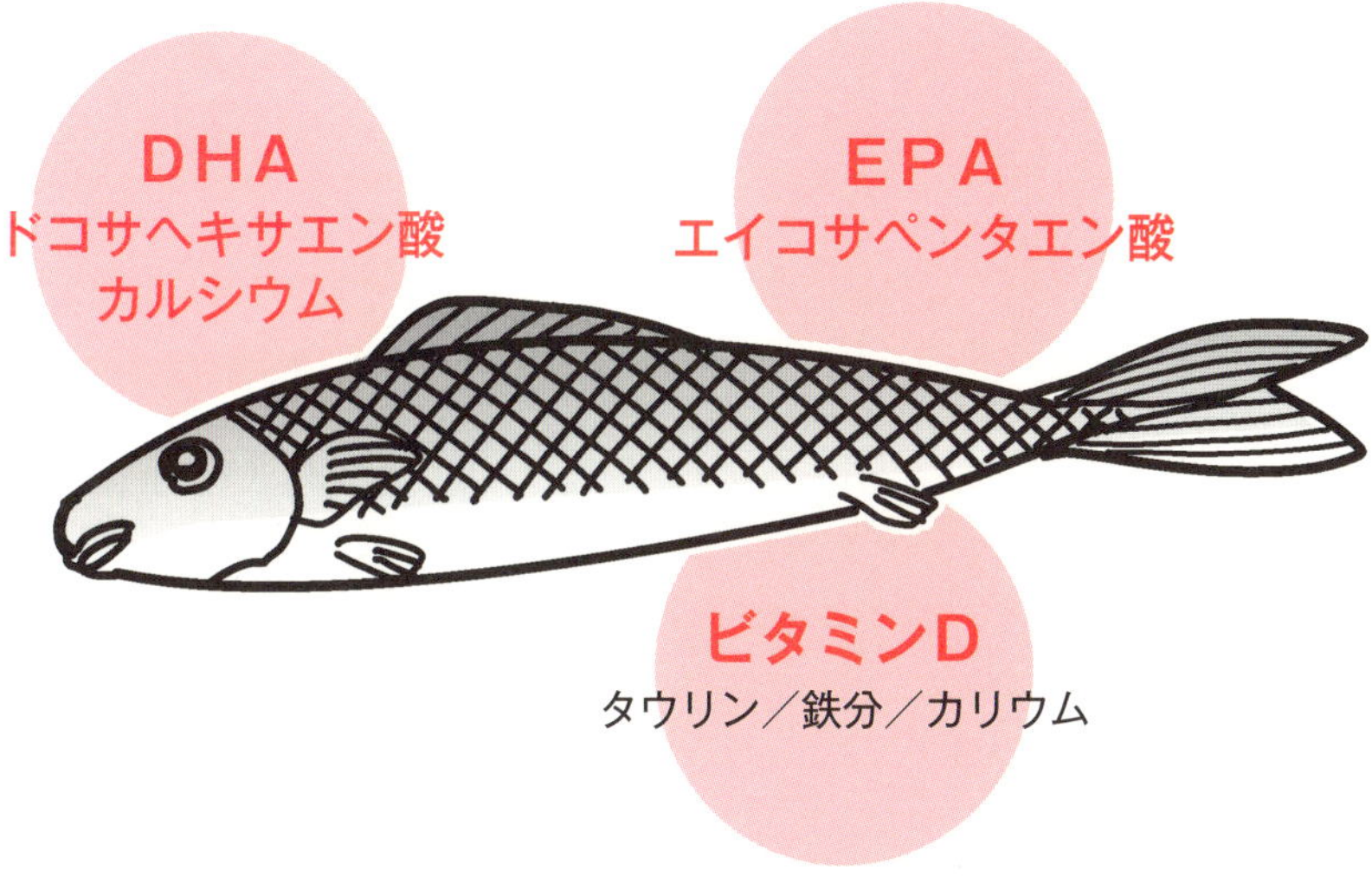

食事
6

抗酸化作用のパワー 赤ワインに含まれるポリフェノール

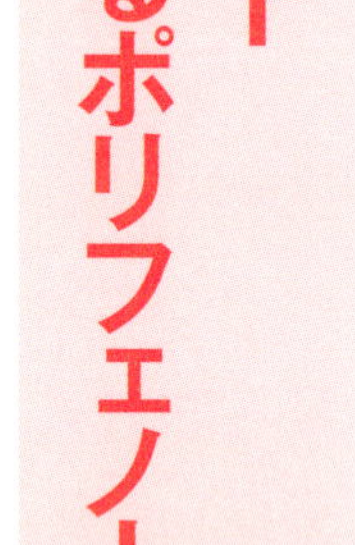

フランス人は、チーズやバターなどの乳脂肪、フォアグラや肉類などの動物性脂肪を好み、摂取量が多いにもかかわらず、動脈硬化患者が少なく、狭心症や心筋梗塞による死亡率も低いことが知られています。この不思議な現象は「フレンチパラドックス」（フランスの逆説）と呼ばれます。

その秘密を解くカギとなったのが、フランス人が日常的に飲んでいる赤ワイン。赤ワインには「レスベラトロール」というポリフェノールが含まれています。このポリフェノールに抗酸化作用があると考えられています。ポリフェノールはファイトケミカルの一種で、植物の色素や苦み成分です。

そもそも体の老化は「酸化してさびつくこと」といわれ、活性酸素が老化の元凶とみなされています。

人は酸素を使ってエネルギーを生み出していますが、取り入れた酸素の1～2％は毒性

野菜に含まれるファイトケミカル

●β-カロテン
ほうれん草、にんじん、かぼちゃ

●リコピン
トマト

●アントシアニン
なす

●スルフォラファン
ブロッコリースプラウト

●アリルイソチオシアネート、グルコシノレート
キャベツ

●システインスルホキシド
玉ねぎ、にんにく

の強い活性酸素になります。活性酸素は、まわりの物質から電子を奪う作用があり、電子を奪われると物質は本来の機能が発揮できなくなります。この反応が「酸化」です。そして、酸化を防ぐ働きを抗酸化作用といいます。

活性酸素を発生させる原因は、紫外線、大気汚染、化学物質などの環境因子のほか、生活習慣が体内の活性酸素を増やすことがわかっています。

しかし、ありがたいことに抗酸化作用の高い食品というものが存在します。それが、ポリフェノールをはじめとするファイトケミカルです。ファイトケミカルは野菜にも豊富に含まれています。

食事7

がん、糖尿病、動脈硬化に有効！コーヒーに驚くべき抗酸化作用

最近、コーヒーを飲むことが習慣になっている人には口腔がん、乳がん、肝臓がん、前立腺がんの発症頻度が低いことや動脈硬化による心筋梗塞などの予防に有効であるという研究成果が相次いで報告されています。その効果にコーヒーに含まれる「クロロゲン酸」というポリフェノールが持つ、抗酸化作用が寄与していると注目を集めています。

飲み物が持つ抗酸化力は、その中に含まれるポリフェノール量と相関することも確認されています。100㎖あたりのポリフェノール含有量は、「コーヒー200㎎」「緑茶115㎎」「紅茶96㎎」「ココア62㎎」「ウーロン茶39㎎」と続き、コーヒーのポリフェノール含有量が最も多く、驚くべき抗酸化作用があることがわかります。

また、コーヒーや緑茶に含まれるカフェインには、眠気防止になる興奮作用や脂肪燃焼を促進するダイエット効果も期待されます。ただし、すきっ腹にがぶ飲みすると胃炎や下痢を起こすことや妊娠中の胎児への影響なども指摘されています。

血管年齢を若返らせる抗酸化飲料

ポリフェノールは植物が太陽の光を浴び、
紫外線や虫といった外敵から自分を守るために
つくり出す色素や苦み、香りのもとになる成分。
この成分に抗酸化パワーが備わっています。

コーヒーで、アメリカンパラドックス

アメリカは、1日に4億杯も飲まれている
といわれるコーヒー消費大国。
コーヒーベリー（コーヒーの果実）は
カフェインよりも
ポリフェノールの含有量が
豊富な抗酸化飲料。

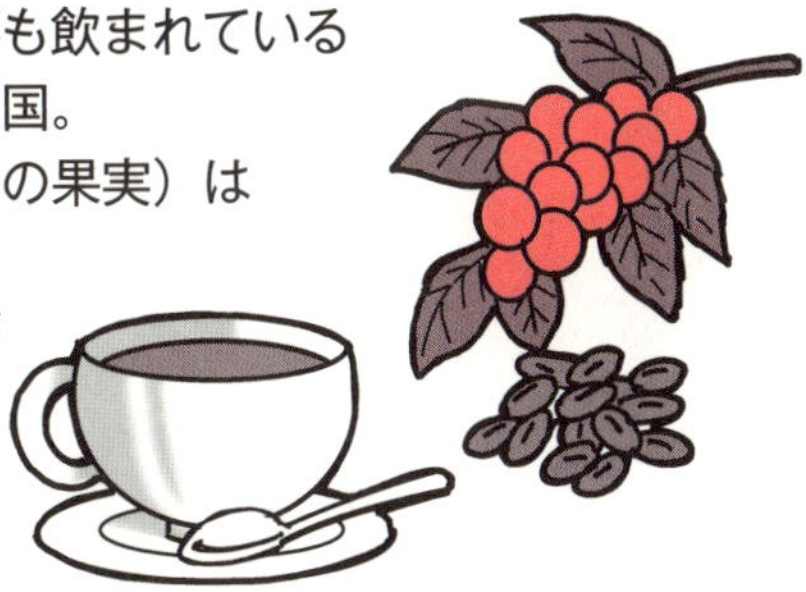

砂糖・ミルクを入れないブラックで！

緑茶で、ジャパニーズパラドックス

緑茶にはカテキン、タンニン、
テアニン、ポリサッカライドといった
ファイトケミカルが豊富。
「ジャパニーズパラドックス」とは、日本が欧米に比べて喫
煙率が高いにもかかわらず心筋梗塞が少ないことから
生まれた言葉。

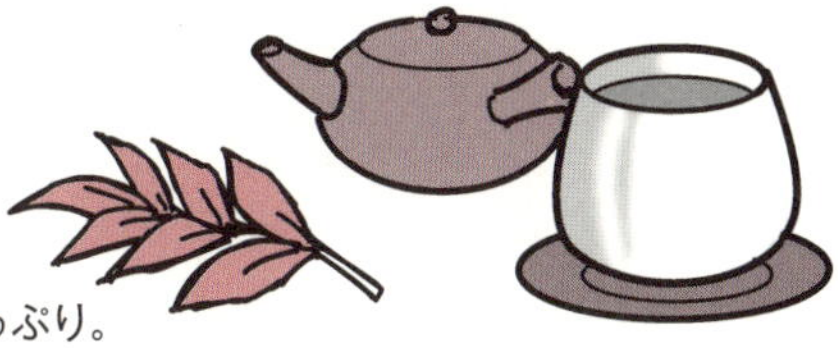

緑茶には
ビタミンCもたっぷり。

食事
8

適度なアルコールは血管にプラス、飲みすぎはドロドロ血液になる

たばこは「百害あって一利なし」ですから、今すぐ禁煙を決行するべきでしょう。

しかしアルコールは「酒は百薬の長」といわれるように、血行を促進する、食欲が増進する、ストレスをやわらげるなど、さまざまな効用をもたらします。また、アルコールの種類により血管に独自の作用を及ぼします。赤ワインに含まれるポリフェノールには、抗酸化作用があるため動脈硬化を防ぎます。同じワインでも、白ワインはぶどうの皮を除いて醸造するためポリフェノールは少ないのです。日本酒は、血小板をくっつきにくくしてサラサラ血液にします。ビールもサラサラ血液にします。ビールに含まれるビタミンB群やミネラルが、酸素を運ぶ赤血球を変形させて毛細血管を通りやすくします。

ただしこれらは、あくまでも「適量」と「適切な飲み方」を守った場合に限られます。飲みすぎると血圧を上げ、ドロドロ血液にして血管事故を増やします。楽しく飲んでいるうちはいいのですが、目はすわり顔が青ざめてきたら血管がギュッと縮んでいるのです。

自分に合った酒を適量飲もう

厚生労働省では「節度ある適度な飲酒」として、
１日平均純アルコールで
約20gとしています。
以下の飲酒量を１日の
おおよその目安にしましょう。

ビール
（アルコール度数５％）
中瓶１本
（500㎖）

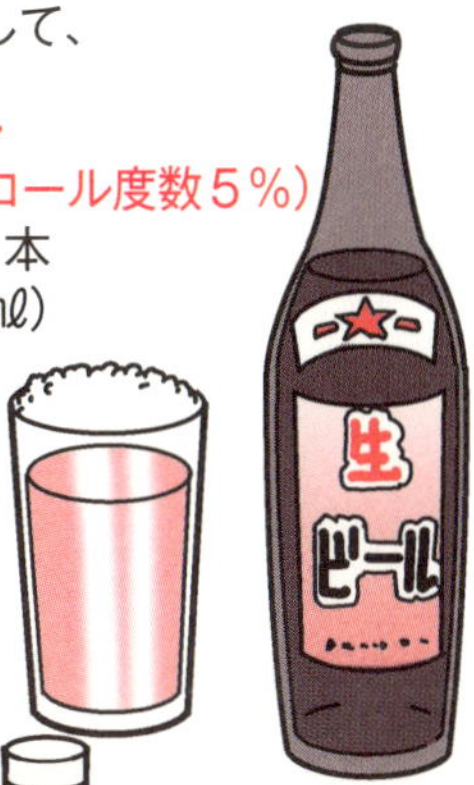

清酒
（アルコール度数15％）
１合（180㎖）

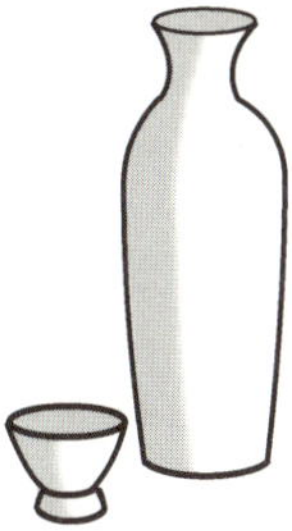

ウイスキー
（アルコール度数43％）
ダブル１杯（60㎖）

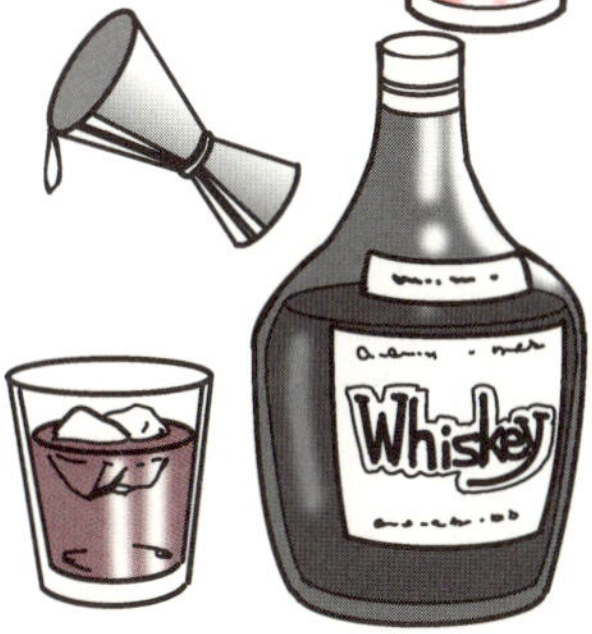

ワイン
（アルコール度数12％）
グラス２杯
（200㎖）

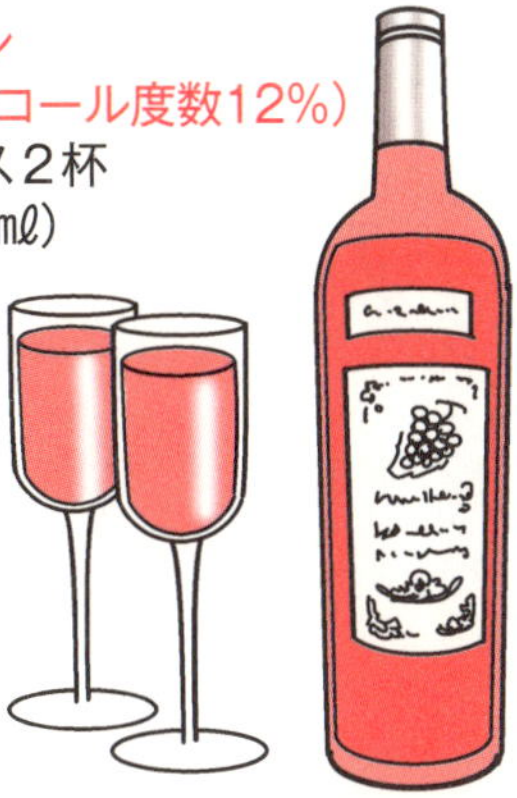

焼酎
（アルコール度数
35％）
0.5合（90㎖）

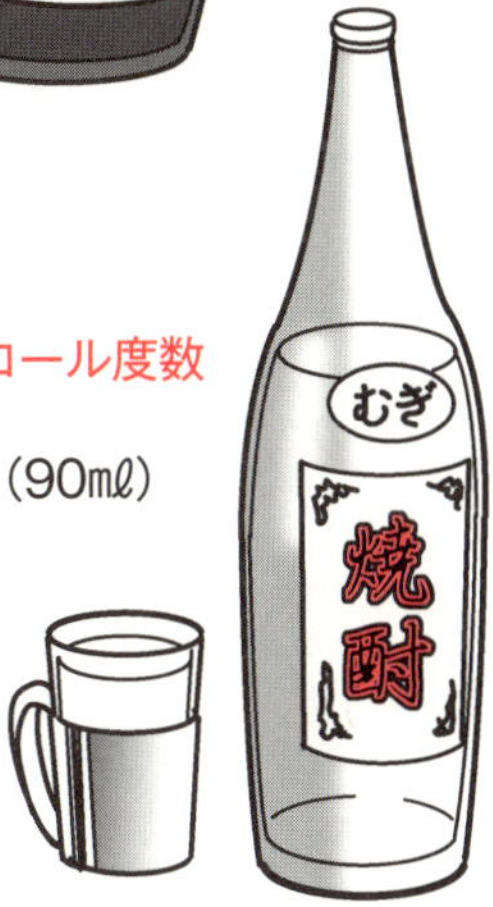

食事
9

9～10時は〝魔の時間帯〟。就寝前と起床時にコップ1杯の水

水分を十分にとらずに脱水状態になるとドロドロ血液となって、心筋梗塞や脳梗塞のリスクが高まります。脳梗塞で倒れる原因は減量や過労などによる脱水症状があります。特に高齢者の場合、喉の渇きを感じにくいので注意が必要です。日中の外出などで体を動かしたときや、夏はもちろん冬でも暖房が効いた部屋に長くいるときなどには、十分に水分補給をしましょう。ただし、心臓や腎臓の病気のある患者さんは、水分制限が必要な場合があります。飲水については主治医に相談してください。血管事故が起こりやすい〝魔の時間帯〟というのがあります。それは、起床後2時間以内。起床とともに交感神経の活動が盛んになるため血圧は急激に上昇し、負担がかかって血栓ができやすくなります。また、睡眠中の寝汗などで体の水分が失われ、脱水状態になっています。心筋梗塞や脳梗塞を防ぐために、就寝前と起床後に水をコップ1杯飲みましょう。

喉が渇いたら水、汗をかいたら塩もとろう

水分補給は一度にたくさん飲むのではなく、
1回コップ1杯（150～250mℓ）の量をこまめにとり、
1日約1.5ℓを目安に。
アルコールやカフェインを含まない常温の水、
汗をかいたら塩分のあるスポーツドリンク（経口補水液）で、
熱中症や脱水症を防ぎます。

水分補給のタイミング！

- □ 起床時
- □ 朝・昼・夕食時
- □ 食後２～３時間
- □ 家事の後、歩いた後
- □ スポーツ時とその前後
- □ アルコールを飲んだとき
- □ 入浴の前後
- □ 就寝前

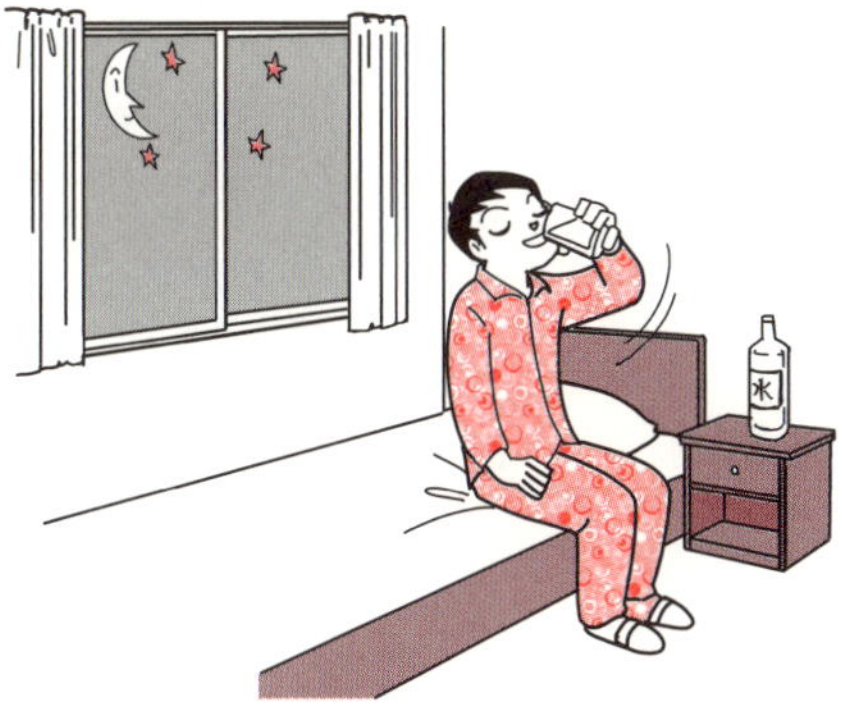

生活
1

急激な寒暖差にご用心！ヒートショックが突然死をまねく

入浴中に心肺が停止して、救急搬送されて亡くなられる人は、全国に年間約1万7000人いると推測されています。そのうちの約8割は、65歳以上の高齢者です。

日本では浴室は家の北側にあることが多く、冬場では暖かい部屋から廊下、脱衣所、浴室、浴槽へ移動する際、温度差が20度以上になることもまれではありません。このような急激な温度変化（寒暖差）に心臓や血管は弱いのです。鳥肌を立ててブルブル震えながら熱い湯につかれば、血圧の急激な上昇・下降という大きな変動が起こり、血管事故が起こりやすくなるのです。しかも、首まですっぽり熱い湯につかると水圧で心臓や肺が圧迫されます。その結果、意識を失って浴槽内で溺れたり、長湯しているうちに熱中症のような状態になったりします。このような状態を「ヒートショック」といいます。

動脈硬化、不整脈、高血圧、糖尿病などの人も、ヒートショックの影響を受けやすいので注意が必要です。高齢者の家族を持つ人は、入浴時は声をかけ合うことも重要です。

手袋とマフラーが血管事故を防ぐ

冬場の外出時にも、急激な温度変化から
ヒートショックが起こりやすくなります。
コート、帽子、マフラー、手袋を着用し、
寒暖差に対する体の負担を軽減しましょう。
家の中で装着してから外出すれば、血管の中の血液が急に
冷やされないので、血管にストレスをかけずにすみます。
このような生活習慣の積み重ねが、血管事故の予防につながります。

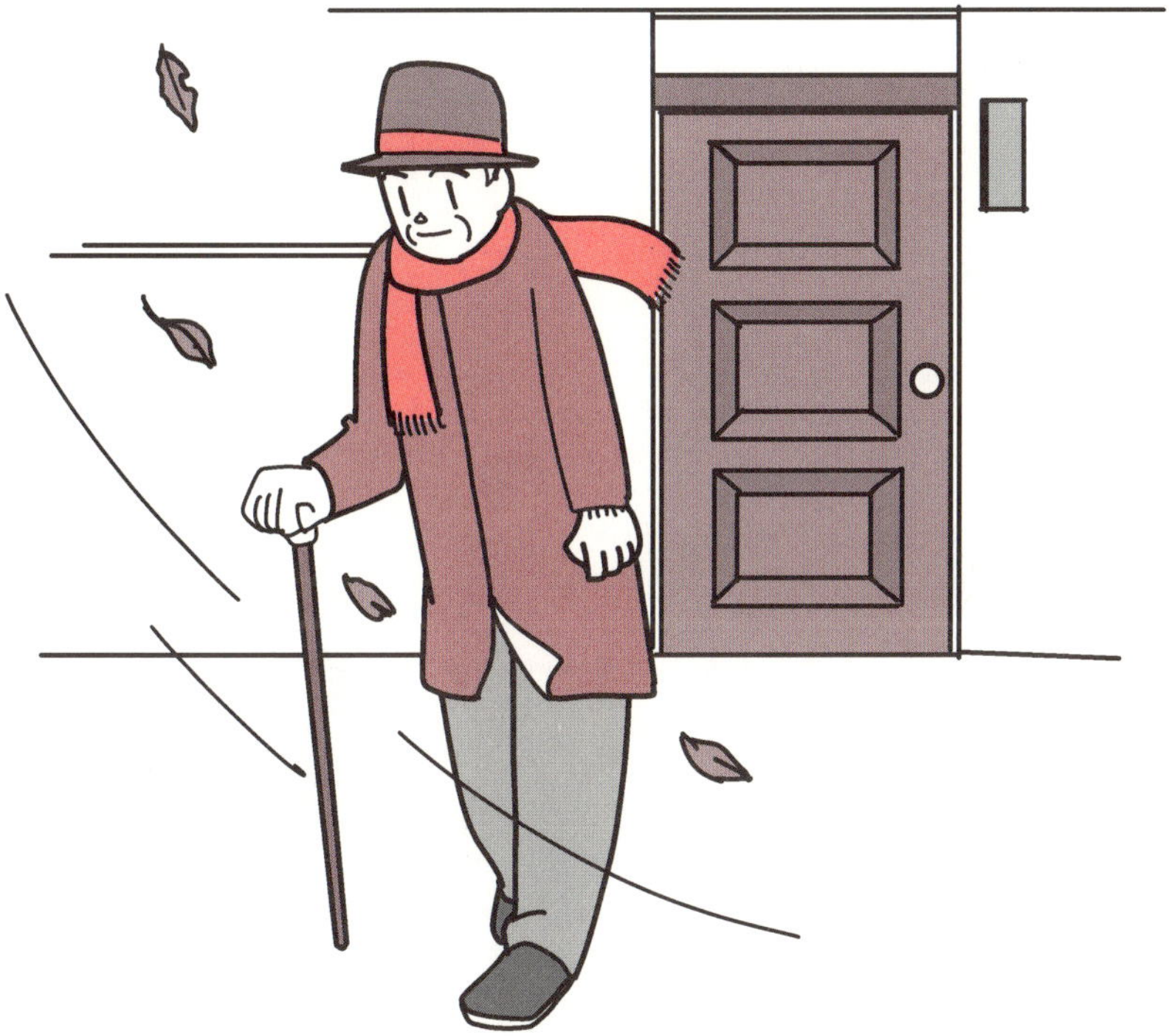

寒い日は、首の頸動脈を温めるマフラーは必需品。

冬場の血管事故や突然死は、浴室・トイレで起こりやすい

居間から浴室へ

＊入浴中の突然死、12～1月が多い＊

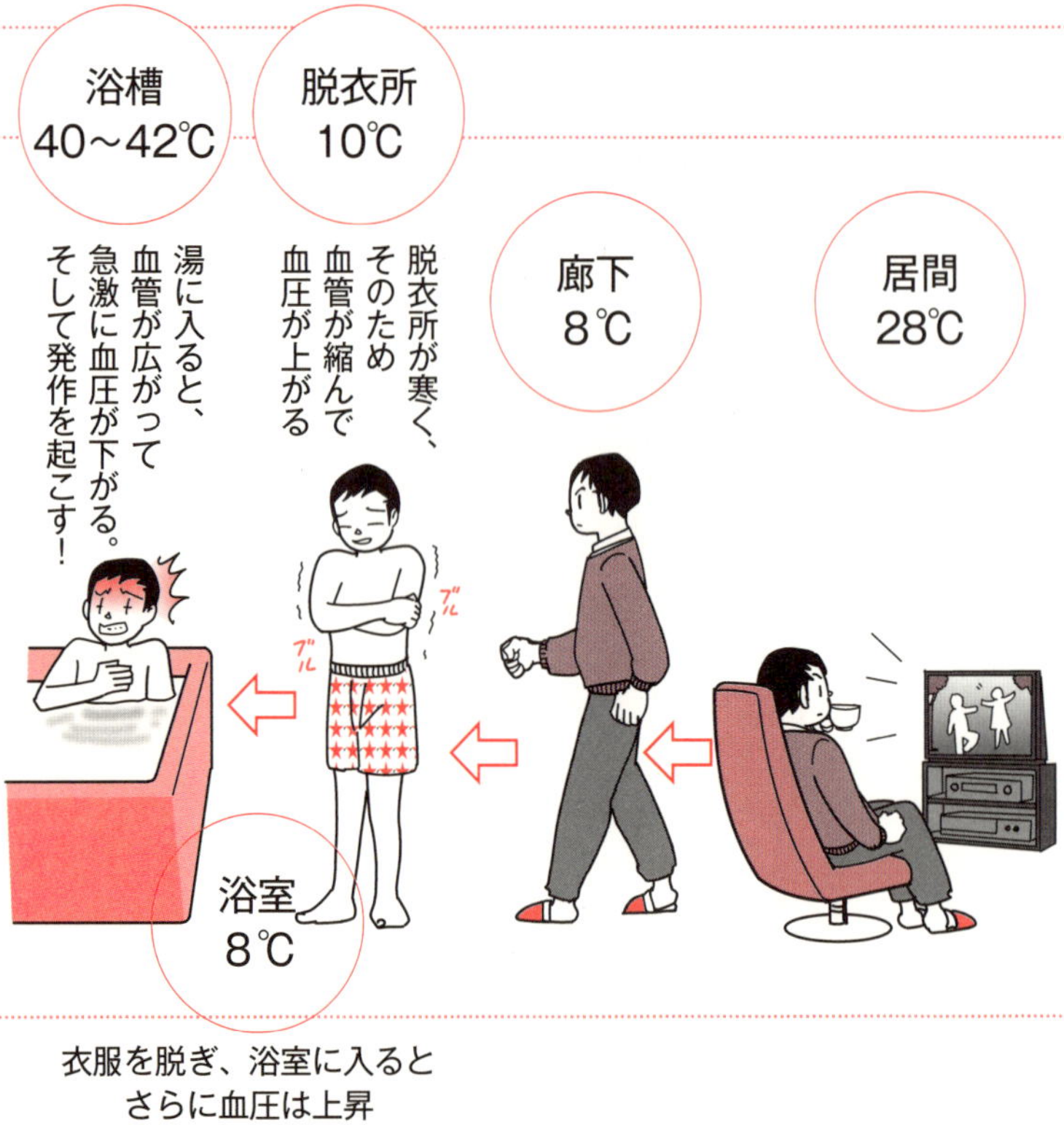

居間
28℃
廊下
8℃
脱衣所
10℃
脱衣所が寒く、そのため血管が縮んで血圧が上がる
ブル
ブル
浴室
8℃
衣服を脱ぎ、浴室に入るとさらに血圧は上昇
浴槽
40～42℃
湯に入ると、血管が広がって急激に血圧が下がる。そして発作を起こす！

暖かい部屋から浴室、寝室からトイレへの移動。
急激な温度変化（寒暖差）が、血管事故を引き起こします。
ガウンなどを羽織る、靴下やスリッパをはくなど、
首と足を冷やさないように。入浴前に浴槽の蓋を開けて、
浴室全体を暖めるなどの工夫をしましょう。

● 寝室からトイレへ ●

＊冬の深夜、室温は20度以上の温度差＊

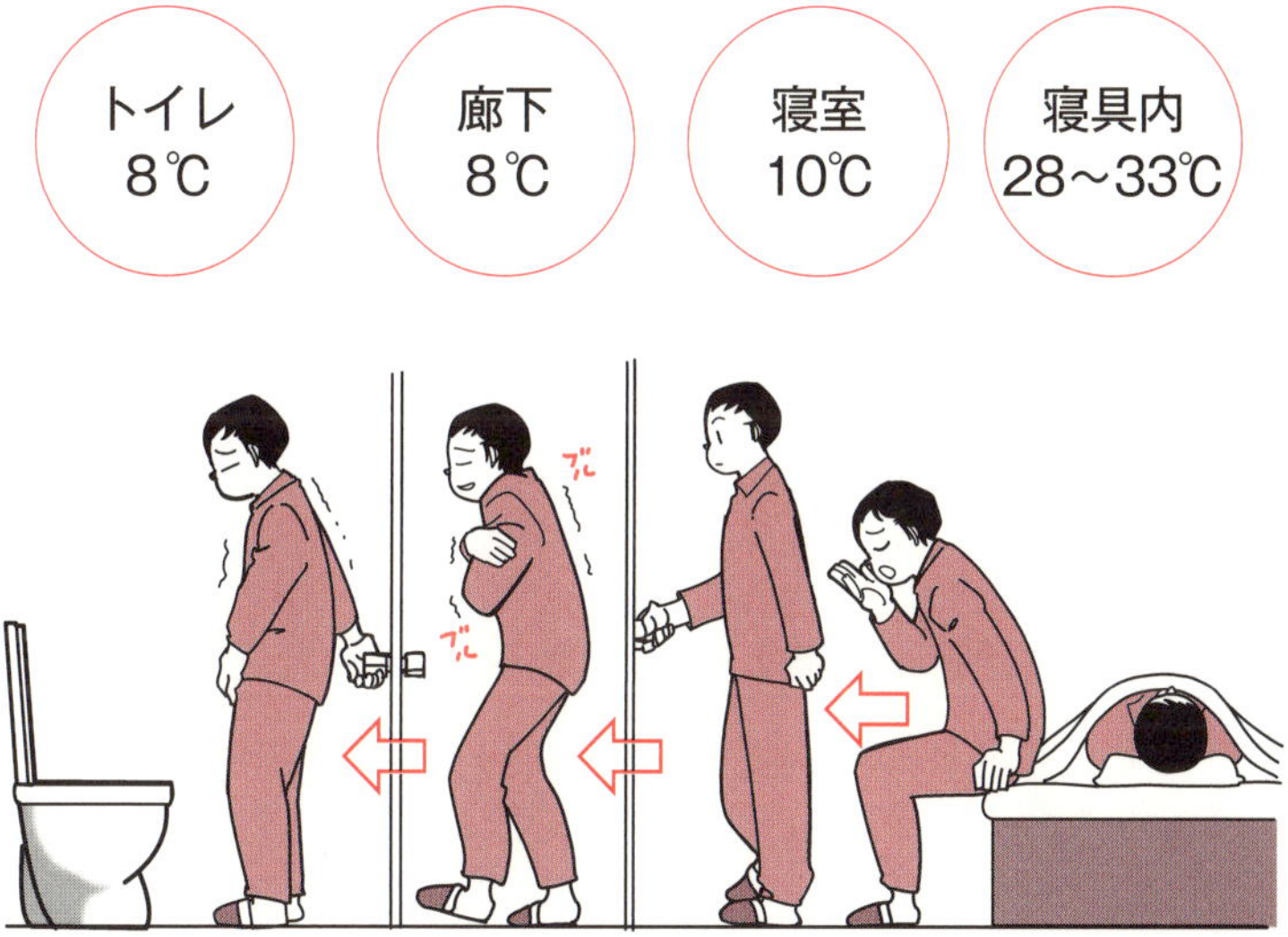

生活
2

お風呂はぬるま湯で血管を開く！熱い湯、長湯は血管にダメージ

本来、入浴は体の芯から温めて脳と体の疲労を回復させる効果があります。そのため入浴後には心身ともに癒やされ、湯冷めをしないように寝床に入ればすっと眠れます。

1日の最後の入浴は、自分の好きなスタイルで至福の時間を楽しみたいという人も多いでしょう。ただし、湯の温度には注意が必要です。38～41度程度の自分で快適に感じる温度の湯につかると、リラックスして副交感神経が優位になり、血管が拡張します。しかし、43度以上の熱い湯は刺激が強く、交感神経が興奮して血管が収縮し、血圧が上がりやすくなります。熱い湯は、血液を固める血小板の働きが活発化して血栓ができやすくなります。長時間熱い湯につかっていると、汗をかいて脱水状態になってドロドロ血液になります。

浴槽入浴は、胸のあたりまでにとどめ、肩や首は手で湯をかけて温めましょう。心臓の負担を減らすために、みぞおちまでの半身浴をすすめる人もいますが、体が温まるまでに時間がかかりすぎて風邪をひいてしまうこともあるので冬場は控えるほうが無難です。

血管事故を防ぐ入浴法は？

38～41度の少しぬるめの湯に
5～15分程度入り、
体が内側からポカポカしてくる感覚が
得られたらそれで十分です。
入浴の前後にはコップ１杯の
水分補給をしましょう。

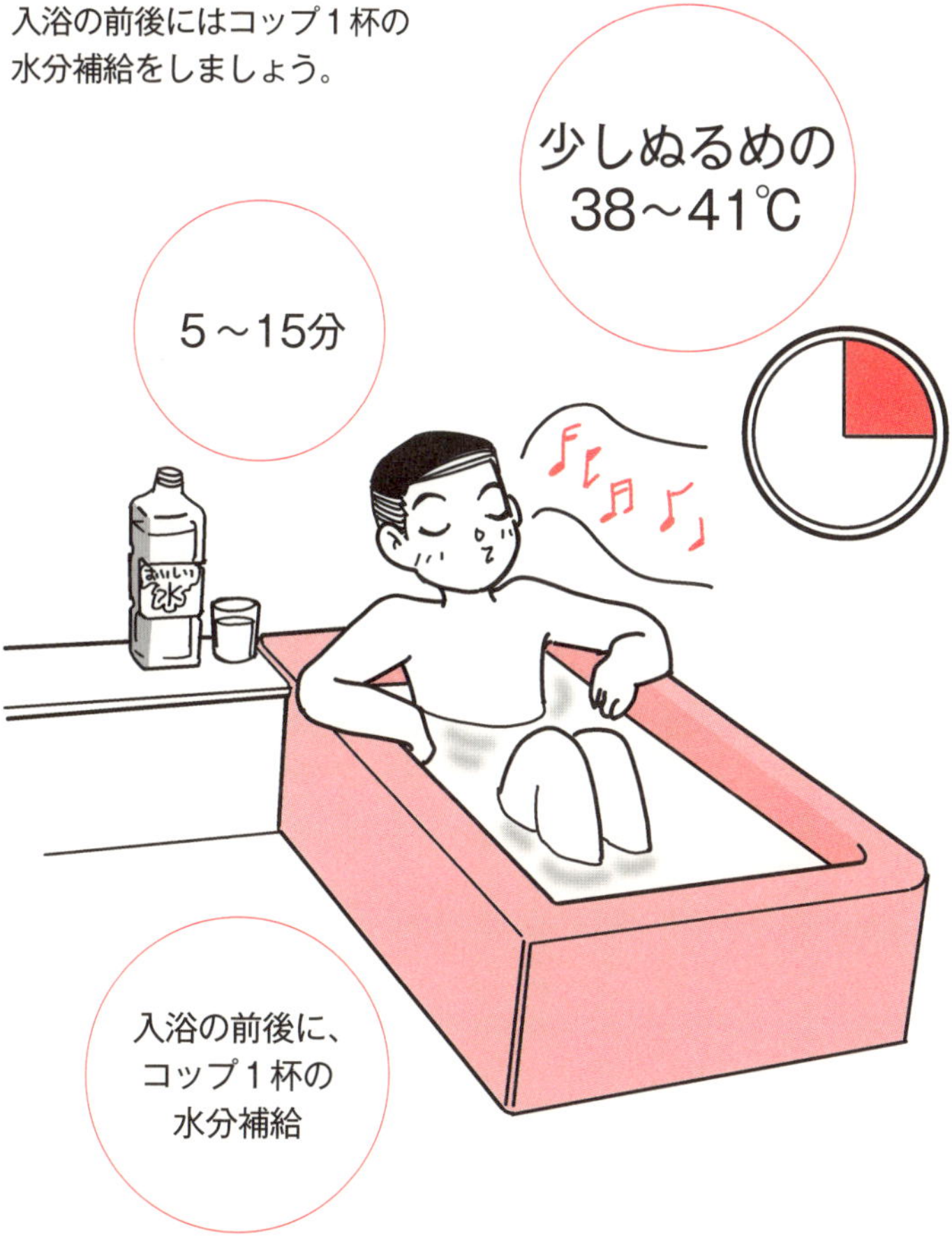

生活
3

睡眠は量より質が重要。横になるだけで血管が楽になる

寝ている時間がもったいない！　という人もいますが、そんなことはありません。睡眠は脳と体の疲労回復、特に大脳のメンテナンスには必要不可欠なのです。そして、睡眠は眠った時間の長さではなく、いかに熟睡するかが大切なのです。

私たちの体は、24時間自律神経の働きにより、睡眠時も呼吸や心拍が止まることなく機能しています。昼間は、体を活動的にする交感神経が優位に働き、体温が高く、心拍も増えて血圧も上がります。睡眠中は、体を休息させる副交感神経が優位になり、体温が下がり、血管が広がって心拍数も血圧も低下します。つまり、睡眠は心臓と血管を回復させる重要な時間でもあるのです。

そこで、良質な睡眠を得るために就寝・起床時刻を一定にすることを心がけましょう。毎日同じ時刻に寝起きしていると、体内時計が整って昼間と夜間のメリハリがついてきます。昼間は活動レベルが高くなり、夜間は低くなってぐっすり眠れるようになります。

眠れないパターンを知る

不眠症の種類は、
次の４つのパターンに分けられます。
まずは、眠れないパターンを知りましょう。
睡眠の背後に心身の病気が潜んでいない場合、
生活リズムを整えることでずいぶん症状は改善できます。
就寝・起床時刻を一定にするほか、
休日前の夜更かし、
休日の寝坊や昼寝のしすぎは避けましょう。
毎朝、太陽光を浴びることも
体内時計の調整に
効果的です。

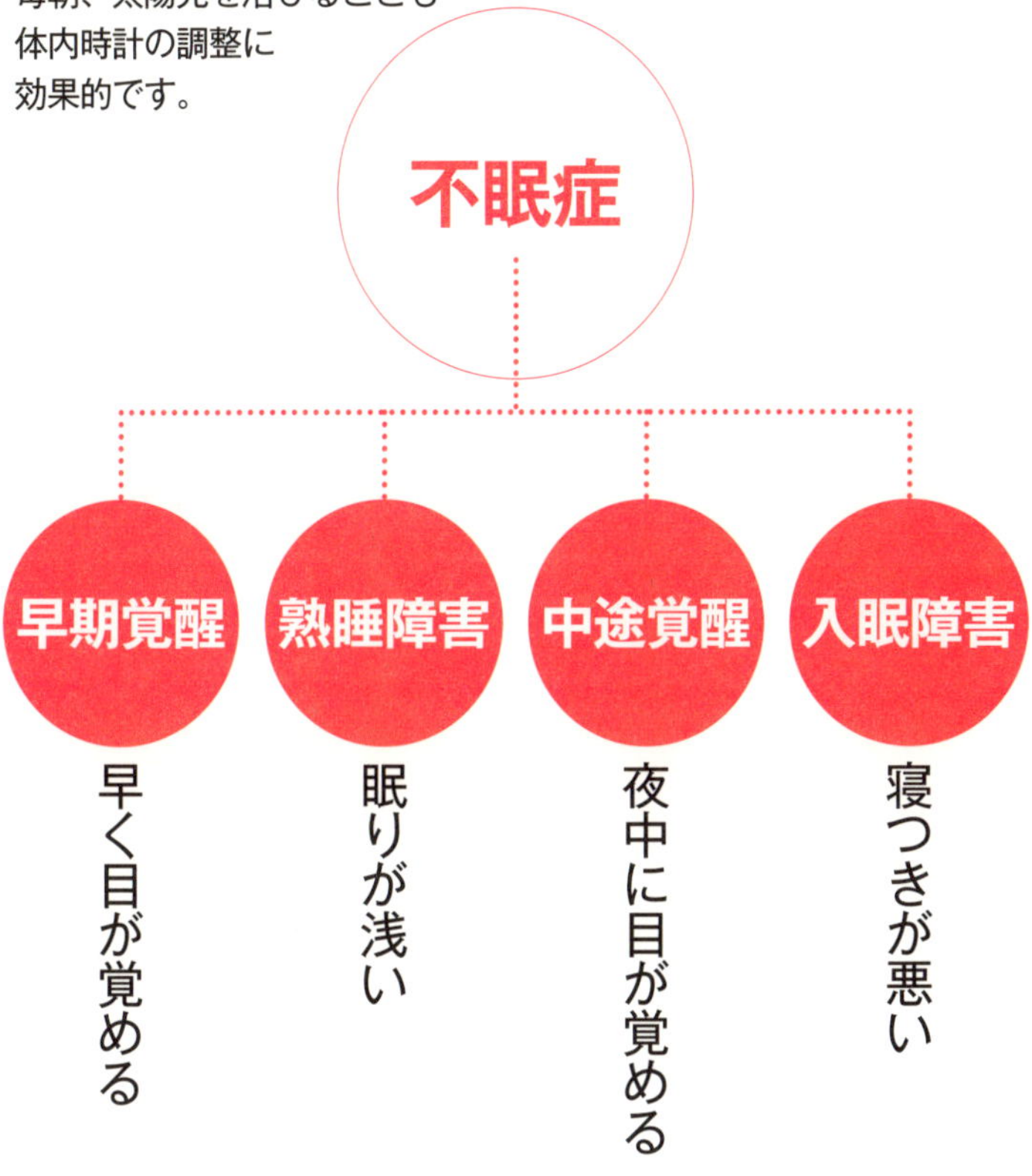

激怒は血管のストレス、適度な怒りはストレス発散になる

私が提案する「血管年齢を若返らせる5か条」のうち、ストレス対策が最も難しいでしょう。恐怖や不安、緊張といった過度なストレスは、心筋梗塞や脳梗塞などの引き金になるわけですが、ストレス解消のために始めた運動や趣味なども「～しなければならない」と義務になったら、それが心理的なストレスになるのです。

健康ブームもあって、マラソン大会に出るのが生きがいになっている市民ランナーは大勢います。趣味ならそれを否定することはできませんが、健康維持のために走ることは医師としてはすすめたくない行為です。ジョギング中に心筋梗塞になる人も少なくありません。激しい運動は血管へのストレスとなるのです。

「極端な怒りを覚えた患者さんは、その2時間以内に心臓発作を発症するリスクが通常より8・5倍も高くなる」という研究結果も報告されています。一方、「適度に怒る男性は、怒らない男性より脳梗塞になりにくい」という報告もあります。

ストレスをためない「三つのR」

日々蓄積されるストレスは心身に大きな影響を及ぼします。
重要なのはストレスは回避するのではなく、
上手に解消してストレスをため込まない、ということ。
次の「三つのR」を意識して、ストレスを上手に解消しましょう。

Rest
レスト：休息・休養

仕事は必要以上に引き受けない・抱え込まないことが
ストレスをためないコツです。
仕事（オン）と休む（オフ）を切り替えて、
心身を休ませる日をつくりましょう。

Recreation
レクリエーション：趣味

映画、読書、絵画鑑賞、トレッキング、スポーツなど、
仕事以外で楽しむことをしてみましょう。
会社や家庭以外の居場所や、
新しい仲間ができたりするのも楽しいものです。

Relaxation
リラクセーション：リラックス

自律神経などを整える、
呼吸法、アロマオイル、音楽など、自分にとっての
リラックス方法で、ゆったりした時間を過ごしましょう。

運動 1

健康長寿の秘訣は〝脚〟にあり！ ふくらはぎのミルキングアクション

心臓は血液循環のポンプ役ですが、ふくらはぎ（腓《ひ》腹《ふく》筋）もポンプ役としての働きを果たしています。心臓は血液を全身に押し出す働きはあっても、下半身の静脈の血液を吸い上げる機能はありません。そこで活躍するのがミルキングアクション（乳搾り作用）です。ふくらはぎを中心とした筋肉の収縮によって、下半身の静脈の血液が心臓へ還流するのを助ける働きです。ふくらはぎが「第二の心臓」といわれるゆえんです。

運動によってふくらはぎの筋肉が収縮すると、周囲の血管が圧迫されて、静脈の血液が上へ上へと押し出されます。これを繰り返すことで、バケツリレーのように血液を心臓に還流させるのです。静脈には竹の節のように所々に「ハ」の字の形をした弁があり、静脈血が一方向にしか流れない〝逆流防止構造〟になっており、末端から心臓へ、表在部分から深部の方向へ流れる仕組みになっています。ミルキングアクションによって末端から心臓へ戻る血液の流れがよくなると、全身の血液循環も活性化して血圧が下がります。

第二の心臓、ふくらはぎのメカニズム

筋肉が伸び縮みすることで筋ポンプ作用が働き、
血管に圧力をかけ、血液の流れをスムーズにしています。
筋ポンプ作用が弱くなると、
血液が上方向へ行くことができず血流が悪くなってしまいます。

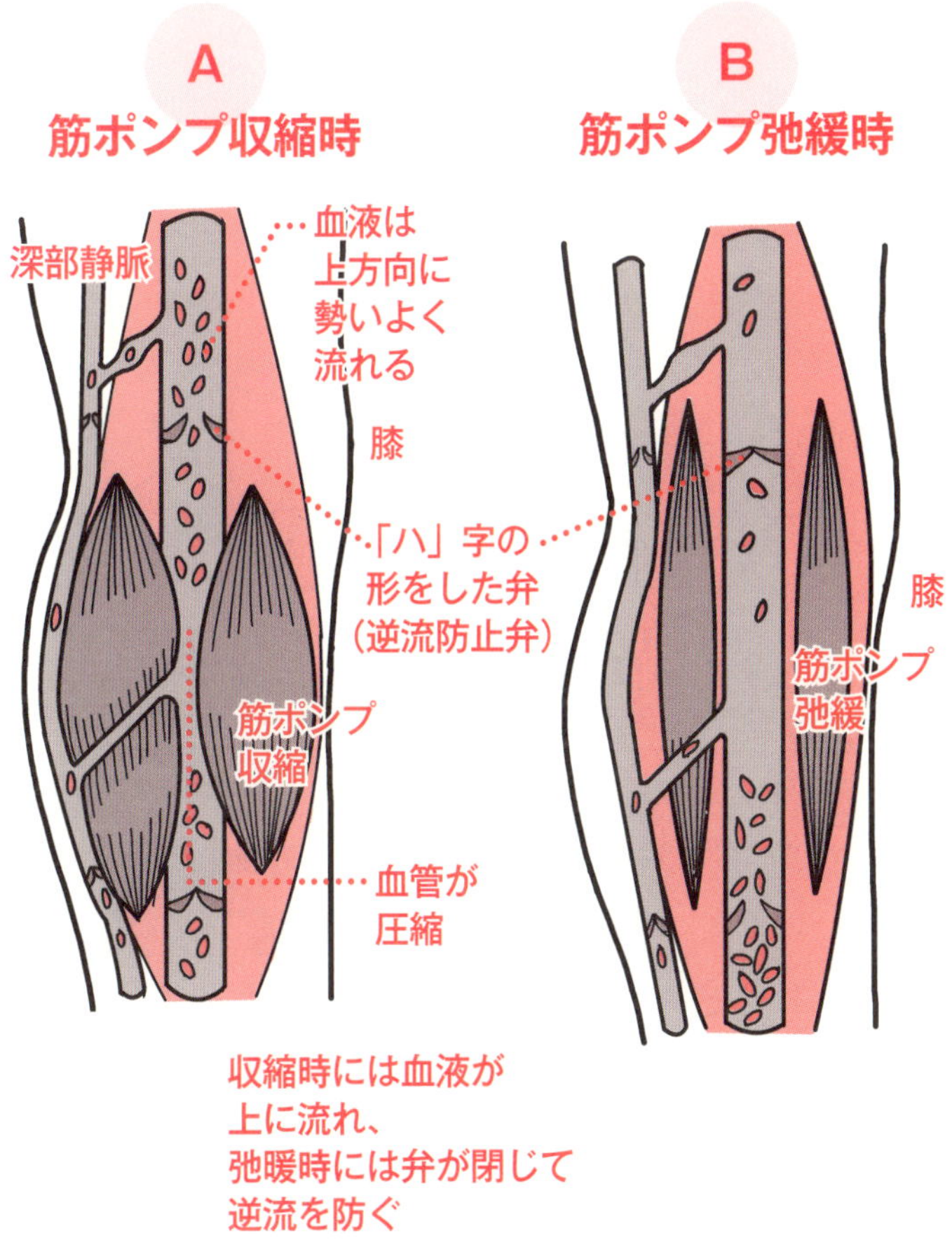

収縮時には血液が上に流れ、弛暖時には弁が閉じて逆流を防ぐ

仕事中も時々歩いて、ミルキングアクション！

いちばん手軽で簡単にミルキングアクションを
活性化させるのが“歩く”ことです。
仕事中も時々休憩をとってオフィス内を歩きまわり、
意図的にふくらはぎを動かしましょう。
水分補給を怠り長時間座ったままでいると
静脈に血栓ができやすくなり、
エコノミークラス症候群を引き起こします。

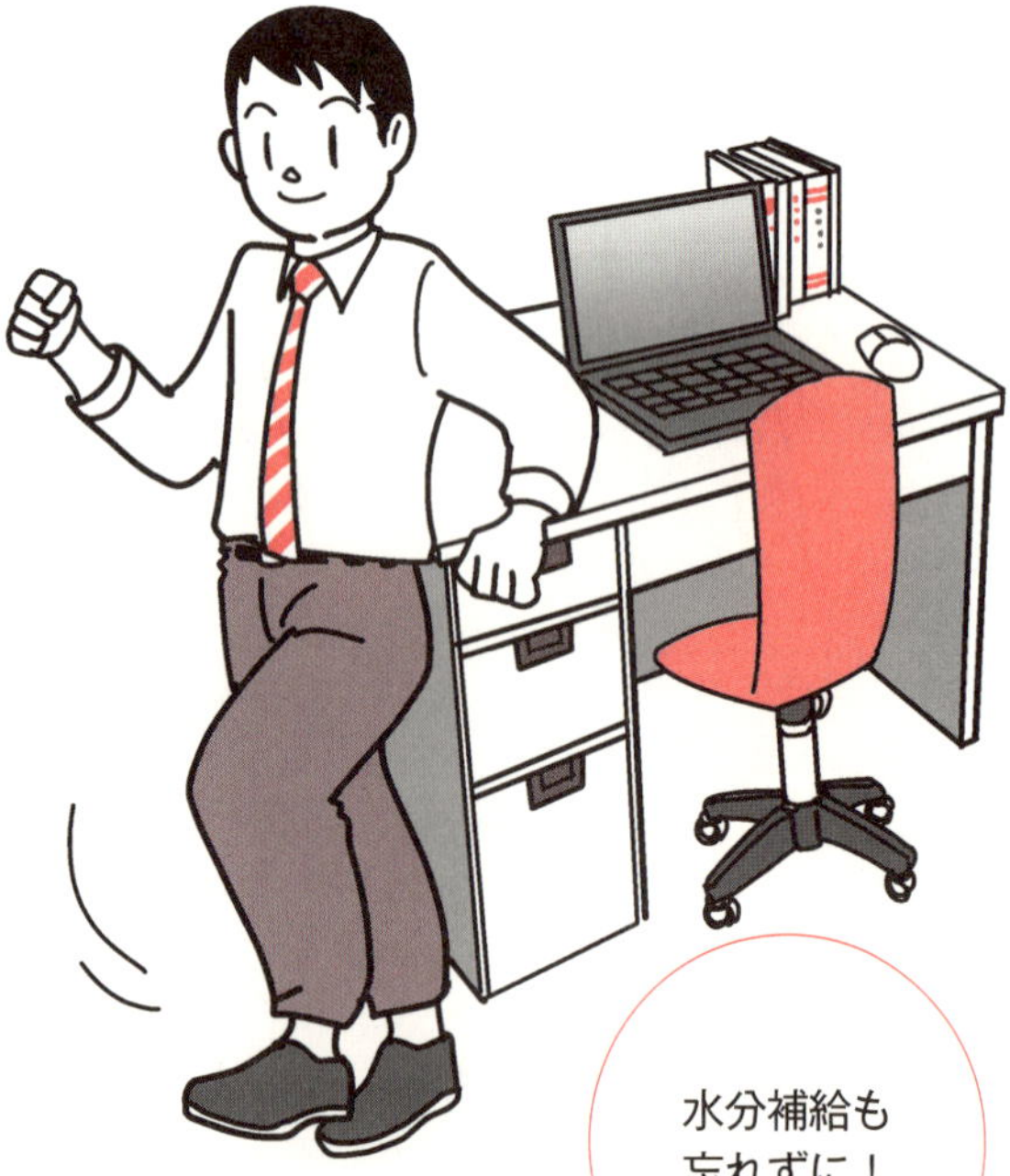

水分補給も
忘れずに！

階段の上り下りで、ミルキングアクション！

階段の上り下りは、
ミルキングアクションを活性化する立派な運動です。
駅やオフィスなどでは
エレベーターやエスカレーターを使わず、
あえて階段を使いましょう。
脚のむくみ、冷えなどの解消に効果的です。
太ももの大腿四頭筋を引き締め、ダイエット効果も期待できます。

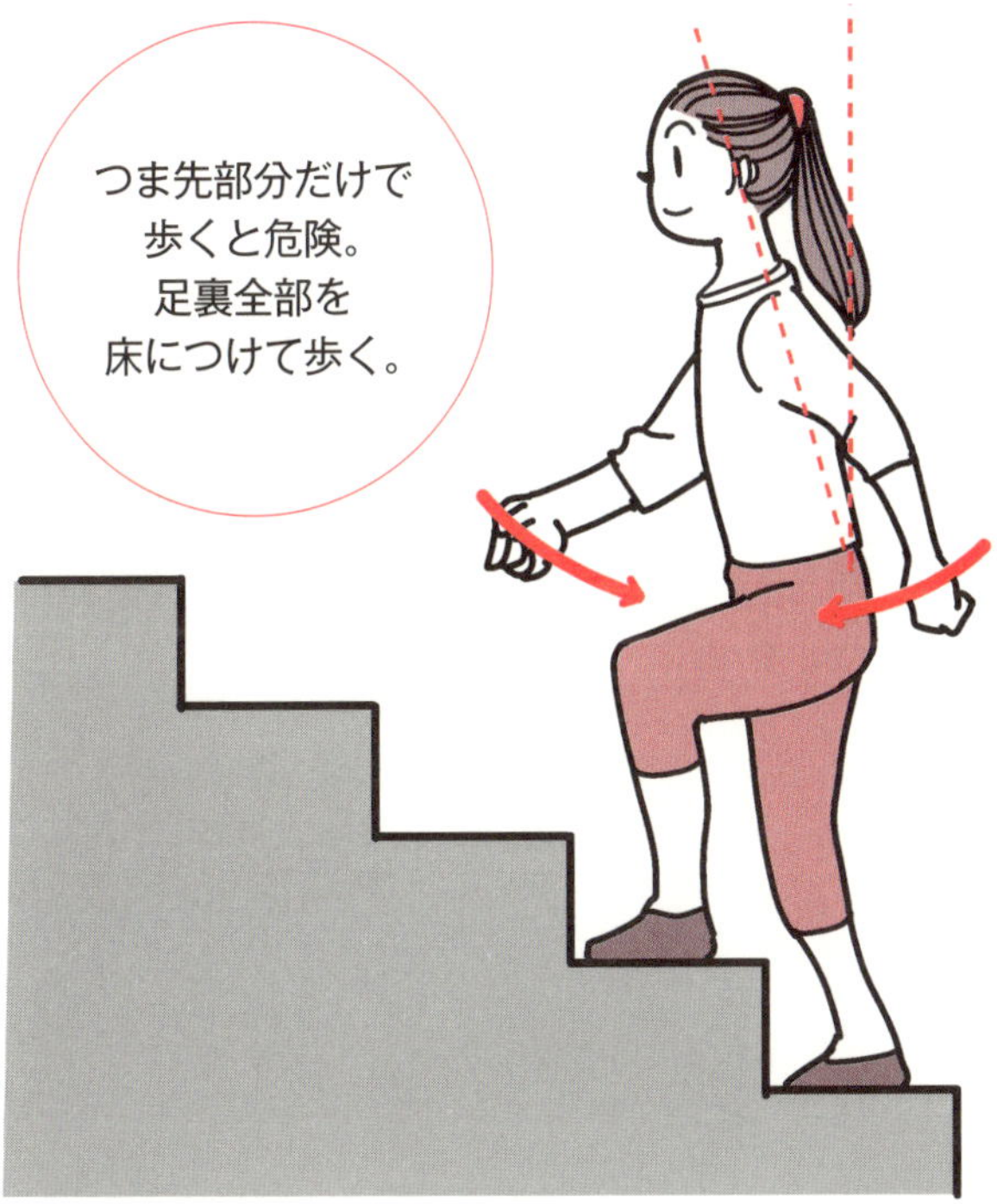
つま先部分だけで
歩くと危険。
足裏全部を
床につけて歩く。

運動2

歩くなら早朝よりも夕方！週2回、1日20分のウオーキング

私は血管を柔らかくしなやかに保つために、患者さんに「週2回、1日20分のウオーキング」をすすめています。それ以上の回数・時間を行えるのであれば、それに越したことはありませんが、週2回、1日20分の有酸素運動で十分だと考えています。

有酸素運動にはジョギング、水泳、エアロビクス、ゴルフなどもありますが、手軽に実行できるのはウオーキングでしょう。有酸素運動を行うとブラジキニンという物質が分泌されるとともに、一酸化窒素の生産も増加して血管が拡張するのです。その結果、血管の抵抗がなくなり、末梢の血液循環がよくなり、血圧が下がります。

ウオーキングは、継続できる時間帯がベストですが、血管事故が起こりやすい早朝よりも夕方、脂肪は空腹で運動したほうが効率的に燃焼するため、食前のほうがよいでしょう。天気の悪い日や体調が優れない日は休みましょう。足腰の故障で外を歩けない人も、「血管若返り体操」（202ページ）を行えば、ウオーキングと同様の効果が期待できます。

ウオーキングの効果

ウオーキングはジョギングに比べて、
心臓への負担を減らせ、
膝や腰にかかる衝撃などが少ないため
体にやさしい有酸素運動です。
いろいろな健康効果をもたらしますが、
血管に対しては
次の6つがあげられます。

ウオーキングの 6大効果！

1 血液循環がよくなる

2 ミルキングアクションが活性化する

3 血管が拡張して血圧が下がる

4 内臓脂肪が燃焼する

5 新しい血管が増える

6 食後血糖値が下がる

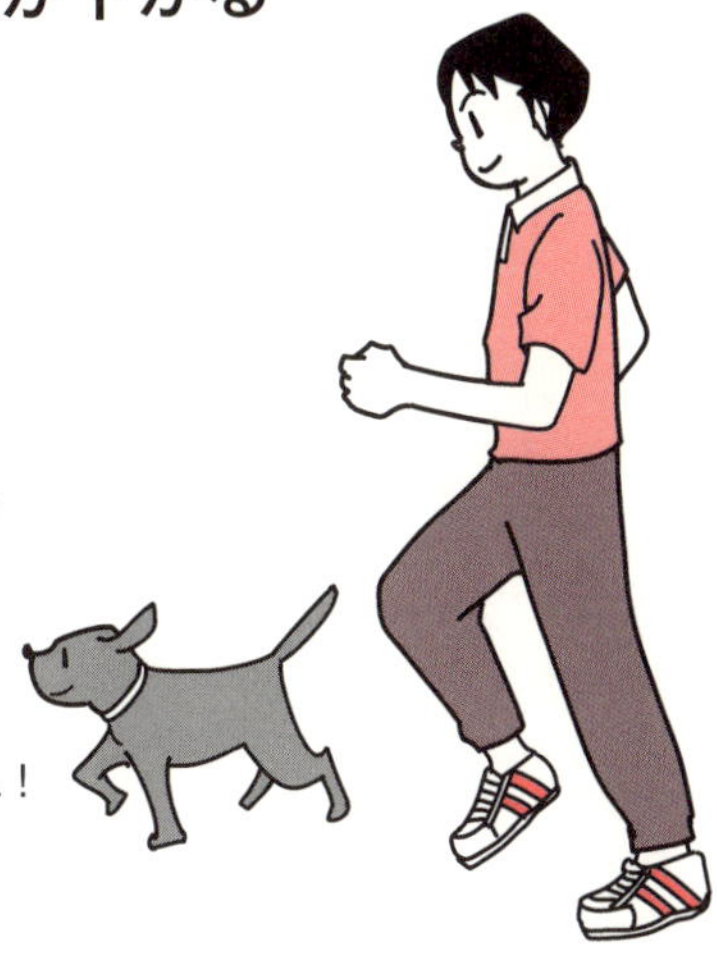

息が切れず、
笑顔で鼻歌が歌えるくらいのペース！
胸を張り、背筋を伸ばし、
歩幅を広げ、テンポよく！

血管若返り体操！
毎日朝晩2回、各1セットずつ行おう

基本のポーズ

かかとの上げ下げ

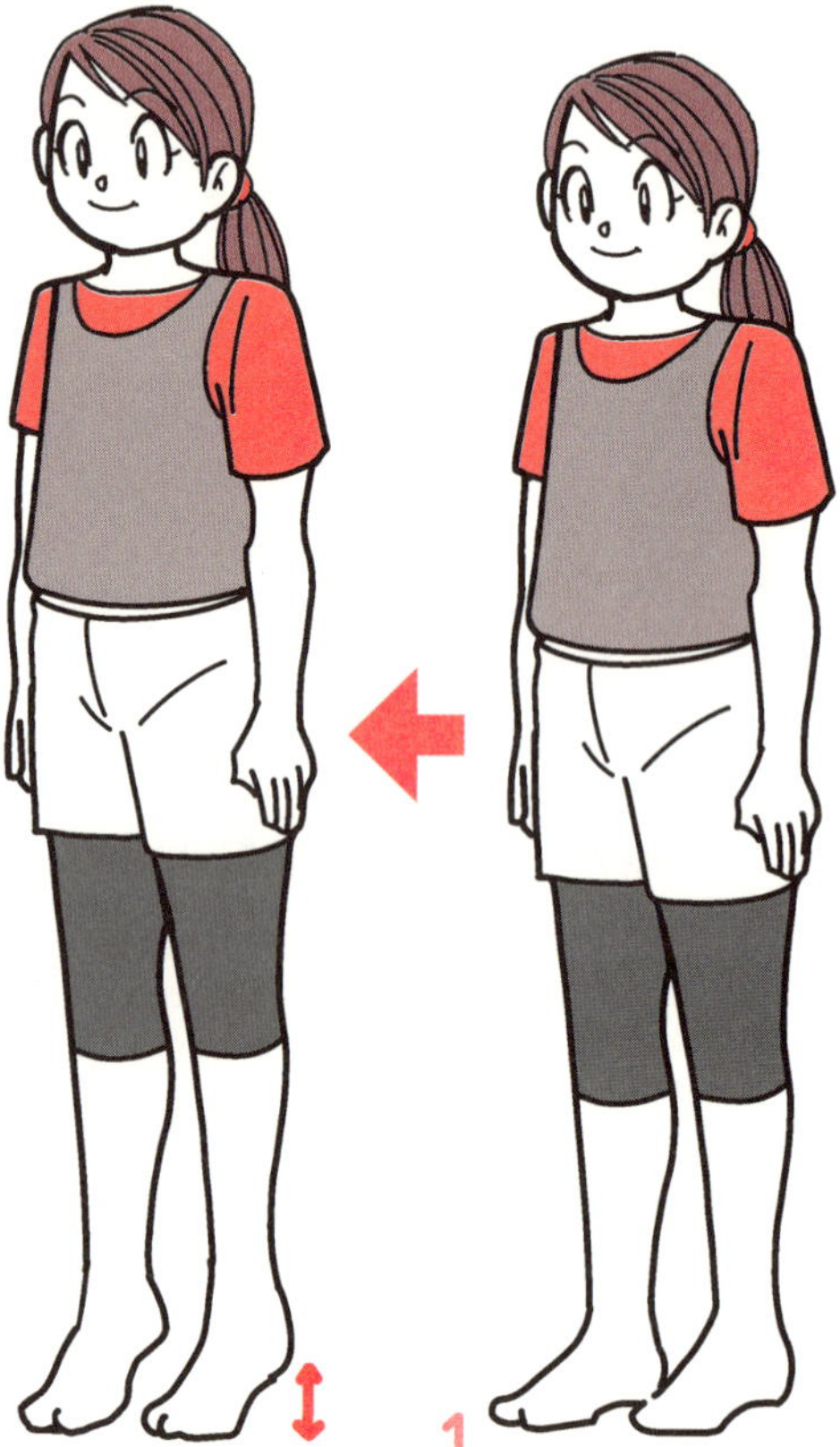

1

体の力を抜いて、
自然に立つ。
両足の幅は、
かかとを上げやすい
間隔にする。

2

両足のかかとを、
同時に上げ下げする。
これを1セットに
10回行う。

いばったポーズ

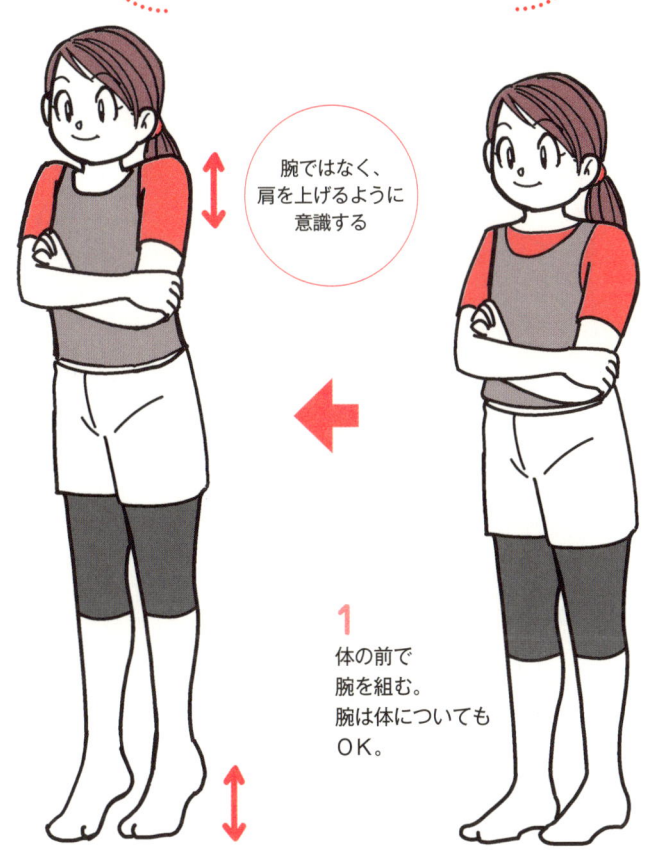

1
体の前で
腕を組む。
腕は体についても
OK。

2
基本のポーズ（かかとの上げ下げ）と同時に、
両肩を上げ下げする。
これを１セットに10回行う。

以上の三つのポーズが血管若返り体操です。
回数は目安ですので、ご自身の体力に合わせて行ってください。

こまったポーズ

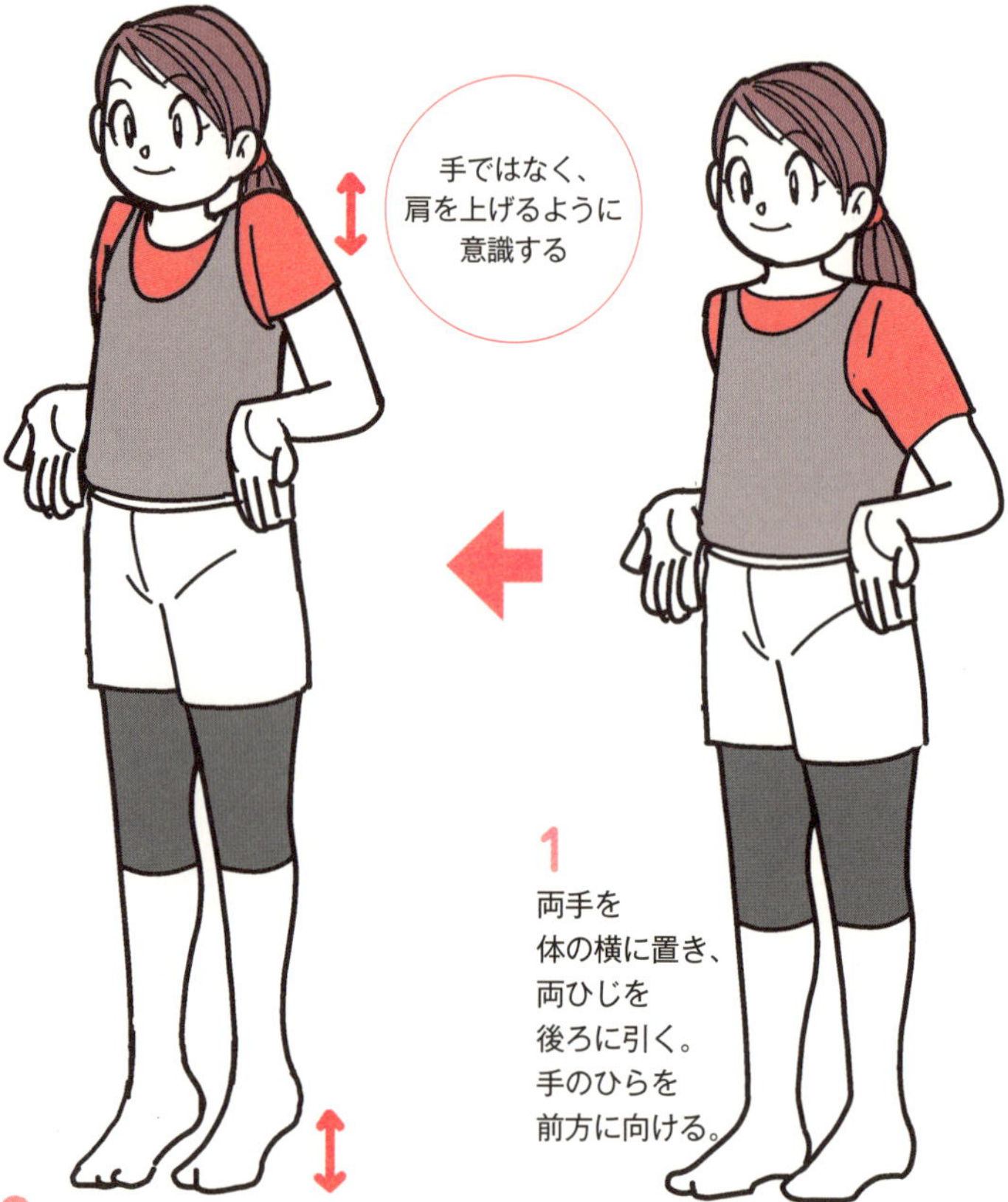

1
両手を
体の横に置き、
両ひじを
後ろに引く。
手のひらを
前方に向ける。

2
基本のポーズ（かかとの上げ下げ）と同時に、
両肩を上げ下げする。
これを１セットに10回行う。

体操が困難な人は、これでもOK!!
足首の曲げ伸ばし

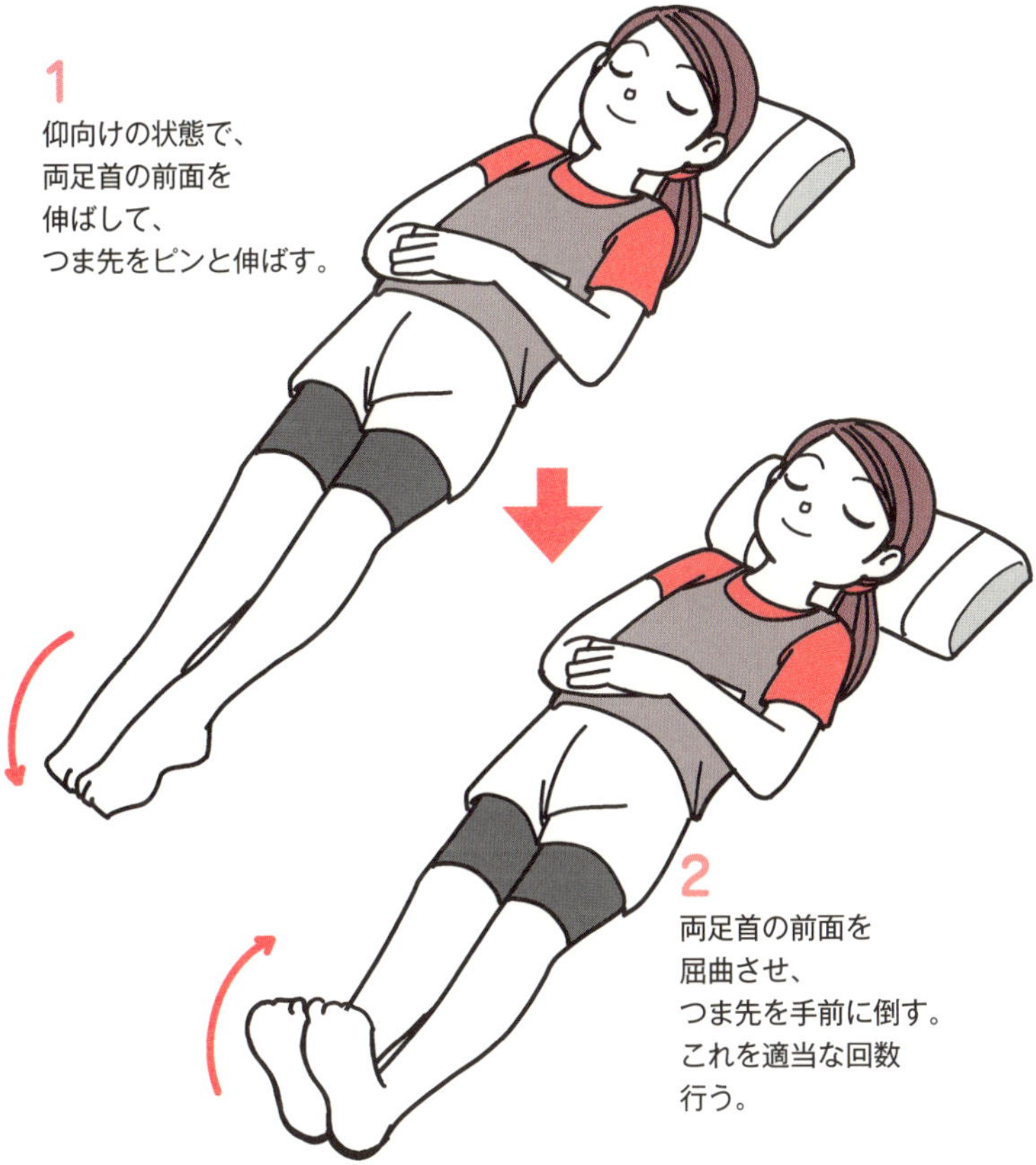

1
仰向けの状態で、
両足首の前面を
伸ばして、
つま先をピンと伸ばす。

2
両足首の前面を
屈曲させ、
つま先を手前に倒す。
これを適当な回数
行う。

●朝、目覚めたら起き上がる前に、布団の中で行うのもおすすめ。
立つのが困難な人には、家族が足首を動かしてあげましょう！

あとがき

すでに日本は、４人にひとり以上が65歳以上となる世界に類をみない超高齢社会を迎えています。がん、心疾患、脳血管疾患といったいわゆる三大疾病を発病してからの治療法はたいへんな進歩を遂げていますが、半面、それらの根本的な治療は未だ解明されていません。そのため、病気を未然に防ぐ〝予防医学〟が望まれています。それだけではなく、病気の進展を抑えて遅らせることも予防、再発を防止することも予防であるとされています。

「人は血管とともに老いる」といわれます。血管を柔らかくしなやかに保っていれば、アンチエイジング（抗老化）となるわけですが、血管は目に見えない体の内部にあるため意識しにくいものです。

本書を読んでくださったみなさんは、日ごろから血管の状態を意識して、人生を脅かす病気にかからないでいただきたいのです。また、血管事故を起こしてしまった人は、二度と起こらないように防いでほしいのです。

そのためには、本書で紹介している「血管年齢を若返らせる5か条」を実践して血圧、脂質、糖質などを上手にコントロールしていってください。また、年に1回は必ず健診を受けて、自分の血管の状態を確認してください。これが最も大切です。繰り返しますが、血管にやさしい生活をすれば、血管年齢を若返らせ、血管事故を防ぐことができます。みなさんの健康長寿を願っています。

東京医科大学病院健診予防医学センター長
東京医科大学教授
高沢謙二

2015年5月

監修者紹介

高沢謙二（たかざわ・けんじ）

東京医科大学病院健診予防医学センター長。東京医科大学教授。

1952年生まれ。浦和高校、東京医科大学卒業。

現在、東京医科大学病院健診予防医学センター長、東京医科大学教授。東京薬科大学客員教授。北京大学客員教授。日本心血管画像動態学会理事、国際血管健康学会（ISVH）理事、日本心臓病学会評議員、日本高血圧学会評議員。

著書には、『ぐーたらでも血圧がぐんぐん下がる50の方法』（主婦の友社）、『血管年齢が若返る本』（マキノ書店）、『知らないと怖い血管の話』（PHP研究所）、『やわらかい血管で病気にならない』（SBクリエイティブ）などがある。

『世界一受けたい授業』（日本テレビ）、『ためしてガッテン』（NHK）などに出演。

『血管年齢』の考案者である。

●参考文献

『あなたの「血管年齢」は若返る』（高沢謙二著　講談社）／『知らないと怖い血管の話　心筋梗塞、脳卒中はなぜ突然起きる？』（高沢謙二著　PHP研究所）／『「やわらかい血管」で病気にならない　血管博士が教える体の中からよみがえる方法』（高沢謙二著　ソフトバンク クリエイティブ）／『100歳まで切れない詰まらないタフな血管をつくる！』（高沢謙二監修　マキノ出版）／『徹底対策シリーズ　図解でわかる動脈硬化・コレステロール』（白井厚治監修　主婦の友社）／『スーパー図解　狭心症・心筋梗塞』（川名正敏監修　法研）／『強い血管を自力でつくるＮＯ．１療法2015年版』（マキノ出版）

編集プロデュース／横塚利秋
編集協力／関根有子（アビエス編集室）、メディア・トータル・プランニング有限会社
カバー・デザイン／CYCLE DESIGN　本文デザイン／菅沼 画
カバー・本文イラスト／TAKAO　校閲／校正舎楷の木

＊本書に関するご感想、ご意見、ご質問がありましたら、
書名記入の上、下記メール・アドレス宛までお願いします。

firstedit@tatsumi-publishing.co.jp

「図解　動脈硬化を予防する！最新治療と正しい知識」

2015年6月10日　初版第1刷発行

監修者　高沢謙二
発行者　穂谷竹俊
発行所　株式会社日東書院本社
〒160-0022　東京都新宿区新宿2丁目15番14号　辰巳ビル
TEL：03-5360-7522（代表）
FAX：03-5360-8951（販売）
URL：http://www.TG-NET.co.jp

印刷所／図書印刷株式会社　製本所／株式会社宮本製本所

 ISBN978-4-528-01481-7 C2077